Dr. med. Irmgard Niestroj

Rheuma Stopp

Dr. med. Irmgard Niestroj

Rheuma Stopp

Gesund durch neue Heilmethoden

HERBIG
Gesundheitsratgeber

Die Ratschläge in diesem Buch sind von Autorin und Verlag sorgfältig geprüft, dennoch kann keine Garantie übernommen werden. Jegliche Haftung der Autorin bzw. des Verlages und seiner Beauftragten für Gesundheitsschäden sowie Personen-, Sach- und Vermögensschäden ist ausgeschlossen.

Besuchen Sie uns im Internet unter
http://www.herbig.net

Umschlaggestaltung: Wolfgang Heinzel
Satz: Filmsatz Schröter GmbH, München
Gesetzt aus 10,5/13,5 Optima
Druck und Binden: Jos. C. Huber KG, Dießen
Printed in Germany
ISBN 3-7766-2123-0

Inhalt

Einleitung 11

1 Rheuma – was ist das eigentlich? 13

Kleiner historischer Überblick 14

Der rheumatische Formenkreis 21

Der Stütz- und Bewegungsapparat – anatomische Grundlagen 22

Systematik rheumatischer Erkrankungen 38

Weichteilrheumatische Erkrankungen 38

Degenerative Erkrankungen des Stütz- und Bewegungsapparates 39

Stoffwechselbedingte Erkrankungen des Stütz- und Bewegungsapparates 40

Gelenkentzündungen durch Infekte (Infektarthritiden) 41

Rheumatische Erkrankungen während oder nach Infekten (para- oder postinfektiöse rheumatisch reaktive Entzündungen) 42

Primär entzündliche rheumatische Erkrankungen 43

Wie Rheuma beginnt 48

2 Das Immunsystem und seine Bedeutung für entzündlich rheumatische Erkrankungen 54

Das Immunsystem 54

Die zelluläre Immunabwehr 56

Das spezifische Immunsystem 66

Das Lymphsystem 69

Das Immunsystem kann auch versagen 71

Autoimmunkrankheiten: Das System selbst macht krank 73

3 Am Anfang steht die Diagnose 80

Methoden zur Diagnose rheumatischer Erkrankungen 81

Jede Diagnose beginnt mit der Anamnese 82

Die äußerliche Inspektion gibt erste Hinweise 82

Die Untersuchung des Bewegungsapparates 83

Was das Labor alles herausfindet 83

Die unerlässliche Röntgenuntersuchung 85

Computer- und Kernspintomografie 86

Ultraschalluntersuchung 86

Ganz wichtig: die Differenzialdiagnose 87

Verwechslungsgefahr durch andere Erkrankungen 87

Versteckte bösartige Leiden 87

Zum Verwechseln ähnliche Symptome 87

Verkennung der eigentlichen Erkrankung 88

Rheumaknoten in der Lunge 88

Pleuritis und Perikarditis sind nicht selten 89

Auch die Nieren können betroffen sein 89
Leber, Darm und Augen 90
Der Patient braucht Geduld 90
Rheuma ist nicht gleich Rheuma 91

4 Entzündliche rheumatische Erkrankungen und ihre Behandlung im Einzelnen 93
Einteilung der Erkrankungen 93
Systemische entzündliche Gelenk- und Wirbelsäulenerkrankungen 95
Chronische Polyarthritis 95
Juvenile chronische Polyarthritis 101
Morbus Bechterew (Spondylitis ankylosans) 104
Arthritis psoriatica 111
Gelenkentzündungen im Rahmen anderer Erkrankungen 116
Morbus Behçet 116
Entzündliche Systemerkrankungen 118
Systemischer Lupus erythematodes 118
Sjögren-Syndrom 123
Systemische Sklerose 125
Eosinophile Fasziitis 129
Sharp-Syndrom 130
Polymyositis und Dermatomyositis 132
Polymyalgia rheumatica und Riesenzellarteriitis .. 135
Gefäßentzündungen (Vaskulitiden) 138
Panarteriitis nodosa 138
Wegener'sche Granulomatose 140

Vom Magen-Darm-Trakt ausgehende entzündliche Erkrankungen des Stütz- und Bewegungsapparates: enteropathische Arthropathien 142
Arthritis bei chronisch entzündlichen Darmerkrankungen (Morbus Crohn und Colitis ulcerosa) 142
Arthritis bei Morbus Whipple 143

Reaktive (para- oder postinfektiöse) Arthritiden 145
Rheumatisches Fieber 146
Reiter-Syndrom 148
Lyme-Arthritis 150
Postenteritische reaktive Arthritiden 152
Arthritis bei Sarkoidose 153

Sekundär bedingte rheumatische Erkrankungen: Kristall-Arthropathien 155
Gicht 155
Chondrokalzinose 160

5 Therapieansätze bei entzündlich rheumatischen Erkrankungen im Allgemeinen 162

Konventionelle Therapien 164
Glukokortikoide 165
Nichtsteroidale Antirheumatika 168
Reine Schmerztherapeutika (Analgetika) 173

Basistherapeutika 174
Immunsuppressive Substanzen 174
Mikrobielle Therapie 177
Desensibilisierungs-Therapie 177

Synoviorthese, Synovektomie, Gelenkersatz 178
Operative Eingriffe 179

Alternative oder begleitende (komplementäre) Therapien 180
Die Rheuma-Komplex-Therapie 183
Homöopathie 195
Akupunktur – Tradition seit mehr als 3000 Jahren 197
Sanotrop-Therapie: wirksam und einzigartig 200
Enzymtherapie 202
Ozon-Behandlung 204
Phytotherapie: vielfältige Wirkung von Pflanzen .. 204
Orthomolekulare Therapie 209
Psychotherapie 211
Physiotherapien 217
Selbsthilfe für den Alltag 233

6 Ernährung für Rheumatiker 240

Sekundäre bioaktive Pflanzenstoffe 241
Antientzündlich wirkende Substanzen/ Nahrungsmittel 242
Immunmodulierend wirkende Substanzen/ Nahrungsmittel 243
Radikalefänger 243

Arachidonsäurearme Kostformen 244
Fleischlos, doch nicht rein vegetarisch! 244
Fastenkur – hilfreicher Einstieg in die Rheumatherapie 248
Speiseplan für Osteoporose-Kranke 250

Rezeptteil 251
Suppen 252
Frischkost & Salate 261

Salatsaucen 267
Hauptgerichte 269
Beilagen & Gemüse 282
Backwaren 289
Brotaufstriche 293

Anhang 300
Kontaktadressen 300
Register 301

Einleitung

Entzündlich rheumatische Erkrankungen gehören zu den Autoimmunerkrankungen

Kaum ein Bereich der Medizin hat in den letzten Jahren einen so schnellen Zuwachs an Erkenntnissen erbracht wie die Immunologie. Auch der Nobelpreis für Medizin wurde schon mehrmals für immunologische Forschungsarbeiten vergeben. Dabei ist besonders die ganzheitliche Sicht mit Einbettung des Immunsystems in die komplexe Regulation des Körpers im Sinne der Psycho-Neuro-Endokrino-Immunologie bemerkenswert, die sich in den Naturheilverfahren schon seit Jahrzehnten bewährt hat. Neue Erkenntnisse und Zusammenhänge werden dargestellt. Diese Erkenntnisse erhellen bis zu einem gewissen Grad auch die Entstehung und den Verlauf von Autoimmunerkrankungen, wie z.B. die entzündlich rheumatischen Erkrankungen und deren neuartige Therapieansätze, wenn auch die Ursachen bis heute in den meisten Fällen nicht bekannt sind.

Immun-, Nerven-, Hormon-, Gefäßsystem und Psyche wirken zusammen

Alle Teile des Immunsystems wirken zusammen und stehen in Wechselwirkung mit dem Nervensystem, dem Hormonsystem (Endokrinium), dem Gefäßsystem und der Psyche im Sinne der Psycho-Neuro-Endokrino-Immunologie. Keine Störung der körperlichen Ordnung oder Erkrankung verläuft ohne Mitbeteiligung des Immunsystems. Deshalb sollten bei jeder Erkrankung auch die Faktoren mit berücksichtigt werden, die das Immunsystem direkt schwächen oder schädigen, so

z. B. auch bei der chronischen Polyarthritis, die dadurch gekennzeichnet ist, dass das Immunsystem unkontrolliert körpereigenes Gewebe angreift.

Naturheilverfahren unterstützen die Therapie

Die Kenntnis über die vielfältigen Faktoren, die das Immunsystem beeinflussen, und die mannigfachen Wechselwirkungen mit anderen Systemen weist den Weg zurück in den Bereich der Erfahrungsheilkunde. Über Jahrhunderte hinweg gab es bei entzündlich rheumatischen Erkrankungen nur die Naturheilverfahren. Eine ursächliche (kausale) Therapie war nicht möglich. Heute gibt es eine Vielzahl von antientzündlichen und das Immunsystem beeinflussenden Therapieansätzen, die in diesem Buch beschrieben werden, doch eine ursächliche Therapie ist in den meisten Fällen noch immer nicht möglich. So gilt es umso mehr, schonende naturheilkundliche Verfahren begleitend (komplementär) oder ersatzweise (alternativ) zu nutzen, um Medikamente einzusparen und Nebenwirkungen zu vermindern.

1 Rheuma – was ist das eigentlich?

Im allgemeinen Sprachgebrauch werden mit den Begriffen »Rheuma« und »Rheumatismus« seit jeher und noch heute unterschiedliche Krankheiten verknüpft, die wechselnde fließende und reißende Schmerzen am Bewegungsapparat verursachen und vielfach mit Bewegungseinschränkung und Gelenkzerstörungen einhergehen. Die Vielfältigkeit der Krankheitsbilder, die unter »Rheuma« zusammengefasst werden, wird nachfolgend beschrieben.

Rheumatische Erkrankungen können auch innere Organe schädigen

Unter dem heutigen Fachgebiet »Rheumatologie«, der Lehre von den Erkrankungen des rheumatischen Formenkreises, verstehen wir Teilbereiche der Inneren Medizin und der Orthopädie, die sehr unterschiedliche Krankheiten umfassen. Allen Erkrankungen gemeinsam ist, wie schon vor mehr als 2000 Jahren beschrieben, dass sie auch häufig entzündlich verlaufen und mit Schmerzen vorwiegend im Bereich des Stütz- und Bewegungsapparates (Knochen, Muskeln, Bindegewebe) einhergehen. Nach heutiger Sicht schädigen die rheumatischen Erkrankungen nicht nur den Stütz- und Bewegungsapparat, sondern in manchen Fällen auch innere Organe wie Herz, Nieren, Gefäße u. a.

Kleiner historischer Überblick

Erkrankungen der Gelenke und der Wirbelsäule gibt es schon seit undenklichen Zeiten. So konnte man zum Beispiel an den Wirbelsäulen von Dinosauriern Abnutzungserscheinungen (Spondylosen) nachweisen. Diese Riesenechsen lebten vor mehr als 100 Millionen Jahren.

Schon die Steinzeitmenschen litten an Gelenkerkrankungen

Der Mensch tritt erst in der letzten Jahrmillion der Erdgeschichte auf, und es dauert mehrere 100 000 Jahre, bis er sich zum aufrecht gehenden, mehr oder weniger vernunftmäßig denkenden Homo sapiens entwickelt. Bereits aus der Frühzeit der Menschheitsgeschichte belegen aber Zeugnisse das Auftreten von Knochen- und Gelenkerkrankungen auf entzündlicher und infektiöser Basis.

Weidenrinde bei Gelenkschmerzen war schon in der Antike bekannt

Die in dieser Epoche betriebene »Medizin« ist im Sinne einer primitiven Volksmedizin zu verstehen, die aber nicht nur von Zauberkunst und Aberglauben beherrscht war, sondern bereits auf Erfahrung basierte.

Doch erst mit der Entwicklung der Schrift konnten auch medizinische Erkenntnisse und Behandlungsmethoden festgehalten und auch noch später genutzt werden. Solche Zeugnisse liegen beispielsweise aus der antiken Welt der Assyrer und Babylonier vor, die schon 700 v. Chr. Weidenrinde bei Gelenkproblemen anwandten. Aus dem alten Ägypten belegt der Papyrus von Ebers 60 Therapieratschläge bei Erkrankungen des Stütz- und Bewegungsapparates.

Die Griechen haben ihr ärztliches Wissen auf den Erfahrungen und Erkenntnissen der Ägypter aufgebaut und in der Folge zu einer neuen Hochblüte gebracht. Der Begriff Rheuma ist uralt. Bereits Empedokles, ein griechischer Philosoph und Arzt, der Mitte des 5. Jahrhunderts v. Chr. auf Sizilien lebte, verwendete den Begriff Rheuma. Abgeleitet ist er von dem griechischen Wort rhein = fließen. Empedokles wies auch auf die Auswirkungen von Liebe und Hass auf die Gesundheit hin, eine aus unserer Sicht sehr »moderne« Sichtweise. Der große griechische Arzt Hippokrates (um 460–um 370 v. Chr.), der den noch heute verpflichtenden Eid für korrektes ärztliches Handeln formulierte, hat Rheuma als Sammelbegriff für verschiedenste wechselnde Schmerzzustände des Stütz- und Bewegungsapparates wie z. B. Arthritis (Gelenkentzündung) geprägt. Dabei unterschied er aber sehr wohl schon eine akute Monarthritis (ein Gelenk betreffend), unserer heutigen Gicht entsprechend, von einer akuten, mit Fieber einhergehenden Arthritis.

Hippokrates begründete die Erfahrungsmedizin

Er ist der Begründer einer fundierten Erfahrungsmedizin, die sich auf genaue und unvoreingenommene Beobachtung und Beschreibung der Symptome unterschiedlicher Erkrankungen und eine umfassende kritische Diagnostik bezieht. Auch im Zeichen der Apparate-Medizin wichtig wie eh und je. Hippokrates und seine Anhänger sehen in der Lebensweise, den Umwelteinflüssen und der Ernährung entscheidende Gesundheitsfaktoren als Heilkraft aus der Natur. Auch diese Sichtweise ist ganz modern. Gesundheit besteht für die Hippokratiker im Gleichgewicht der Körpersäfte (Säftelehre). Ein Ungleichgewicht verursacht dagegen Erkrankungen (sog. Humoralpathologie). Unter Katarrh (griech.-lat.: Herabfluss) verstand man ein Überwiegen schleimiger Säfte und damit Disharmonie der vier Körpersäfte Blut, Schleim, gelbe und schwarze Galle. Bei einer Schleim-Überproduktion im Gehirn floss Schleim in die Nase herab und verursachte Schnupfen. Gelang-

Ein Ungleichgewicht der Körpersäfte als Rheuma-Ursache

te er in die Bronchien, kam es zu Asthma und bei Abfluss und Verteilung in alle Bereiche des Körpers zu Rheuma.

Auch nach Auffassung des römischen Arztes Galen (2. Jh. n. Chr.) entstanden der Rheumatismus und die Arthritis durch ein Ungleichgewicht der Säfte. Galen verwendete den Begriff »Rheumatismus« auch für Gelenkveränderungen wie z.B. den Gichtknoten.

Entgiftung des Körpers als Therapieziel

Alle Therapiemethoden hatten das Ziel, die schädlichen Körpersäfte abzuleiten, auszuleiten und den Körper zu entgiften. Dies geschah über die Darmausscheidung mit Anregung auch des Gallenflusses, mit dem Speichel, durch Erbrechen, über Gefäße als Aderlass oder Nasenbluten und Menstruation, über die Schleimhaut als Auswurf und über die Haut durch Schwitzen, Schröpfen und Überwärmung.

Der medizinische Fortschritt geht nur langsam voran

Weitere Erkenntnisse über rheumatische Erkrankungen folgten nur langsam. So erkannte der italienische Arzt, Mathematiker und Philosoph Cardanus aus Pavia (1501–1576) die Podagra (Gicht) als eigenständige Erkrankung.

Der Pariser Arzt Guillaume de Baillou beschrieb 1591 den Rheumatismus als Krankheitssammelbegriff und unterschied bereits klar die lokal begrenzte Arthritis vom allgemeinen Rheumatismus.

Der geistige Umbruch im 17. und 18. Jahrhundert gibt erste Ansätze für unser heutiges wissenschaftliches Denken. Noch aber ist die humoralpathologische Denkweise in der Medizin vorherrschend.

Die Beschreibung verschiedener rheumatischer Krankheitsbilder wird immer exakter, die Ursachen für die Beschwerdebilder werden gesucht, doch nur zum

Teil gefunden. So führt Cullen, ein englischer Arzt (1710–1770), die Lumbalgie, im Volksmund Hexenschuss genannt, und den Ischiasschmerz auf Wirbelsäulenveränderungen zurück. Heberden, ebenfalls ein englischer Arzt (1710–1801), beschreibt die knötchenförmigen Auftreibungen der Fingerendgelenke und grenzt sie von der Gicht ab.

Am Übergang vom 18. zum 19. Jahrhundert und bis zur Mitte des 19. Jahrhunderts werden auch andere Ursachen als ein Ungleichgewicht der Säfte für die Entstehung des Rheumatismus angedacht. Der Zusammenhang mancher Herzkrankheiten mit Rheuma wird erkannt und von Bouillard, einem Pariser Kliniker (1796–1861), untersucht.

Rheumatismus bezeichnet eine Reihe verschiedener Krankheiten

Rheumatismus erscheint 1866 im Brockhaus-Lexikon als Bezeichnung für eine Reihe verschiedener Krankheiten. Als Ursache des akuten fieberhaften Gelenkrheumatismus wurden häufig Erkältungen angesehen. Die Behandlung umfasste die Einnahme von Salpeter, Colchicum (Herbstzeitlose), Zitronensaft und/oder Jodkalium. Hatte der Patient gleichzeitig Fieber, bekam er Chinin und bei starken Schmerzen Morphium. Außerdem erhielt der Patient warme oder kalte Umschläge, Blutegel, Blasenpflaster und Einreibungen. Infekte wurden als eine der wichtigen Ursachen des chronischen Gelenkrheumatismus und des Muskelrheumatismus angesehen. Der Verlauf wurde häufig als schubweise beschrieben. Im Bereich der Gelenke wurden bei akuten Problemen zur Blutentziehung Blutegel und Schröpfköpfe, Senfpflaster, Spanische-Fliege-Pflaster sowie Einreibungen angewandt. Zusätzlich wurden Bäder, auch Sandbäder empfohlen.

Im Volksmund hieß es vor etwa 150 Jahren: »Lieber nichts zu beißen als jeden Tag das Reißen«, was nicht nur die ganze Hilflosigkeit gegenüber den quälenden Schmerzen zum Ausdruck brachte, sondern auch das Wissen darum, dass Fasten die Beschwerden zu lindern vermag. Ein Ansatz, der bis heute in der Naturheilkunde angewandt wird. Verzweifelte Männer hielten ihren Arm in einen Bienenstock in der Hoffnung, das Gift mehrfacher Stiche würde den Schmerz lindern. Andere ließen sich den nackten Leib mit Brennnesseln peitschen, in der gleichen Hoffnung. Brennnesseln, meist als Tee, gelten in der Volksmedizin übrigens schon seit vielen Jahrhunderten als Antirheumamittel. Heute ist ihre Wirkung auch wissenschaftlich nachgewiesen.

Brennnesseln schon früh als Rheumamittel entdeckt

Vor einigen Jahren stellten Ärzte der Kopenhagener Universitätsklinik eine interessante Überlegung hinsichtlich Umwelteinflüssen an: Bekannt ist, dass die Maler Peter Paul Rubens, Auguste Renoir, Raoul Dufy und Paul Klee an einer schweren Arthritis litten. Für Kunstfreunde auffallend ist, dass alle vier sehr leuchtende Farben benützten. In diesen Farben waren verschiedene Schwermetalle enthalten wie Quecksilber, Cadmium, Arsen, Kobalt u.a. Die Ärzte stellten nun die Vermutung an, dass die Arthritis der vier Maler mit dem häufigen Gebrauch dieser Farben in Zusammenhang stand. Schwermetalle können, das ist heute belegt, rheumatische Beschwerden auslösen.

Schwermetalle können rheumatische Beschwerden auslösen

1874 wird als antientzündliche isolierte Substanz Salizin, ein Bestandteil der Weidenrinde und später Natriumsalizylat mit Erfolg eingesetzt. Aspirin® wurde das am meisten angewandte Medikament. Weitere antientzündliche Substanzen, die zum Teil bis heute eingesetzt werden, wurden entwickelt. Die Anwendung von Kortison schien der entscheidende Durchbruch in der

Behandlung rheumatischer Erkrankungen. Kortison wird noch heute angewandt, aber Nebenwirkungen müssen beachtet werden. Medikamente aus der Krebstherapie, die die Immunantwort des Körpers unterdrücken (Immunsuppressiva) oder ausgleichen (Immunmodulation), werden genutzt. Diese Medikamente greifen in die Zellkommunikation über Botenstoffe (Zytokine) wie z.B. Interferon ein. Ihre Nebenwirkungen sind bekannt und werden berücksichtigt. Die Kenntnis über pflanzliche Heilmittel als nebenwirkungsarme Therapiemöglichkeit wurde erweitert. Der Fortschritt ist nicht aufzuhalten.

Kortison muss mit Bedacht angewendet werden

Die Verbesserung der mikroskopischen Technik bis hin zur Elektronenmikroskopie und darüber hinaus die Möglichkeit, auch Störungen der Funktion selbst im Zellbereich und der Zellbestandteile zu erfassen, erweitert die Kenntnis über krankheitsverursachende Störungen. Der Informationsaustausch zwischen Zellen – auch der vielfältigen Zellen der körpereigenen Abwehr (Immunsystem) – wird mehr und mehr entschlüsselt. Nicht nur Bakterien und Viren als Krankheitsauslöser auch rheumatischer Erkrankungen wie z. B. Borrelien als Auslöser der Lyme-Arthritis sind erkannt, sondern auch krankheitsauslösende Veränderungen von Eiweißstrukturen in Zellen, die z. B. beim Morbus Alzheimer eine Rolle spielen, bei Scrapie (eine Schafkrankheit) oder BSE. Die Forschung kennt kaum Grenzen. Trotzdem harrt noch ein weites Feld ungeklärter Entstehungsmechanismen rheumatischer Erkrankungen und deren Krankheitsabläufe der wissenschaftlichen Erkenntnis und nebenwirkungsarmer therapeutischer Möglichkeiten.

Rheuma hat vielfältige Ursachen – nicht alle sind bereits bekannt

Die Einbindung des Kranken durch Zuwendung, die wünschenswerte und notwendige Optimierung der Lebensweise und Ernährung sowie die Beachtung der Umwelteinflüsse, die über Jahrtausende wichtige therapeutische Maßnahmen darstellten, wurden im Zeichen der folgenden rasanten Entwicklung der wissenschaftlich begründeten Forschung im letzten Jahrhundert mehr und mehr vernachlässigt.

Harmonie als Gewähr für Gesundheit

Heute so wichtig wie damals ist die »ganzheitliche« Sichtweise von Gesundheit und deren Störungen. Auch die Jahrtausende alte chinesische Medizin sieht Erkrankungen als Disharmonie. Die 150 Jahre alte Homöopathie spricht von Regulationsstörungen und damit Ungleichgewicht, durch Mangel an notwendiger Regulation, die zu Krankheiten führen. Naturheilverfahren nutzen jahrtausendealte Behandlungsmethoden, die bei Gesundheitsstörungen regulierend eingreifen und Hilfe zur Selbsthilfe geben. Diese Therapieverfahren wünschen immer mehr Patienten. Bei rheumatischen Erkrankungen ist heute bekannt, dass vereinfacht gesagt ebenfalls ein »Ungleichgewicht« mit überschießender falscher Immunantwort eine Rolle spielt.
Harmonie war und ist die Gewähr für Gesundheit.

Rheumatische Erkrankungen sind weit verbreitet

Zu allen Zeiten haben Menschen an »Rheuma« gelitten. Doch erst in unserer Zeit ist es zu einer echten Volkskrankheit geworden. Weit über 100 einzelne Erkrankungen werden zum »rheumatischen Formenkreis« gezählt. Patienten sind heute mehr und mehr bereit, selbst Verantwortung für ihre Erkrankung zu übernehmen und soweit möglich naturheilkundlich-ganzheitliche Therapiemaßnahmen anzuwenden.

Die verantwortungsvolle Anwendung neuer wissenschaftlich begründeter Therapieverfahren in der Rheumatologie auch in Zeiten der ausufernden Krankheitskosten muss gesichert sein, auch in einer Klinik für Naturheilverfahren. Die sinnvolle Nutzung naturheilkundlicher Therapiemaßnahmen gibt die Möglichkeit, den Patienten in die Therapie weit über das übliche Maß mit einzubinden, Medikamente einzusparen, die Therapie-Unverträglichkeit zu minimieren und die Lebensqualität insgesamt zu verbessern. Mitmachen – sich nicht ausgeliefert fühlen, ist die Devise.

Naturheilkundliche Verfahren helfen Medikamente sparen

Der rheumatische Formenkreis

Betroffene sprechen häufig volkstümlich davon, dass sie Rheuma haben. Der Arzt weiß dann, dass der Patient unter Schmerzen im Bereich des Stütz- und Bewegungsapparates leidet, häufig auch mit Bewegungseinschränkung verbunden; das heißt Gelenke, Gelenkkapsel, Knochen, Muskeln, Sehnen, Sehnenscheiden, Bänder und Schleimbeutel können betroffen sein und dazu – wenn auch seltener – innere Organe, Nerven und Gefäße. All diese Störungen werden unter dem Begriff der Erkrankungen des rheumatischen Formenkreises zusammengefasst. Mehr als 100 rheumatische Erkrankungen sind bekannt, die Aufteilung geht häufig noch darüber hinaus in mehr als 300 bis 400 unterschiedliche Erkrankungen. Dies erscheint jedoch nicht immer hilfreich.

Über 100 verschiedene Krankheiten gehören zum »rheumatischen Formenkreis«

Sie haben alle ihren eigenen Charakter, vermeintlich ihre eigene Ursache und Entstehung – diese sind häufig nicht bekannt – und ihren eigenen Verlauf. Der Begriff

Eine exakte Diagnose ist wichtig

Rheuma ist deshalb auch noch keine Diagnose. Erst der Arzt muss feststellen, um welche spezifische rheumatische Erkrankung es sich handelt, wenn ein Patient über entsprechende Beschwerden klagt. Von den Patienten, die wegen einer Immunkrankheit den Hausarzt aufsuchen, leiden 35 Prozent an einer chronischen Polyarthritis, 19 Prozent an einer Polymyalgia rheumatica, 18 Prozent an einer Riesenzellarteriitis, acht Prozent an einem systemischen Lupus erythematodes, fünf Prozent an einem Sjögren-Syndrom, vier Prozent an einer progressiven systemischen Sklerodermie, vier Prozent an diversen Gefäßentzündungen (Vaskulitiden), vier Prozent an verschiedenen primär entzündlichen Bindegewebserkrankungen (Konnektivitiden), zwei Prozent an einer Dermato- und Polymyositis und ein Prozent an seltenen Immunerkrankungen.

Der Stütz- und Bewegungsapparat – anatomische Grundlagen

Der Stütz- und Bewegungsapparat hat viele Funktionen

Die Funktionen des Stütz- und Bewegungsapparates sind vielfältig. Der Stütz- und Bewegungsapparat sorgt für eine optimale Haltefunktion, z.B. für den aufrechten Stand, er ermöglicht Bewegung, er bietet Schutz für die inneren Organe wie Lunge und Nieren und Gewebe wie das Knochenmark, er dient als Mineraldepot, er fördert die Blutzirkulation und hat teil an der Wärmeregulation.

Form und Ausprägung sowie der innere Aufbau der Knochen wie auch der Muskulatur, Sehnen und Bänder sind funktionsabhängig und optimal anpassungsfähig. Ohne ausreichende Belastung und Bewegung ist eine

optimale Ausprägung und Funktion des Stütz- und Bewegungsapparates nicht gewährleistet.
Gelenke und Skelettknochen werden durch mehr als 600 Muskeln bewegt, deren Anteil am Körpergewicht bei Frauen 25 bis 30 Prozent, bei Männern 40 bis 50 Prozent beträgt.

Der Stütz- und Bewegungsapparat besteht aus folgenden Komponenten, die in ihrer Struktur und Funktion dargestellt werden.

Knochen, das Gerüst des Körpers
Das Gerüst des Körpers sind die Knochen, die für die notwendige Stabilität sorgen. Sie machen etwa 15 Prozent des Körpergewichtes aus. Der Knochen besteht zu gut 66 Prozent seines Gewichtes aus Kalksalzen – vorwiegend Kalziumphosphat – und zu etwa 33 Prozent aus Bindegewebe, wie kollagene Fasern und Grundsubstanz. Der Wasseranteil des Knochens beträgt 20 bis 25 Prozent.
Die Knochen spielen auch im Stoffwechsel des Gesamtorganismus eine Rolle als schnell verfügbares Reservoir für Kalzium und Phosphat. Findet eine länger anhaltende Entmineralisierung der Knochen statt, das heißt, schwindet der mineralische Anteil und damit auch ein Teil der bindegewebigen Fasern, werden die Knochen brüchig, entwickelt sich eine Osteoporose. Die Knochen werden ständig bedarfsgerecht erneuert, indem alte Substanz von Osteoklasten (Knochenfresszellen) abgebaut und neue von Osteoblasten und Osteozyten (Knochenmutterzellen und Knochenzellen) gebildet wird. Knochen haben über die stützende Funktion hinaus auch eine schützende, indem sie als knöcherne Umhüllung innere Organe sichern.

Knochen haben sowohl stützende als auch schützende Aufgaben

Die Knochen sind außen von der Knochenhaut (Periost) umgeben, die zweischichtig ist und wichtige biologische Aufgaben hat. Dazu gehören der Schutz des Knochens durch die äußere derbe und faserreiche Schicht sowie die Gefäßversorgung und die Knochenregeneration durch die innere, zell- und gefäßreiche Schicht (Kambiumschicht). Das Periost ist reich an Blutgefäßen und Nerven. Die große Schmerzempfindlichkeit der Knochenhaut dient ebenfalls dem Knochenschutz. Der Knochen selber besteht aus einer harten, dichten äußeren Schicht (Kompakta). Das Innere der Knochen wird von einem schwammartigen gewichtsparenden, entsprechend der Belastung ausgerichteten stabilen Gitterwerk von Knochenbälkchen gebildet (Spongiosa). Der Knochen passt sich allen Anforderungen optimal an und hält damit allen Anforderungen der modernen Architektur stand. Der Knochen hat eine Zugfestigkeit wie Kupfer, eine Elastizität wie Eichenholz, eine Biegefestigkeit wie Flussstahl und eine Druckfestigkeit wie Sandstein (Brockhaus-Enzyklopädie 1996).

Knochen sind äußerst belastbar und anpassungsfähig

Für einen optimalen Knochenaufbau mit ausreichender Stabilität und einer guten Funktion müssen alle Bausteine für den Knochen und alle Wirkstoffe für den Knochenstoffwechsel ausreichend vorhanden sein. Dies sind besonders Kalzium, Phosphat, eiweißreiches Bindegewebe mit vor allem Kollagen, Magnesium, Fluor, Zink, Mangan und andere Spurenelemente sowie die Vitamine D, C, E und die B-Vitamine. Eine wesentliche Rolle spielen auch die Hormone des Knochenstoffwechsels, ebenso wie die Geschlechtshormone Östrogen und Testosteron.

Gesunde Knochen müssen gut ernährt werden

In der Spongiosa – besonders in den kurzen und flächenhaften Knochen – ist blutbildendes Knochenmark eingelagert. In diesem mehr oder weniger fettreichen Gewebe werden die roten und weißen Blutkörperchen sowie die Blutplättchen gebildet.

Gelenke machen beweglich

Die Knochen sind durch Gelenke miteinander verbunden und gegeneinander beweglich. Gelenke sind von einer Gelenkkapsel umschlossen. Die Gelenkkapsel besteht aus zwei Schichten. Sie ist innen mit einer stoffwechselaktiven zottenreichen Membran (Synovialmembran) ausgekleidet, die die Gelenkschmiere (Synovia) produziert. Die Synovia minimiert die Reibung zwischen den Gelenkflächen und ernährt den gefäßlosen Knorpel. Gerade die Gelenkinnenhaut ist bei rheumatischen Erkrankungen von besonderer Bedeutung: Von der Gelenkinnenhaut gehen die überschießenden entzündlichen Reaktionen aus, die die ursprünglich papierdünne Gelenkauskleidung nach und nach in eine verdickte und wuchernde Struktur verwandeln können. Dies führt zu einer entzündlichen Knorpel- und Knochenzerstörung. Bei allen entzündlichen Gelenkerkrankungen nimmt die Gelenkinnenhaut durch ihre entzündliche Zerstörungspotenz eine zentrale Rolle ein.

Bei Entzündungen ist die Gelenkinnenhaut betroffen

Die äußere faserreiche Schicht der Gelenkkapsel setzt außerhalb des Knorpelbereichs am Knochen an und schützt das Gelenk. Gelenke machen entsprechend ihrer unterschiedlichen Form Bewegung erst möglich. Je nach ihrer Bewegungsfähigkeit werden sie eingeteilt in umfassend bewegliche dreiachsige Kugelgelenke, wie das Schulter- und das Hüftgelenk, zweiachsige

Erst die Gelenke machen uns beweglich

Dreh-Scharniergelenke, wie das Eigelenk des Handgelenks und das Sattelgelenk des Daumens, und die eingeschränkt einachsig beweglichen Scharniergelenke, wie die Mittel- und Endgelenke der Finger und Zehen. Sie sind die Verbindungen zwischen zwei oder auch mehreren Knochen.

Knorpel mindern Reibung und Druck

Dort, wo sich Knochen gegen Knochen bewegen lässt, ist er mit Knorpel überzogen. So passen Hüftkopf und Hüftpfanne millimetergenau ineinander. Knorpel ist eine bindegewebige Struktur, die von Knorpelzellen (Chondroblasten und Chondrozyten) gebildet wird. Der Knorpel besteht aus der Knorpel-Matrix, die aus kollagenen Fasern vorwiegend vom Typ II sowie stark wasserbindenden Zucker-Eiweiß-Verbindungen und Vernetzungseiweißstoffen zusammengesetzt ist. Der Knorpelbelag ist glatter als Eis, garantiert eine nahezu reibungslose Bewegung und sorgt für eine gute Druck- und Stoßfestigkeit. Man vergleicht den Knorpel gern mit einem Stoßdämpfer, weil er Belastungen abfängt. Der gefäßlose Knorpel wird nur dann ausreichend ernährt, wenn die Gelenke genügend bewegt werden. Die wechselnde angepasste Druckbelastung des Knorpels durch Bewegung mit der anschließenden Entlastung versorgt den Knorpel mit Nährstoffen und entsorgt Schlacken. Nur so kann die Knorpelgesundheit gewährleistet werden. Der Knorpel besteht zu 55 Prozent aus Wasser. Ohne ausreichende Trinkmengen, d. h. Wasserzufuhr, sind daher die Knorpelqualität und -funktion eingeschränkt.

Der Knorpel sorgt für reibungslose Bewegung und dient als Stoßdämpfer

Die Stabilität und Gesundheit unserer Gelenke ist unterschiedlich und maßgeblich beeinflusst vom Erbgut, einer optimalen Knorpelqualität, ausreichend Bewegung ohne Überlastung, einem gut ausgebildeten und trainierten stabilisierenden Muskel- und Bandkorsett.

Überlastung schädigt den Knorpel

Überlastungen im Alltag durch zu hohes Körpergewicht und Gelenkfehlstellungen, aber auch in Sport und Beruf, führen zu vorzeitigem Knorpelverschleiß. Jede Überbeanspruchung der Gelenke führt in erster Linie zu einer Schädigung des Gelenkknorpels, wobei zunächst die Versorgung mit Nährstoffen eingeschränkt ist. Später verliert er dann seine Stoß- und Druckfähigkeit, und es kommt zu Einrissen an der Knorpeloberfläche. In der Folge entwickelt sich ein erhöhter Knorpelabrieb. Die abgelösten kleinen Knorpelbestandteile führen im Gelenk zu einem weiteren vermehrten Knorpelabrieb und zu Fremdkörperreiz – es kommt zur Entzündung. Daraus resultieren Schmerzen und eine Schonhaltung des Gelenks, die zu einem Nachlassen der Muskelkraft führen. Als Folge davon können sich Seitendifferenzen im Muskelkorsett entwickeln. Der mangelnde Muskelhalt fördert dann den weiteren schnellen Knorpelverschleiß.

Entzündung durch Knorpelabrieb

Hinzu kommen Fehlstellungen in den Gelenken, die als O-Bein, X-Bein oder auch als Instabilität mit resultierendem Wackelgang erkennbar sind. Möglicherweise kommt es zu Versteifungen verschiedener Gelenke, sodass im Falle des Hüftgelenks das Gangbild total gestört ist. Bei Funktionseinschränkungen in den Schultergelenken können die Aktivitäten des täglichen Lebens, wie z.B. die Körperhygiene, nicht mehr selbstständig ausgeführt werden.

Bänder stabilisieren und steuern Gelenkbewegungen

Das Gelenk ist außen von Bändern umgeben und verstärkt. Bänder haben die Aufgabe, die Bewegungen des Gelenks auf die physiologisch sinnvollen Richtun-

Die Bänder kontrollieren das Bewegungsausmaß

gen zu beschränken. Sie sorgen für die Gelenkführung und begrenzen das Bewegungsausmaß. Sie besitzen eine sehr große Zugfestigkeit, bei Überlastungen können sie dennoch reißen; man kennt »Bänderrisse« vor allem aus dem Leistungssport.

Muskeln setzen Gelenke in Bewegung

Die bewegungsaktiven Muskeln in ihren Muskelhüllen (Faszien) im Zusammenspiel mit den stabilisierenden Bändern, den Sehnen, den Sehnenscheiden und den Schleimbeuteln ermöglichen die funktionsgerechte aktive Gelenkbewegung. Die Muskeln geben die Bewegungsrichtung mit vor. Die optimale Bewegung eines Gelenks wird immer nur durch das gute Zusammenspiel der beteiligten Muskeln gewährleistet.

Wir besitzen 430 Skelettmuskeln, die willkürlich bewegt werden können

Der Mensch besitzt 430 meist paarige Skelettmuskeln, die für den Halt und die Bewegung im Bereich des Stütz- und Bewegungsapparates zuständig sind. Lediglich 80 Muskelpaare sind für die groben Bewegungen zuständig. Diese Skelettmuskeln setzen sich aus einzelnen Muskelbündeln mit immer kleineren Einheiten zusammen, deren kleinste die quer gestreifte Einzelmuskelzelle ist. Die quer gestreifte Muskulatur oder Skelettmuskulatur kann willentlich bewegt werden. Im Gegensatz dazu werden die so genannten glatten Muskeln, die für die Bewegungen der inneren Organe und der Gefäße zuständig sind und die willentlich nicht bewegt werden können, vom vegetativen Nervensystem »unwillkürlich« gesteuert.
Zwischen den Faserbündeln befindet sich ein wasserreiches Bindegewebe, das als Gleitgewebe dient. Außerdem sind die Muskeln von Blutgefäßen und Nerven durchzogen. Die Nervenendigungen im Muskel senden

und empfangen Nervenimpulse, die der Stabilisation dienen.

Bewegung entsteht durch das Anspannen und Entspannen antagonistischer Muskeln

Bewegung erfolgt dadurch, dass sich die Muskelzellen zusammenziehen, verkürzen (Kontraktion). Hierbei werden die Muskeln, die als »Gegenspieler« fungieren, so entspannt, dass sie langsam nachgeben und sich verlängern (Dehnbarkeit) und damit die Bewegung harmonisieren. Die Elastizität der Muskeln sorgt dafür, dass nach Dehnung oder Verkürzung der Muskel wieder seine Originallänge annimmt. Die einzelnen Muskelbündel und der gesamte Muskel sind von Muskelhüllen (Faszien) umgeben.

Die Muskulatur dient aber nicht nur der Bewegung, sondern auch dem Schutz der Gelenke. Vor jedem Schritt kommt es je nach der Vorinformation über die Bodenbeschaffenheit zu einer Muskelvorspannung, die das Gelenk beim Auftreten vor falscher Druck- oder Stoßbelastung schützt.

Muskeln benötigen Mineralien und Spurenelemente

Die Konzentration der Mineralstoffe und Spurenelemente wie Natrium, Kalium, Magnesium, Kalzium, Chlorid, Carbonat u.a., die im Körper als Wirkstoffe arbeiten, müssen sowohl in der Zelle als auch außerhalb der Zelle in engen Grenzen konstant gehalten werden. Nur dann erfolgt eine angepasste optimale Muskelarbeit.

Sehnen befestigen Muskeln am Knochen

In der Regel ist der Muskel über Sehnen am Knochen verankert. Es findet ein fließender Übergang des Muskels zur bindegewebigen Sehne und von der Sehne zum Knochen statt. Außerdem sind die Sehnen und

Sehnen senden und empfangen Signale über Belastungen

Sehnenscheiden von Blutgefäßen und Nerven durchzogen. Nervenendigungen senden und empfangen Impulse. In den Sehnenenden sitzen Rezeptoren, die z.B. plötzliche Zugbelastung der Sehne registrieren und an das Rückenmark weiterleiten. Von dort wird unwillkürlich eine Muskelkontraktion des zugehörigen Muskels ausgelöst. Diese Reflexe z.B. der Achillessehne und der Patellarsehne werden regelmäßig durch Beklopfen vom Arzt überprüft. Eine gute Funktion der Reflexe ist notwendig, um zum Beispiel bei Unebenheiten des Bodens im Gleichgewicht zu bleiben.
An Stellen, an denen die Sehne bei Zug von der optimalen Achse abweichen würde, ist sie durch eine stabilisierende Sehnenscheide umhüllt. Die Sehnenscheide sondert wie die Gelenkinnenhaut Flüssigkeit ab, die als Gleitmittel wirkt. Sehnenscheiden entzünden sich schmerzhaft bei Überlastungen, wie früher häufiger beim Tippen auf noch rein mechanischen Schreibmaschinen.

Schleimbeutel mindern Reibung und Druck

Damit die aufeinander gleitenden Strukturen wie Sehnen an Knochenvorsprüngen nicht auffasern oder anderweitig geschädigt werden, sind sie durch Schleimbeutel, vergleichbar mit einem schleimigen Wasserkissen, abgepolstert.

Schleimbeutel schützen die Gelenkstrukturen

Direkt in der Nähe besonders beanspruchter Gelenke mindern Schleimbeutel (Bursa) zusätzlichen Druck sowie Reibung und unterstützen Gleitbewegungen. Schleimbeutel kommen vor allem an den Knien, den Ellenbogen und an den Schultern vor. Eine schmerzhafte Schleimbeutelentzündung entsteht vor allem durch Überlastung als Folge von übermäßigem Druck und Reibung oder Verletzung.

Bindegewebe in vielfältiger Funktion

Krankhafte Veränderungen betreffen nicht nur den Knochen und den Knorpel im Sinne von Abnutzungs- und Alterungsprozessen wie bei der Osteoporose oder der Arthrose, sondern auch andere bindegewebige Strukturen. Deren Ursachen sind meist mechanische Überlastungen oder Entzündungen.

Das Bindegewebe bildet viele Strukturen des Bewegungsapparates, z. B. Gelenkkapseln und Sehnen

Das Bindegewebe, zu dem auch Knorpel und Knochen gehören, wird von Bindegewebszellen (Fibroblasten) gebildet. Beispiele sind intramuskuläres und intraneurales Bindegewebe, aber auch gerüstbildende kollagene und elastische Fasern in Organen. Zum Bindegewebe gehören Kapseln wie die Gelenkkapseln, Bänder, Aponeurosen (flächenhafte Sehnen), Membranen (Grenzflächen), Sehnen, Sehnenscheiden, Bandscheiben, Disken (z. B. Menisken im Bereich der Knie) und Schleimbeutel. Die bindegewebigen Strukturen gewährleisten vielfältige bedeutende Funktionen. Eine wichtige Aufgabe des Bindegewebes ist die Verbindung einzelner Gewebe miteinander und die stabilisierende und ausgleichende Funktion als Gerüstsubstanz in anderen Geweben und inneren Organen.

Wirbelsäule – robust und zugleich anfällig

Die Psyche hat Einfluss auf Rückenprobleme

Die Wirbelsäule wird auch als Rückgrat bezeichnet. Jemand zeigt Rückgrat, d. h. er hält vielem Stand. Das deutet auf eine bestimmte innere Haltung hin. Wir sprechen von halsstarrig oder hartnäckig als Ausdruck eines überstarken Willens, mit Überlastung der Halswirbelsäule. Jemand lässt sich hängen mit krummem Rücken und mangelndem Durchsetzungsvermögen. Allein dies verdeutlicht, dass Rückenbeschwerden auch psychisch verursacht sein können.

Bewegungsmangel bekommt dem Rücken nicht

Die immer noch zunehmenden Rückenbeschwerden scheinen der Preis zu sein für unsere moderne bewegungsarme Lebensweise in den letzten 100 Jahren. Über 50 Prozent der Patienten, die ihren Hausarzt aufsuchen, haben Probleme mit ihrem Rücken. Wie kann es dazu kommen?

Die Entwicklung vom Vierfüßler zum aufrecht auf zwei Füßen gehenden Menschen dauerte Jahrmillionen. Dabei erhielt die Wirbelsäule eine andere Form und Funktion. Die Wirbelsäule der Vierfüßler hat die Form eines einfachen Bogens. Die Wirbelsäule des Menschen hat sich an den aufrechten Gang angepasst und ihre optimale Form entwickelt.

Die Wirbelsäule ist s-förmig gekrümmt

Aufbau der Wirbelsäule

Die Wirbelsäule besteht aus sieben Halswirbeln, zwölf Brustwirbeln und fünf Lendenwirbeln. Die Hals- und die Lendenwirbelsäule sind angepasst nach vorn gerundet. Diese Krümmung wird als Lordose bezeichnet. Bei zu geringer Krümmung der Halswirbelsäule sprechen wir von einer Streckfehlhaltung z. B. durch Muskelverspannungen. Bei verstärkter Krümmung der Lendenwirbelsäule sprechen wir von einem Hohlkreuz. Die Brustwirbelsäule ist angepasst nach hinten gerundet. Diese Krümmung wird als Kyphose bezeichnet. Bei verstärkter Krümmung sprechen wir von einem Buckel.

Die Halswirbelsäule ist von allen Wirbelsäulenabschnitten der beweglichste. Die Brustwirbelsäule ist durch ihre Verbindung mit den Rippen deutlich weniger beweglich. Die Lendenwirbelsäule ist beweglicher als die Brustwirbelsäule.

Die optimale Form der Wirbelsäule erfordert von der Muskulatur die geringste Haltearbeit. Ein gut trainiertes Muskelkorsett stabilisiert und entlastet die Wirbelsäule. So robust die Wirbelsäule auch ist, Überlastung und Mangel an Bewegung können schnell zu Beschwerden führen.

Gut trainierte Muskeln und optimale Haltung ergänzen sich

Aufbau der Wirbelkörper

Alle Wirbelkörper sind ähnlich aufgebaut. Ihre Größe nimmt von oben nach unten zu, weil auch die auf sie einwirkenden Kräfte in gleicher Richtung größer werden. Jedes Wirbelsegment besteht aus einem Wirbelkörper, an den sich nach hinten der Wirbelbogen anschließt. Von ihm gehen sieben Fortsätze aus: ein nach hinten gerichteter Dornfortsatz, zwei Paare von Gelenkfortsätzen sowie zwei seitwärts gerichtete Querfortsätze. Die Wirbelbögen umschließen den Wirbelkanal, in dem das Rückenmark geschützt verläuft. Es verbindet Gehirn und Peripherie. Aus der Schädelbasis kommend und zum Kreuzbein ziehend, wird das Rückenmark mit den jeweiligen Abgängen der Rückenmarksnerven nach unten immer dünner. Zwischen den Wirbelkörpern treten beiderseits die Rückenmarksnerven aus. An den Querfortsätzen und Dornfortsätzen setzen Bänder und Muskeln an, die die Stabilität und Bewegungen der Wirbelsäule gewährleisten. Wirbelkörper, Wirbelbögen und die knöchernen Fortsätze sind miteinander durch Bänder verbunden.

Die Wirbelkörper sind ähnlich aufgebaut

Die Kontur der Spitze der Dornfortsätze ist am Rücken sicht- und tastbar. Die Gelenkfortsätze bilden die kleinen Wirbelgelenke, die mit Knorpel überzogen und mit einer Gelenkkapsel umschlossen sind. Dabei korrespondiert jeweils der untere Gelenkfortsatz des obe-

Die Wirbelgelenke können Schmerzen verursachen

ren Wirbels mit dem oberen Gelenkfortsatz des unteren Wirbels. Diese kleinen Wirbelgelenke werden Gelenkfacetten genannt. Beschwerden in diesem Bereich werden als Facettensyndrom bezeichnet. Die Gelenkfacetten sind bei allen Wirbelsäulenbewegungen für die Führung sehr wichtig. Die Wirbelkörper der Brustwirbelsäule haben zusätzlich eine Gelenkverbindung mit den Rippen.

Nach unten an die Lendenwirbelsäule schließt sich das dreieckige Kreuzbein an, mit dem die Wirbelsäule im Becken eingepasst ist. Die relativ feste, wenig bewegliche gelenkige Verbindung zwischen dem Beckenanteil Darmbein (Os ilii) und dem Kreuzbein wird als Kreuzbein-Darmbein-Gelenk bezeichnet. Die Gelenkflächen sind knorpelfrei. Am Kreuzbein setzt als Fortsatz das Steißbein an. Das Kreuzbein und das Steißbein bestehen aus miteinander verwachsenen Wirbeln.

Bandscheiben – Puffer zwischen den Wirbeln

Die Bandscheiben dienen als Puffer zwischen den Wirbelkörpern

Die Wirbelkörper liegen nicht direkt einander an, sondern werden durch knorpelige Puffer, die Bandscheiben, voneinander getrennt. Hier dienen die Bandscheiben der Federung zwischen den Wirbelkörpern. Aufgrund ihrer im wahrsten Sinne des Wortes tragenden und puffernden Aufgabe sind die Bandscheiben sehr stabil gebaut. In der Mitte findet sich der Gallertkern wie ein Wasserkissen und sorgt elastisch für den Abstand zwischen den Wirbelkörpern. Um diesen Kern der Bandscheibe sind wie bei einer Baumscheibe ringförmig Faserknorpel und Bindegewebsfasern angeordnet. Erst durch sie wird die relativ hohe Beweglichkeit der Wirbelsäule ermöglicht. Außerdem gleichen sie den Druck auf die Wirbelsäule aus und wirken ähnlich wie ein Stoßdämpfer. Die Bandscheibe enthält keine Nerven. Sie kann also selbst gar nicht schmerzen. Die gefürchteten Schmerzen kommen nur dann zustande, wenn die Bandscheiben schon abgenützt sind und deshalb Nerven, die im Wirbelkanal verlaufen oder aus den Wirbellöchern austreten, gereizt oder eingeklemmt werden.

Gesunde Bandscheiben brauchen ausreichend Flüssigkeit

Die Bandscheiben enthalten auch keine Blutgefäße. Das bedeutet, dass sie die zu ihrer Versorgung nötigen Nährstoffe nur durch einen Flüssigkeitsaustausch mit der Umgebung erhalten. Dafür ist ein Pumpmechanismus erforderlich, der durch ständige Be- und Entlastung unter Bewegung entsteht.

Bereits bei einer normalen täglichen Belastung verlieren die Bandscheiben Flüssigkeit, sodass die Körpergröße am Abend bis zu zwei Zentimeter weniger betragen kann als am Morgen. Im Laufe des Lebens kann es durch Verschleiß und einen bleibenden Flüssigkeitsverlust insbesondere der Bandscheiben in der Lendenwirbelsäulenregion zu Verschiebungen kommen. Der Bandscheibenkern tritt dann aus seinem Lager heraus und drückt auf die Nervenwurzeln. Die Folgen sind der Ischiasschmerz oder der plötzlich auftretende »Hexenschuss«.

Muskulatur und Bänder stabilisieren die Wirbelsäule

Ganz wichtig für die Stabilität der Wirbelsäule ist die sie umgebende Muskulatur. Es sind vor allem die langen Rückenmuskeln, die neben den Bandscheiben für ihre Elastizität sorgen. Zudem halten und stützen sie die Wirbelsäule. Daneben hängt die Funktionsfähigkeit der Wirbelsäule auch noch von den Becken- und Bauchmuskeln ab. Eine zu schwach ausgebildete Rückenmuskulatur führt zu einer Überlastung, kräftige Rücken-

Trainierte Rücken-, Becken- und Bauchmuskeln stabilisieren die Wirbelsäule

muskeln dagegen entlasten sie. Auf Bewegungsmangel als eine der Ursachen für die Entstehung rheumatischer Erkrankungen wurde bereits hingewiesen. Aus dem bisher Gesagten erklärt sich, dass Mangel an Bewegung die Wirbelsäule, genauso aber auch die Gelenke schwächt und anfällig für Erkrankungen macht. Wie bei den Gelenken an Armen und Beinen wird auch an der Wirbelsäule Stabilität durch Bänder, ein vorderes und ein hinteres Längsband sowie Bänder zwischen den Knochenfortsätzen, erreicht. Ebenfalls der Stabilität sowie der Beweglichkeit dienen eine Vielzahl von Muskeln, die sich zwischen den Knochenfortsätzen jeweils bis zum nächsten und zum übernächsten Nachbarwirbel ausspannen und zu den Rippen, zum Schädel, zum Schulter- und zum Beckengürtel führen. Eine wichtige Funktion für die Wirbelsäulenstabilität hat schließlich auch die Bauchmuskulatur. Ausführliches über das nötige Maß an Bewegung und über die richtige Bewegung lesen Sie im Kapitel »Physiotherapien« sowie in *Aufrecht durchs Leben* (Pflugbeil/Niestroj, Herbig Verlag München).

Erkrankungen des Stütz- und Bewegungsapparates können alle Körperteile betreffen

So können von Störungen des Stütz- und Bewegungsapparates sowohl periphere Regionen wie die Extremitäten (Arme und Beine) oder der Stammbereich mit Wirbelsäule, Becken, Brustkorb und Schulterblättern betroffen sein, und alles kann schmerzen.

Einige Beispiele:

- Im Knochenbereich, auch der Wirbelkörper, führen Infektionen zu einer Knochenentzündung (Ostitis) und Knochenmarkentzündung (Osteomyelitis), durch vermehrten Abbau bzw. mangelhaften Aufbau des Knochens entsteht eine Osteoporose.

- An den Gelenken können Gelenkentzündungen (Arthritis) oder Gelenkknorpelverschleiß (Arthrose) auftreten, auch im Bereich der kleinen Wirbelgelenke.
- In den Muskeln können Entzündungen (Myositis) ausgelöst werden; Inaktivität führt zu Muskelschwund (Atrophie) und Verspannungen zu Muskelverhärtungen (Myogelose).
- Die Muskelhüllen können sich entzündlich verändern (Fasziitis).
- Die Sehnen können überanstrengt und dadurch oft lokal gereizt werden (Tennisarm), bis hin zu einer Irritation ihrer Sehnenscheiden. Im Rahmen einer chronischen Polyarthritis treten massive entzündliche Wucherungen an der Innenhaut der Sehnenscheiden auf.
- Auch die Schleimbeutel können, bei Überbeanspruchung oder im Rahmen einer von vornherein entzündlichen Krankheit, entzündet sein.

Innere Organe auch betroffen

Bisher war nur vom so genannten Bewegungsapparat die Rede. Aber »Rheuma« kann auch innere Organe betreffen und in Mitleidenschaft ziehen. Wie im nächsten Kapitel »Das Immunsystem und seine Bedeutung für entzündlich rheumatische Erkrankungen« gezeigt wird, beruhen entzündlich rheumatische Erkrankungen auf einer Störung des körpereigenen Immunsystems. Da die Störung vom eigenen Immunsystem ausgeht, sprechen wir von autoimmunologischen Prozessen und Autoimmunkrankheiten. Das gestörte Abwehrsystem führt in diesen Fällen nicht nur zu einer Entzündung am Bewegungsapparat, sondern betrifft auch häufiger innere Organe.

Entzündlich rheumatische Erkrankungen beruhen auf einem gestörten Immunsystem

Rheuma ist eine Allgemein- erkrankung

Seltener sind davon etwa die Blutgefäße betroffen. Man spricht dann von Gefäßentzündungen (Vaskulitiden, abgeleitet von lateinisch vas = Gefäß). Erkrankungen von Lunge, Rippenfell, Nieren, Darm, ja selbst von Nerven und Augen können in direktem Zusammenhang mit einer rheumatischen Erkrankung stehen. Daraus geht hervor, dass »Rheuma« weit über die bekannten Lokalisationen hinausgeht, dass es sich vielmehr um eine Allgemeinerkrankung handelt, die nur dann optimal behandelt werden kann, wenn ihr allgemeiner Charakter berücksichtigt wird.

Systematik rheumatischer Erkrankungen

Die Erkrankungen des rheumatischen Formenkreises können zur besseren Orientierung Gruppen zugeordnet werden:

Weichteilrheumatische Erkrankungen

Weichteilrheumatismus betrifft u. a. Bänder, Sehnen, Muskeln und Faszien

Die hier zusammengefassten Erkrankungen, die fast jeder aus eigener Erfahrung kennt, werden durch Überlastung der Muskeln, Sehnen, Sehnenscheiden, Bänder, Faszien und anderer Weichteilgewebe verursacht. Bekannte Beispiele sind der Muskelkater, der Tennisellenbogen oder der »steife« Nacken aufgrund von Überlastung, aber auch Zugluft. Sie begleiten vielfältige schmerzhafte Gesundheitsstörungen, auch des Stütz- und Bewegungsapparates, da unbewusst bei Schmerzzuständen eine Haltung eingenommen wird, die den ursprünglichen Schmerz mindert. Bei Schmerzen im rechten Knie wird der Betroffene dieses weniger belasten und dabei im ungünstigsten Fall das linke Bein und die Rückenmuskulatur überlasten, sodass in diesem Bereich dann ebenfalls Schmerzen entstehen. Auch psychische Belastungen und Überlastungen können weichteilrheumatische Beschwerden verursachen. Der Volksmund kennt diese Zusammenhänge: Jemand verfolgt hartnäckig sein Ziel; jemand ist halsstarrig, jemand lässt sich hängen. So verwundert es nicht, dass weit mehr als 50 Prozent der Erkrankungen des Stütz- und Bewegungsapparates zu der Gruppe der weichteilrheumatischen Erkrankungen gehören.

Auch die Seele spielt eine Rolle

Degenerative Erkrankungen des Stütz- und Bewegungsapparates

Degenerative Erkrankungen des Stütz- und Bewegungsapparates werden durch Verschleiß verursacht. Jahrelange Überlastungen und Fehlbelastungen, zum Beispiel bei Fehlstellungen der Wirbelsäule und der Gelenke, sowie Verletzungen fördern Verschleißerkrankungen. Sie sind meist durch Abnutzung des Gelenkknorpels bzw. der Bandscheiben und deren Folgeerscheinungen bedingt. Verschleißerscheinungen nehmen naturgemäß mit dem Alter zu. Individuell gibt es große Unterschiede, da die Veranlagung auch eine Rolle spielt. Im hohen Alter können degenerative Veränderungen bei jedem festgestellt werden, doch nicht jeder hat Beschwerden. Als Beispiele seien die Knie- und Hüftgelenksarthrose, die Spondylosis deformans der Wirbelsäule und die Bandscheibenschäden erwähnt. Da sich die Wirbelkörper bei Bandscheibenverschleiß annähern, können die Nerven, die zwischen den Wirbelkörpern austreten, gereizt und sogar zerstört werden. Schutz vor vorzeitigem Verschleiß wird durch einen guten Muskelhalt erreicht. Unter degene-

Fehlbelastung und Überlastung führen zu Verschleiß und degenerativen Prozessen

rativen Erkrankungen des Stütz- und Bewegungsapparates kann es auch zu sekundär entzündlichen Reizzuständen kommen, z. B. zu Gelenkentzündungen (Reiz-Arthritis), wenn raue Gelenkflächen aufeinander reiben.

Osteoporose betrifft vor allem Frauen

Zu den degenerativen Erkrankungen gehört auch die Osteoporose. Sie betrifft vorwiegend Frauen. Nur zehn Prozent der Erkrankten sind Männer. Etwa ein Drittel der Frauen nach der Menopause entwickeln eine Osteoporose. Medikamente, die bei rheumatischen Erkrankungen eingesetzt werden, wie das Kortison, können zu einer Osteoporose führen. Im fortgeschrittenen Stadium kann die Osteoporose zu Wirbelkörpereinbrüchen mit Rundrücken und Größenverlust sowie Rückenschmerzen führen. Der Volksmund spricht vom Witwenbuckel. Auch Knochenbrüche besonders im Bereich des Schenkelhalses sind gefürchtet.

Stoffwechselbedingte Erkrankungen des Stütz- und Bewegungsapparates

Stoffwechselerkrankungen als Auslöser von Gelenkproblemen

Stoffwechselstörungen mit erhöhter Harnsäure können dazu führen, dass bei hoher Konzentration der Harnsäure im Blut Harnsäurekristalle sowohl in Weichteilgeweben, aber auch in Gelenken ausfallen. Häufig betroffen ist das Großzehengrundgelenk. Die Kristalle führen zu sekundär bedingten sehr schmerzhaften Entzündungen. Diese Erkrankung wird Gicht genannt. Auch bei anderen Stoffwechselstörungen kommt es zu entzündlichen Reaktionen, z. B. bei Ausfall von Kalziumpyrophosphat-Kristallen mit Entzündung, häufiger nur in einem Gelenk (Monarthritis). Diese Gelenkerkrankung wird als Pseudo-Gicht (Chondrokalzinose) bezeichnet. Ablagerungen von Hydroxylapatit finden sich häufiger nach kleinen Verletzungen im Weichteilgewebe besonders von Schulter und Hüfte. Erbfaktoren spielen eine Rolle bei der Entwicklung des sekundär entzündlichen Hydroxylapatit-Rheumatismus. Andere stoffwechselbedingte Erkrankungen, die unter anderem auch den Stütz- und Bewegungsapparat betreffen, sind sehr selten.

Nicht immer beginnt die Erkrankung mit einer Entzündung

Erkrankungen des Stütz- und Bewegungsapparates, bei denen aufgrund unterschiedlicher Irritationen auch Entzündungen auftreten, werden als sekundär entzündliches Geschehen aufgefasst, deren Ursache bekannt ist. So kann unter der »Verschleißerkrankung« Arthrose, wenn raue Flächen aufeinander reiben, eine so genannte sekundäre Gelenkentzündung entstehen. Auch die stoffwechselbedingte Gicht führt zu sekundären Gelenkentzündungen.

Gelenkentzündungen durch Infekte (Infektarthritiden)

Gelenkentzündungen durch Bakterien, Viren oder andere Erreger

Natürlich können auch Bakterien, Viren oder andere Entzündungserreger von außen in Gelenke eingeschleppt werden, z. B. bei Injektionen oder Verletzungen. Bei vorgeschädigten Gelenken kommt es häufiger zu Gelenkinfektionen, und der Verlauf ist problematischer. In der Gelenkflüssigkeit lassen sich die entsprechenden Erreger als Ursache nachweisen. Die Diagnosestellung und Therapie sollte schnell erfolgen, da Keime im geschützten Gelenkinnenraum relativ gute Wachstumsbedingungen haben. Ein längerer Infektionsverlauf führt zu schweren Knorpelschäden bis hin zur Zerstörung und Einsteifung.

Rheumatische Erkrankungen während oder nach Infekten (para- oder postinfektiöse rheumatisch reaktive Entzündungen)

Infekte haben auch positive Wirkungen

Infekte gehören besonders in den ersten Lebensjahren zu einer gesunden Entwicklung eines Kindes. Um lebenslang funktionstüchtig zu sein, muss die körpereigene Abwehr (das Immunsystem) trainiert werden im Kontakt mit schädlichem Fremden und davon abzugrenzendem nützlichen Körpereigenem. Darüber hinaus leben wir in guter Gemeinschaft mit nützlichen Mitbewohnern, wie den positiven Keimen im Darm oder auf der Haut. Diese verdrängen schädliche Krankheitserreger und trainieren im lokalen Kontakt so unser Immunsystem.

Während eines Infektes sorgt das korrekt arbeitende Immunsystem für die Überwindung des Infekts und die Rückgewinnung der Gesundheit. Nach einem überstandenen Infekt ist der Betroffene wieder ganz gesund und häufig auch gegen den gleichen Infekt geschützt. So sollte es sein.

Wenn das Immunsystem nicht richtig arbeitet, können gesunde Gewebe angegriffen werden

In manchen Fällen aber kommt es im Rahmen von Infekten zu einer falschen Immunantwort. Dies kann schon während einer Infektion (parainfektiös) oder nach einer Infektion (postinfektiös) geschehen. Die resultierenden Entzündungen werden z.B. bei Gelenkentzündungen als reaktive Arthritis bezeichnet.

So treten zum Beispiel bei einem grippalen Infekt in manchen Fällen unklare Gelenk- und Muskelbeschwerden auf, die mit der Überwindung des Infekts auch schnell wieder abklingen. In anderen Fällen löst die Abwehrreaktion z.B. gegen Borrelia burgdorferi im

Rahmen eines Zeckenbisses eine Fehlreaktion des Immunsystems aus, sodass sich die Abwehr nicht nur gegen die Borrelien richtet, sondern auch gegen körpereigene Strukturen, z.B. der Gelenke, mit überschießend entzündlicher zerstörerischer Reaktion im Sinne einer Lyme-Arthritis. Wird der Borrelien-Infekt schnell und korrekt mit Antibiotika behandelt, klingen die Beschwerden häufig ohne Schäden ab. Unterbleibt die schnelle erfolgreiche Therapie, kann es zu einer Autoimmunreaktion kommen, bei der sich das Immunsystem fälschlicherweise gegen körpereigene Strukturen richtet und diese zerstört. Diese Autoimmunreaktion kann deutlich länger als die eigentlich auslösende Infektion anhalten und schwerste Zerstörungen verursachen. In der Regel kommt das Autoaggressionsgeschehen nach einiger Zeit – manchmal dauert es Jahre – zum Stillstand. Bekannt ist auch das rheumatische Fieber, ein Autoimmunprozess aufgrund einer Streptokokkeninfektion mit zerstörerischer Gelenkentzündung, aber auch Herzentzündung. Bei Entzündungen des Stütz- und Bewegungsapparates wird immer nach der Ursache geforscht. So finden sich häufiger Darminfekte mit Yersinien, Chlamydien o.a. als Auslöser. Von para- oder postinfektiösen Autoimmunerkrankungen ist die Rede, wenn sich die auslösenden Ursachen finden lassen.

Infekte müssen schnell und angemessen behandelt werden

Primär entzündliche rheumatische Erkrankungen

In vielen Fällen entzündlicher Erkrankungen des Stütz- und Bewegungsapparates ist eine Ursache für den zerstörerisch ablaufenden Autoaggressionsprozess nicht zu finden. Aus diesem Grund werden diese Erkrankungen als primär entzündliche rheumatische Erkrankungen bezeichnet. Nur sieben Prozent der Erkrankungen des rheumatischen Formenkreises werden zu den primär entzündlichen rheumatischen Erkrankungen gezählt.

Mit der Krankheit gut leben können

Lebensqualität trotz Rheuma

In diesem Buch werden vor allem die primär entzündlichen Erkrankungen des Stütz- und Bewegungsapparates dargestellt. Es soll die Zuversicht stärken, dass rheumatische Erkrankungen therapierbar sind, dass Sie sozusagen mit ihnen leben können und der Verlust an Lebensqualität niedriger gehalten werden kann, als Sie vielleicht glauben oder auch bisher erfahren haben. Es wurde aus der Erfahrung von mehr als zwanzig Jahren mit naturheilkundlichen Mitteln und Methoden geschrieben, jedoch gleichzeitig auch aus der Erfahrung, dass sich schulmedizinische und naturheilkundliche Therapien nicht widersprechen oder gar ausschließen, sondern sich zum Vorteil des Patienten sinnvoll ergänzen.

Manchmal können nur die Symptome behandelt werden

Zwei bekannte Beispiele dafür sind die chronische Polyarthritis, unter der fast eine Million Deutsche leiden, und die Psoriasis-Arthritis, die doch häufiger diagnostiziert wird als früher und bei der sowohl eine Gelenkentzündung als auch eine Schuppenflechte auftritt. Diese primär entzündlichen Erkrankungen sind dadurch charakterisiert, dass sie die Lebensqualität der Patienten einschneidend beeinträchtigen und die Betroffenen häufiger für den Rest ihres Lebens begleiten, da sie fast alle als unheilbar gelten. Nur ihre Symptome sind einer Therapie zugänglich. Die zerstörerischen entzündlichen Aktivitäten müssen therapeutisch so weit wie möglich begrenzt werden, um Frühinvalidität zu verhindern. Spontanheilungen kommen immer wieder vor. Schlimm, wenn zu diesem Zeitpunkt schon fast alles zerstört ist. Genaue Zahlen über die Häufigkeit liegen nicht vor, aber die Schätzung, dass fast drei Millionen Deutsche von dieser Gruppe der primär entzündlich rheumatischen Erkrankungen betroffen sind, dürfte der Realität sehr nahe kommen. Insgesamt differieren die Schätzungen, wie viele Rheumatiker es denn überhaupt gibt, sehr stark. Wenn nicht nur entzündliche Erkrankungen des Stütz- und Bewegungsapparates mitgezählt werden, sind weit über 70 Prozent der Bevölkerung mindestens zeitweise von Erkrankungen des Stütz- und Bewegungsapparates betroffen.

Fast drei Millionen Menschen in Deutschland leiden an primär entzündlichen rheumatischen Erkrankungen

Patienten jeden Alters

Rheumatische Erkrankungen breiten sich immer mehr aus. Aber Rheuma ist keineswegs nur eine Erkrankung des höheren Lebensalters. Jeder zweite an schwerem Rheuma Erkrankte ist unter sechzig, jeder vierte Rheumapatient ist noch keine fünfzig. Im Grunde kann man in jedem Lebensalter an Rheuma erkranken. Auch Kinder sind davon betroffen. In diesem frühen Alter kann sich Rheuma oft sogar in besonders schweren Verlaufsformen äußern und sogar tödlich sein. An der systemischen juvenilen chronischen Arthritis sterben fünf bis zehn Prozent der betroffenen Kinder. Rheuma kann jeden treffen, Alte und Junge, Frauen und Männer. Zwischen den Geschlechtern gibt es allgemein keine signifikanten Unterschiede. Lediglich bei einzelnen rheumatischen Erkrankungen »führen« mal die Männer, mal die Frauen. So befällt die Gicht zum Beispiel erheblich mehr Männer, was unschwer aus der

Rheuma kann in jedem Lebensalter auftreten

Lebensweise (Ernährung) zu erklären ist. Andererseits sind zum Beispiel Frauen um die fünfzig in erhöhtem Maße anfällig für die Osteoarthritis, was im Zusammenhang mit der verminderten Hormonproduktion im Klimakterium steht.

Rheuma ist die teuerste Krankheit

Eine kostspielige Erkrankung

Angesichts der Dauer des Leidens, angesichts auch der Tatsache, dass rheumatische Erkrankungen in vielen Fällen nicht heilbar sind, sondern nur durch eine Dauermedikation behandelt werden, nimmt es nicht wunder, dass Rheuma, verglichen mit anderen Krankheiten, die teuerste Krankheit hinsichtlich der Behandlungskosten ist. Das trifft aber auch noch aus einem anderen, volkswirtschaftlichen Grund zu: Rheuma führt nicht nur oft zu vorzeitiger Invalidität und damit zu vorzeitiger Verrentung, sondern es führt auch die Statistik über Arbeitsunfähigkeit mit einer zweistelligen Prozentzahl an. Nahezu 50 Prozent aller Rehabilitationsmaßnahmen überhaupt werden von Rheumapatienten in Anspruch genommen. Mehr als 50 Millionen Arbeitstage fallen aufgrund von rheumatischen Erkrankungen pro Jahr aus.

Unsere Lebensweise begünstigt die Erkrankung

Rheuma ist eine Volkskrankheit

So wird Rheuma denn auch zu Recht als Volkskrankheit bezeichnet. Es stellt sich die Frage, ob man auch von einer Zivilisationskrankheit sprechen kann. Was den stetigen Anstieg der Patientenzahlen betrifft, stimmt das ganz sicher. Man kann durchaus sagen, dass unsere moderne Lebensweise die Entstehung rheumatischer Erkrankungen begünstigt, so wie das auch für verschiedene andere Krankheiten zutrifft. Was unsere immer perfektionistischere Medizin zu therapieren vermag – einer der bedeutendsten Fortschritte unserer Zivilisation –, wird andererseits überhaupt erst durch zivilisatorische »Errungenschaften« herbeigeführt und gefördert. Zwei deutliche Beispiele mögen das belegen.

Selbst beim Essen machen wir vieles falsch

Das eine ist die Ernährung. Wir in unserer westlichen Zivilisation leben gewiss im Überfluss. Aber unsere Ernährungsgewohnheiten sind alles andere als gesundheitsfördernd. Besonders das Übergewicht, das wir uns anessen, erweist sich bei rheumatischen Erkrankungen als zusätzliches Handicap. Mehr als die Hälfte der Bevölkerung ist übergewichtig oder stark übergewichtig (adipös).

Unser Interesse an Lebensmitteln ist vorwiegend an Aussehen und Geschmack orientiert. Leider korrespondieren diese Eigenschaften aber sehr häufig nicht mit dem inneren Gehalt unserer Nahrung. Vor allem muss man einen zu üppigen Konsum von Fett beklagen, besonders in Form von Fleischwaren, die Fettsäuren enthalten, die die Entzündungsaktivität der rheumatischen Erkrankungen fördern. Das dadurch entstehende Defizit an Vitaminen und Mineralien spielt auch bei rheumatischen Erkrankungen eine gewichtige Rolle, worüber Sie dieses Buch ausführlich im Kapitel »Ernährung für Rheumatiker« informiert.

Viele Menschen ernähren sich falsch

Ernährung für Rheumatiker

Wir machen es uns zu bequem

Ein weiteres Beispiel ist der Bewegungsmangel. Es wird uns ja so leicht gemacht, jede »unnötige« Bewegung zu vermeiden. Bequemlichkeit rangiert an vorderster Stelle. Trotz aller Freizeit- und Fitnessaktivitäten kann davon ausgegangen werden, dass sich die Menschen noch nie so wenig bewegen mussten wie heute. Das

Wir bewegen uns zu wenig

gilt natürlich vor allem für Menschen in der zweiten Lebenshälfte. Bewegungsmangel aber hat eine Vielzahl von negativen Folgen, die bei rheumatischen Erkrankungen schwer ins Gewicht fallen. Genannt sei hier nur eine Verkümmerung der Muskulatur. Es sind die Muskeln, die unserem Bewegungsapparat Stütze und Halt geben, Überlastungen verhindern und ihn regelrecht zusammenhalten. Doch auch unser Immunsystem wird durch ein ständiges Bewegungsdefizit geschwächt. Ein unangepasster Mangel an Bewegung, aber auch Extremsport, schwächt das Abwehrsystem.

Die Zahl der Erkrankten steigt

So weit kann man also durchaus von einer Zivilisationskrankheit sprechen: Die Anfälligkeit ist größer geworden, die Patientenzahlen haben sich in den letzten zwei, drei Generationen dramatisch vermehrt. Sicher spielt dabei auch eine Rolle, dass die unterschiedlichen Erscheinungsformen dieser Krankheit besser unterschieden werden können.

Wie Rheuma beginnt

In der Regel sind die Krankheitsauslöser rheumatischer Erkrankungen unbekannt. Sie können plötzlich auftreten, doch meistens entwickeln sie sich schleichend. Die Gicht, die sich plötzlich in extremem Schmerz sowie Schwellung und Überwärmung äußert, hat sich, vornehmlich durch Ernährungsfehler, lange vorbereitet, bis sie »plötzlich« zum ersten Mal da ist. Die ersten Symptome können meist nur ein Hinweis sein, dass es sich um eine entzündlich rheumatische Erkrankung handelt.

Plötzlich ist der Schmerz da

Eine erste Unterscheidung der verschiedenen rheumatischen Erkrankungen kann bereits durch eine genaue

Analyse der allgemeinen Symptome erfolgen. Dabei spielen insbesondere der Schmerz, die Schwellung, die Überwärmung, die Funktionseinschränkung, die Muskelverspannungen, die Nervenreizung, die Formveränderungen der Gelenke und der Wirbelsäule eine Rolle.

Bestimmte Symptome weisen auf Rheuma hin

Schmerzqualitäten

Der Schmerz hat deutlichen Signalcharakter und steht als Symptom bei allen rheumatischen Erkrankungen im Allgemeinen ganz vorne. Seine »Qualität« gibt sehr wichtige Hinweise auf die Art der rheumatischen Erkrankung.

Tritt ein Schmerz auf, der morgens beim Aufwachen am stärksten ist und zum Mittag nachlässt und auch dann noch weiter fortbestehen kann, so liegt oft eine entzündliche rheumatische Erkrankung vor. Diese Art des Schmerzes wird in der Regel von einer erhöhten Steifigkeit, der so genannten Morgensteifigkeit, der betroffenen Gelenke begleitet, die zum Mittag hin abnimmt. Steht der Patient auf, spürt er, dass seine Gelenke richtig steif und gar nicht oder nur unter Schmerzen beweglich sind. Wenn er sich dann beruhigend sagt, »er sei im Laufe der Zeit eingerostet«, wird ein wichtiges Frühwarnzeichen übersehen. Ein Rückenschmerz, wie bei der Bechterew'schen Erkrankung (Spondylitis ankylosans), tritt verstärkt vor allem in der zweiten Nachthälfte auf.

Die Schmerzqualität ist je nach Erkrankung unterschiedlich

Rheumatische Beschwerden können sich unter ungünstigen Witterungsverhältnissen verschlechtern. Rheumatiker sind manchmal wahre Wetterpropheten.

Bei den Abnutzungserkrankungen, insbesondere bei den Knie- und Hüftgelenksarthrosen, zeigt sich ein so

Anlaufschmerz weist auf eine degenerative Gelenkerkrankung hin

genannter Anlaufschmerz, der sich nach entsprechender Bewegung der Gelenke reduziert. Während längerer unangepasster Bewegung nimmt dieser Schmerz dann aber wieder zu und zeigt sich nun als Belastungsschmerz. Dieser tritt umso früher auf, je ausgeprägter die Gelenkveränderungen sind.

Der Nervenkompressionsschmerz, der durch einen Bandscheibenvorfall im Wirbelsäulenbereich oder durch eine Verengung im Handgelenktunnel hervorgerufen wird, kennt dieses Auf und Ab weniger. Patienten oder Betroffene kennen diese Situation beim Ischiasschmerz, wo ein anhaltender Schmerz infolge der Nervenkompression durch den Bandscheibenvorfall zu beobachten ist.

Bei Fibromyalgie »wandert« der Schmerz

Zu nennen ist auch der häufig auftretende witterungsabhängige, fließende Schmerz, bei dem unterschiedliche Muskelgruppen und Sehnenansätze betroffen sind. Er kann sich von einer Körperregion zur anderen ausbreiten und tritt in Verbindung mit Witterungsumschwüngen und/oder emotionalen Einflüssen auf. Ein typisches Beispiel für einen örtlich begrenzten Sehnenansatzschmerz ist der »Tennisellenbogen«. Er entsteht bei Überbeanspruchung durch Drehbewegungen im Unterarm. Vergleichbare, sich allerdings im ganzen Körper ausbreitende Schmerzen treten im Rahmen der so genannten Fibromyalgie (chronische Erkrankung der Muskeln, Sehnen und Sehnenansätze) auf.
Bei der Schmerzbeschreibung ist aber nicht nur auf die Schmerzqualität, sondern auch auf die Schmerzlokalisation, auf schmerzverstärkende Ursachen und natürlich auch auf den Schmerzrhythmus zu achten.

Gelenkschwellungen

Auch die Gelenkschwellung ist ein wichtiges Symptom, zumal sie in der Regel auch für Patienten gut sichtbar ist. Die Gelenkschwellung ist entweder das Ergebnis einer Verdickung der Kapsel, einer Flüssigkeitsanreicherung im Gelenk oder auch einer knöchernen Konturveränderung. Jede entzündliche Kapselschwellung und auch ein Gelenkerguss geht mit einer Überwärmung des Gelenks einher. Durch die Überdehnung der Gelenkkapsel und die Reizung der Gelenkrezeptoren (Nervenenden) ist eine Schwellung der Gelenke sehr schmerzhaft. Neben den Gelenken selbst können auch die Sehnenscheiden, insbesondere bei einer Polyarthritis, verdickt sein. Dies äußert sich in ähnlichen Symptomen wie bei einem entzündeten Gelenk. Jede Gelenkentzündung ist mit einer Überwärmung und Rötung verbunden. Auch Abnutzungserkrankungen wie die Arthrose können im besonders aktiven Stadium zu sekundären Entzündungserscheinungen führen. Alle Erkrankungen der Gelenke können zu Funktionseinschränkungen führen.

Überwärmung und Rötung sind Entzündungszeichen

Weichteilrheumatische Erkrankungen zeigen als dominierendes Symptom den Schmerz. Der Schmerz führt zu einer Schonhaltung mit reversiblen Funktionseinschränkungen. Langfristig treten Muskelabbau und auch entzündliche Reizsyndrome auf.

Die rheumatisch entzündlichen Gelenk- und Wirbelsäulenleiden können schon nach kurzem Verlauf zu bleibenden Funktionseinbußen führen. Hier gilt, dass ein besonders frühes Eingreifen in den Krankheitsablauf schwer wiegende Funktionseinschränkungen verhindern kann. Geschieht dies nicht, so ist bei einer

Schnelles Eingreifen verhindert bleibende Funktionseinbußen

Reihe entzündlicher Gelenkleiden mit einer fortschreitenden Zerstörung des Knorpels, der gelenkbildenden Knochen und/oder auch weichteiliger Strukturen zu rechnen.
Immer wiederkehrende Entzündungsschübe führen dann zu Gelenklockerungen, Gelenkversteifungen und Fehlstellungen.

Gelenkverformungen sind ein deutliches Rheuma-Symptom

Verformte Gelenke
Deutliches Symptom einer rheumatischen Erkrankung sind auch Formveränderungen der Gelenke. Sie sind sowohl bei entzündlichen als auch bei abnutzungsbedingten Gelenkleiden zu beobachten. Sie treten infolge von Knochenanbau, Gelenklockerungen, Einsteifungen sowie Fehlstellungen auf. Kommt es zu einer Schwellung durch einen Gelenkerguss (Flüssigkeitsansammlung unterschiedlicher Herkunft), kann dies zu einer Verdickung der Gelenkkapsel und Veränderung der Gelenkkontur führen.

Verspannte Muskeln können viele Ursachen haben

Muskelverspannungen
Verspannungen der Muskulatur können ebenfalls ein deutliches Zeichen von Erkrankungen im Bereich der Wirbelsäule und der Gelenke sein, sofern sie nicht auf Fehlbelastungen, klimatische und hormonelle Einflüsse oder auch auf psychische Faktoren zurückzuführen sind. Verspannungen findet man im Bereich der Schulter- und Beckengürtelmuskulatur häufig infolge von Überbeanspruchung. Dagegen verspannt sich die lange Rückenstreckermuskulatur vor allem bei Haltungsstörungen und Wirbelsäulenerkrankungen. In vielen Fällen sind dann auch die Sehnenverankerungen im Knochen (Sehnenansätze) mitbetroffen.

Nervenirritationen

Nerveneinengungen müssen sofort behandelt werden

Die Nervenreizung ist im Allgemeinen auf eine Kompression, eine Entzündung oder auch auf Arzneimittelnebenwirkungen zurückzuführen. Die Symptome einer Nervenschädigung sind meist andauernde Missempfindungen an der Hautoberfläche bis zu Störungen der Muskelfunktion oder gar der Lähmung, wie es bei einem Bandscheibenvorfall der Fall sein kann. Jede Einengung eines Nervs in einem Knochenkanal muss unverzüglich behandelt werden.

Unspezifische Symptome

Es gibt auch noch ganz andere unspezifische Symptome, die bei rheumatischen Erkrankungen gehäuft auftreten können, aber auch Anzeichen für eine andere Erkrankung sein können. Die Gefahr besteht, dass sie nicht im Zusammenhang mit den rheumatischen Erkrankungen gesehen werden und damit übersehen oder bagatellisiert werden. Zu diesen Symptomen gehören: Appetitlosigkeit, Gewichtsverlust, scheinbar grundlose Müdigkeit, Schwitzen ohne körperliche Anstrengung und vor allem Nachtschweiß, allgemeines Schwächegefühl.

Auch bei wiederkehrenden unspezifischen Symptomen zum Arzt

Es kann sein, dass solche Symptome auch schnell wieder verschwinden oder eine andere Ursache haben als rheumatische Erkrankungen. Als Faustregel aber sollte man sich zu Eigen machen: Wenn die beschriebenen Symptome regelmäßig und immer wieder auftreten, ist es Zeit, einen Arzt aufzusuchen. Denn auch für rheumatische Erkrankungen gilt: Je früher eine Therapie beginnt, desto leichter ist das Leiden auch zu behandeln.

2 Das Immunsystem und seine Bedeutung für entzündlich rheumatische Erkrankungen

Unsere Gesundheit hängt ganz wesentlich von der richtigen Aktivität unseres Immunsystems und damit von den körpereigenen Abwehrkräften ab. Sie entscheiden, ob der Mensch für Krankheiten anfällig ist oder ob er ihnen zu widerstehen vermag. Wie unser Immunsystem arbeitet und wann es uns nicht mehr wirksam vor Erkrankung schützen kann oder sogar selbst zum Krankheitsauslöser wird, erfahren Sie in diesem Kapitel.

Das Immunsystem

Das Immunsystem arbeitet mit anderen Organsystemen zusammen

Alle Teile des Immunsystems wirken zusammen und stehen in Wechselwirkung mit dem Nervensystem, dem Hormonsystem (Endokrinium), dem Gefäßsystem und der Psyche. Mit diesen Zusammenhängen beschäftigt sich eine noch relativ junge Wissenschaft, die Psycho-Neuro-Endokrino-Immunologie.

Das Immunsystem ist mit seinen immunkompetenten Zellen diffus über den ganzen Körper verteilt. Immunkompetente Organe und Gewebe sind das Knochenmark, der Thymus, die Milz, die Lymphknoten, die Mandeln sowie das lymphatische Gewebe z. B. in Haut und Schleimhaut. Ein besonderes Gewicht hat das Immunsystem des Darmes. Es wird als das Darm-assoziierte Immunsystem bezeichnet.

Das Abwehrsystem ist ständig im Einsatz

»Immun« bedeutet so viel wie »unverletzlich, unempfindlich«. Gegen etwas »immun sein« meint: von etwas nicht berührt werden. Schon daraus ersieht man, was Immunität für die Gesundheit bedeutet und was das Immunsystem dafür zu leisten vermag. Denn von Geburt an geht es darum, dass Krankheitserreger abgewehrt werden, die uns buchstäblich ständig bedrohen. In der Evolution haben sich schon beim Einzeller die verschiedensten Abwehrmechanismen gebildet, bis schließlich der Mensch das raffinierteste aller Abwehrsysteme entwickelt hat.

Unser Immunsystem: ein schlagkräftiges, immer einsatzbereites Heer mit einem vielfältigen Waffenarsenal

In seiner Gesamtheit agiert das Immunsystem wie ein Heer, das aus unterschiedlichen, zum Teil sehr mobilen und rasch einsatzfähigen Einheiten besteht. Es weist eine Fülle von Empfangs- und Sendeeinrichtungen auf und verfügt über eine gut funktionierende Kommunikation zwischen seinen Einheiten und dem Rest des Körpers: Selbst das Gehirn hört mit und antwortet regulierend über Botenstoffe wie z. B. die Neuropeptide. Außerdem verfügt das Immunsystem über ein großes Potenzial an ganz unterschiedlichen »Waffen«. Die Abwehr vollzieht sich nach weitgehend unverrückbaren egozentrischen Grundprinzipien. Dabei gilt: Selbstbehauptung um jeden Preis. Darüber hinaus ist es in der Lage, auch für Ordnung im Gesamtorganismus und besonders in den eigenen Reihen zu sorgen.

Unsere Gesundheit steht und fällt mit der Aktivität des Immunsystems

Unsere Gesundheit hängt ganz wesentlich von der richtigen Aktivität unseres Immunsystems und damit von den körpereigenen Abwehrkräften ab. Sie entscheiden, ob der Mensch für Krankheiten anfällig ist oder ob er ihnen zu widerstehen vermag. Eine optimale Versorgung mit Mikronährstoffen, besonders mit Zink, Eisen, Kupfer, Selen, den Vitaminen A, C, B_6, E und D ist für eine bestmögliche Funktion des Immunsystems unabdingbar. Das spielt vornehmlich bei entzündlich rheumatischen Erkrankungen eine entscheidende Rolle. Sowohl eine zu geringe Aktivität mit Infektanfälligkeit und Krebserkrankungen als auch eine überschießende Aktivität des Immunsystems mit falscher zerstörerischer Immunantwort gegen körpereigene Strukturen, wie bei den Autoimmunerkrankungen, oder wilder Abwehr gegen harmlose Substanzen, wie bei Allergien, ist gefährlich.

Die zelluläre Immunabwehr

Leukozyten

Leukozyten haben ganz unterschiedliche Aufgaben

Die zelluläre Immunabwehr ist, wie schon der Name sagt, an die Zellen gebunden. Dies sind die Leukozyten (weiße Blutkörperchen). Die zweite wichtige zugehörige Zellart bilden die verschiedenen Lymphozyten, die in B- und T-Lymphozyten unterteilt werden. Sie reagieren ebenfalls auf Antigene.

Die roten (Erythrozyten) und die weißen Blutkörperchen entstehen als Vorläuferzellen im Knochenmark. Die roten Blutkörperchen werden, nachdem sie herangereift sind, ins Blut abgegeben. Sie versorgen den Körper mit Sauerstoff und entsorgen das Kohlendioxid. Die weißen Blutkörperchen, die ebenfalls im Knochenmark als Vorläuferzellen heranwachsen, lassen sich herangereift in Lymphozyten, Monozyten und Granulozyten unterteilen. Die Granulozyten werden je nach Anfärbbarkeit in basophile, eosinophile und neutrophile Granulozyten unterteilt. Alle Untergruppen der Leukozyten haben unterschiedliche Aufgaben. Die Monozyten können – wie auch die neutrophilen Granulozyten – als Makrophagen die Gefäße verlassen, ins Gewebe auswandern und dort als Phagozyten (Fresszellen) für Ordnung sorgen. Eiter besteht vorwiegend aus neutrophilen Granulozyten.

Lymphozyten

Die Lymphozyten üben ganz wichtige und vielfältige Funktionen im Immunsystem aus. Nur sie sind in der Lage, Antigene zu erkennen und spezifisch darauf zu reagieren. Jeder Lymphozyt trägt auf seiner Oberfläche Erkennungsstrukturen (Rezeptoren) für ein einziges Antigen. Dies wird bei der Teilung an Tochterzellen weitergegeben. Alle Lymphozyten zusammen können mehr als 100 Millionen Antigene unterscheiden und uns damit umfassend schützen.

Lymphozyten erkennen Fremdeiweiße

B-Lymphozyten

Die B-Lymphozyten werden ins Blut abgegeben. Kommen sie in Kontakt mit einem Antigen, vermehren sie sich millionenfach. Dann wandeln sie sich in Plasmazellen um und beginnen mit der Produktion von Antikörpern (lösliche Abwehrstoffe) und damit mit der Abwehr. Die löslichen Antikörper kann man mit schwimmenden Bojen vergleichen, die sich an eine Zielstruktur spezifisch binden. Nach ihrer Bindung »leuchten« sie kräftig. So können körpereigene Fresszellen sie erkennen, sich anlagern und Fremdsubstanzen über gebundene Antikörper aufnehmen. Auch andere Ei-

B-Lymphozyten bilden Abwehrstoffe

weißkörper (Komplementsystem) können andocken. Die markierten Fremdsubstanzen werden vernichtet.

T-Lymphozyten

T-Lymphozyten werden im Thymus geschult

Die im Knochenmark gebildeten Vorläuferzellen der T-Lymphozyten wandern in den Thymus ein, daher heißen sie T-Lymphozyten. Der größte Teil (etwa 95 Prozent) von ihnen wird als nicht funktionstüchtig entsorgt, zum Beispiel bei überschießender unkontrollierter Abwehr mit Zerstörung körpereigener Zellen. Nur etwa fünf Prozent der ursprünglichen Vorläuferzellen der Lymphozyten reifen im Thymus heran und werden entsprechend den notwendigen Erfordernissen für spezielle Aufgaben geschult. Sie produzieren regulierende Botenstoffe, so genannte Lymphokine, die die Abwehrleistung weiterer unspezifischer Abwehrzellen, d. h. der Monozyten/Makrophagen und Granulozyten steigern.

Verschiedene T-Lymphozyten haben unterschiedliche Aufgaben

Die verschiedenen T-Lymphozyten wandern über die Blutgefäße und das Lymphsystem ordnend durch den Körper. Sie werden in zwei Untergruppen (Subpopulationen) eingeteilt. T-Helfer-Lymphozyten fördern und kontrollieren die Antikörperproduktion der B-Lymphozyten und überwachen das Entzündungsgeschehen. Zytotoxische T-Lymphozyten, auch Killerzellen genannt, erkennen Antigene, nehmen über Lymphokine Kontakt mit anderen Zellen auf und zerstören bedarfsgerecht Zellen. Sowohl die B-Lymphozyten als auch die T-Lymphozyten erhöhen nach Kontakt mit ihrem Antigen ihre Reaktionsbereitschaft. Es bilden sich Gedächtniszellen aus, die bei erneutem Antigenkontakt eine schnellere und stärkere Immunreaktion auslösen.

Zytokine

Das Wort Zytokin leitet sich von den griechischen Worten für Zelle und bewegen ab und bedeutet »Stoffe, die Zellen in Bewegung bringen«. Zytokine sind von Zellen gebildete, lösliche Eiweißstoffe (Proteine) die die Kommunikation zwischen Zellen steuern. Die Zytokin-Produktion und -Ausschüttung ist immer die Antwort der Zelle auf einen Reiz. Zytokine beeinflussen Reifung und Aktivierung von Zellen sowie deren Vermehrung und Tod. Entzündungsfördernde Zytokine sind Interleukine (IL), sie werden als IL-1, IL-2 und IFN-γ (Interferon-γ) bezeichnet. Diese lösen entzündliche Reaktionen aus, indem sie den Austritt von Blutplasmakomponenten und Entzündungszellen verursachen, die im Gewebe zu Schwellung, Erwärmung, Rötung und Freisetzung von Schmerzauslösern mit nachfolgendem Funktionsverlust führen. Die Zytokine, von denen mittlerweile mehrere Dutzend bekannt sind, können – je nach Art – unterschiedliche Zellen aktivieren, z. B. die Interleukine IL-4, IL-5 und IL-6 die B-Lymphozyten. Sie können aber auch andere Zellen anlocken wie etwa die Fresszellen.

Zytokine sind die Botenstoffe des Immunsystems

Aber nicht nur am Ort ihrer Entstehung sind Zytokine aktiv, sondern sie wirken auch aus der Ferne. Sie lösen im Rahmen von Infektionen Fieberreaktion aus. Bestimmte Zytokine werden daher auch als Pyrogene (Fieberauslöser) bezeichnet. Auch die große Müdigkeit und Abgeschlagenheit im Zuge von Infekten/Entzündungen werden von Zytokinen ausgelöst. Auf diese Weise wird der Organismus ruhig gestellt und kann sich ganz auf die Abwehr ausrichten. Jeder überstandene Infekt ist als ein Immuntraining anzusehen. Nicht umsonst heißt es im Volksmund »Fieber stärkt die Abwehrkräfte«.

Fieber ist eine sinnvolle Maßnahme der körpereigenen Abwehr

Der Tumornekrosefaktor (TNF), ebenfalls ein Zytokin, wird vorwiegend von den großen Fresszellen (Makrophagen) freigesetzt und ist verantwortlich für Reaktionen wie Fieber, Schock, Aktivierung bestimmter weißer Blutkörperchen (Granulozyten), aber auch für eine erhöhte Freisetzung von IL-1. Während ein Krebsgeschehen häufig mit einem Mangel an TNF verbunden ist, findet sich bei rheumatischen Erkrankungen eher ein Überschuss dieses Zytokins.

Rheuma-Kranke haben häufig zu viel TNF im Blut

Zytokine bedingen schließlich auch jene Vorgänge, die zur Entstehung der entzündlichen Eiweißprodukte führen, die eine Erhöhung der bekannten »Blutsenkungsgeschwindigkeit« bewirken.

Doch Zytokine können auch auf Nervenbahnen oder Hormondrüsen einwirken – wieder ein Beweis, dass Abwehr-, Hormon- und Nervensystem miteinander verbunden sind und sich gegenseitig beeinflussen. Thymuspeptide (Thymosine) greifen ebenfalls in dieses Geschehen ein.

Die enorme Bedeutung des Thymus

Der Thymus ist das »Zentralorgan der Immunabwehr«. Er liegt beim Menschen direkt hinter dem Brustbein und vor den großen Blutgefäßen oberhalb des Herzens. Er besteht aus zwei Lappen, die wiederum aus kleineren Läppchen (Lobuli) zusammengesetzt sind. Ihr Gewebe ist in eine äußere Rindenzone und in eine zentrale Markzone unterteilt.

Der Thymus wurde lange als unwichtiges Organ angesehen – zu Unrecht

Die Thymusdrüse wurde lange Zeit als ein geradezu »unwichtiges« Organ, sogar als ein Relikt der Evolution angesehen, auf das man ebenso verzichten könne wie etwa auf den Wurmfortsatz des Blinddarms oder die Mandeln. Erst durch die Fortschritte der Immunologie wurde ihre wahre Bedeutung erkannt. Die Drüse ist in der Kindheit groß, prall und voll funktionsfähig. Im Erwachsenenalter wird nach und nach immer mehr aktives Thymusgewebe durch Fettzellen ersetzt. Schon ab dem 40. Lebensjahr wird von der Thymopause gesprochen. Zwar hat auch der Erwachsene noch eine funktionsfähige Thymusdrüse, doch im Laufe des Lebens werden ihre Fähigkeiten immer geringer. Und je mehr die Drüse durch Krankheiten gefordert und überfordert wird, desto rascher und desto mehr verkümmert sie, besonders bei Zinkmangel, der zu einer Schrumpfung des Thymus führt. Es ist das Verdienst einer naturheilkundlich orientierten Medizin, dass sie diese Zusammenhänge nicht nur erkannt, sondern dass sie daraus auch die Konsequenz gezogen und eine eigene Therapie mit Thymosand®-Peptiden entwickelt hat, mit der man der Erschöpfung des Immunsystems wirksam begegnen kann.

Zinkmangel lässt den Thymus schrumpfen

Der Thymus ist die Schule, in der Vorläuferzellen aus dem Knochenmark zu funktionsfähigen, immunkompetenten T-Lymphozyten erzogen werden. In dieser Schule sind die Zellen des Thymus die Lehrer, und die Thymuspeptide beeinflussen den Ablauf maßgeblich. Die Schule ist gnadenlos streng. Täglich werden Milliarden Zellen ausgebildet, aber nur wenige Millionen werden als funktionstüchtig entlassen. Etwa 95 Prozent bestehen die Prüfung nicht und werden deshalb vernichtet, damit sie im Organismus keinen Schaden anrichten können.

Der Thymus entscheidet, welche T-Lymphozyten immunkompetent sind

Fremdes wird erkannt und unschädlich gemacht

Warum wird der eine Mensch krank, der andere nicht? Die Entscheidung darüber hängt ganz wesentlich von der individuellen Fähigkeit ab, Krankheiten abzuwehren, Ordnung im eigenen Körper zu halten und sicher zwischen fremdem Schädlichem und körpereigenem Schützenswertem zu unterscheiden. All diese Funktionen einer korrekten Abwehr, der Schonung des Nützlichen und der Stützung unserer körpereigenen Ordnungskräfte gewährleistet unser Immunsystem. Um diese vielfältigen Zusammenhänge zu verstehen, soll zuerst erläutert werden, was das Immunsystem im Einzelnen ausmacht und wie es funktioniert.

Auch Körpereigenes kann als »fremd« erkannt werden

Unterscheidung zwischen »eigen« und »fremd«
»Eindringlinge« können alles Mögliche sein, in erster Linie natürlich Viren, Bakterien, Pilze, Eiweißkörper – ebenso wie schädliche Fremdsubstanzen. Schaden anrichten können aber auch körpereigene Substanzen, die aus dem natürlichen Verbund gerissen sind wie z. B. der Knorpelabrieb in den Gelenken, Blutergüsse oder überalterte oder geschädigte Körperzellen. Sie werden vom Immunsystem als »fremd, nicht mehr nützlich« erkannt und eliminiert.

Die Eigenblutbehandlung – Training für das Abwehrsystem

Ein ganz einfaches therapeutisches naturheilkundliches Beispiel macht diesen Vorgang verständlich. Bei einer Eigenblutbehandlung wird etwas Venenblut entnommen und in die Muskulatur injiziert. Sofort wird das injizierte, frei im Muskel befindliche Blut vom Immunsystem als »verfremdet« erkannt. Aufräumarbeiten beginnen, um das Blut, das hier in der Muskulatur fehl am Platz ist, zu entfernen. Eine kleine Übung mit einem positiven Trainingseffekt für das gesamte Immunsystem. Der Engländer würde sagen »learning by doing«.

Die Fähigkeit zur Abwehr und Toleranz erwirbt der Mensch nicht erst nach der Geburt, sondern bereits in der vorgeburtlichen Phase. Dort wurde er im Mutterleib mit schützenden Antikörpern (Immunglobulinen) ausgestattet, die ihn besonders in den ersten Lebensmonaten schützen, bis er im Kontakt mit der Umwelt seine eigene Immunkompetenz entwickelt hat. Antikörper können Fremdes unschädlich machen. Sie besitzen die Fähigkeit, zwischen körperfremden, schädlichen, und körpereigenen, nützlichen, Substanzen zu unterscheiden.

Wir werden schon im Mutterleib mit Antikörpern ausgestattet

Die Abwehr entwickelt ein Immungedächtnis

Immer dann, wenn wieder ein Kontakt mit »Fremdem« stattfindet, werden neue Antikörper gebildet. Masern sind ein bekanntes Beispiel dafür. Masern werden durch Viren hervorgerufen. Tritt die Krankheit erstmals auf, bilden sich dagegen Antikörper, die das Virus bekämpfen. Einige bleiben über die Erkrankung hinaus im Körper erhalten (Gedächtniszellen). Wird der Mensch nun später erneut von Masern-Viren attackiert, kann die Krankheit erst gar nicht zum Ausbruch kommen, weil die speziellen Antikörper ohne Zeitverlust sogleich dagegen vorgehen und die Abwehr aktivieren. Das ist der Grund, warum man nur in seltenen Fällen die Masern zweimal bekommen kann.

Das Immunsystem vergisst nichts

Der Körper oder, genauer gesagt, das Immunsystem und hier die B- und T-Lymphozyten haben ein »Immungedächtnis« entwickelt. Immunglobuline »erinnern« sich und können Erreger nun gleich wirksam bekämpfen. So jedenfalls läuft es ab, wenn das Immunsystem intakt ist, wenn es ausreichend »trainiert« ist.

Diese Tatsache nutzt die Medizin seit langem bei verschiedenen Krankheiten in Form von Impfungen. So haben die weltweiten regelmäßigen Impfungen gegen Pocken die Menschheit gegen diese Erkrankung so wenig anfällig gemacht, dass der Pockenerreger ausgestorben ist.

Das Immungedächtnis funktioniert allerdings nicht bei allen Erregern ein Leben lang. Das liegt zum Teil auch daran, dass sich die Krankheitserreger verändern. Gegen die Virus-Grippe muss deswegen jährlich neu geimpft werden.

Unspezifische und spezifische Abwehr

Wir verfügen über eine angeborene und über eine erworbene Immunabwehr

Man unterscheidet zwischen einem unspezifischen und einem spezifischen Immunsystem. Unspezifisch bedeutet allgemeine Abwehrmaßnahmen im Rahmen der angeborenen Immunität. Dazu gehören die Barrieren der Haut und Schleimhäute, die unspezifischen Entzündungsreaktionen und die Phagozytose durch die »Abräumzellen«, des Weiteren das so genannte Komplementsystem (eine Gruppe von Eiweißen im Blutplasma, die ebenfalls körperfremde Substanzen zu zerstören vermögen) und zytotoxische (zelltötende) weiße Blutkörperchen.

Barrieren der Abwehr

Die Haut ist unsere erste Barriere gegen krank machende Erreger

Besonders dort, wo im direkten Kontakt mit der Umwelt Gefahr droht, bieten die körpereigenen Barrieren Haut und Schleimhaut einen Schutzschild gegen die Außenwelt. Nur eine intakte Haut mit ausreichenden Abwehrzellen wie den Langerhanszellen, Abwehrstoffen wie dem Lysozym und intaktem Säureschutzmantel schützen vor Eindringlingen jeder Art. Schwachpunkte der Haut sind Talg- und Schweißdrüsen sowie die Haarfollikel als Eintrittspforten. Die Schleimhaut darf nicht trocken sein, um eine ausreichende antimikrobielle Wirkung zu gewährleisten. Für die Bronchien ist ein intaktes Flimmerepithel wichtig, um mithilfe des Schleims für den Abtransport der »erschlagenen Feinde« zu sorgen. Im Bereich des Darms schützen uns zusätzlich besondere, mit uns in guter Gemeinschaft lebende Bakterien (Darmflora), die die Ausbreitung krank machender Bakterien verhindern und im Kontakt mit der Darmwand unser Immunsystem trainieren. Sind diese Grundvoraussetzungen nicht gegeben, wird die Barriere immer wieder durchbrochen. Geschieht das, so entwickelt sich rasch eine zweite Barriere, ein Schutzmechanismus, den wir gemeinhin als Entzündung kennen. Er stellt eine weitere Möglichkeit der Abwehr dar. Die zuerst lokale Entzündung ist sozusagen die allgemeine »Immunantwort« des Körpers. Ihre fünf jedermann bekannten Erscheinungen, die wir gemeinhin schon als »Krankheitssymptome« registrieren, sind: lokale Rötung, Überwärmung, Schwellung, Schmerz und eine meist gestörte Funktion .

Die Entzündung – ein Schutzmechanismus des Körpers

Eine ausreichende Mikronährstoffversorgung für den optimalen Aufbau und die Funktion von Haut und Schleimhaut ist unabdingbar. Dazu werden besonders Kupfer, Eisen, Zink, die Vitamine A, B_1, B_2, B_3, B_5, B_6, B_{12}, C, D, E, Folsäure, Biotin sowie Carotinoide (bestimmte sekundäre farbige Schutzstoffe, die in Pflanzen enthalten sind) benötigt und in der Therapie eingesetzt.

Die Entzündungsreaktion

Das unspezifische Immunsystem löst eine Entzündungsreaktion aus

Die Entzündung ist eine unspezifische Abwehrreaktion. Irritationen, seien es Infektionen oder mechanische Überreizung, werden mit einer vorerst meist lokalen, im Allgemeinen nicht auf die genaue Ursache ausgerichteten und damit unspezifischen Entzündungsreaktion beantwortet. Es erfolgt eine vermehrte Durchblutung mit Gefäßerweiterung, und damit Rötung, und

Überwärmung in der betroffenen Region. Die Gefäße und Gewebe im umgebenden Gewebe werden durchlässiger, auch für die Abwehrzellen, und es kommt zu Schwellungen mit Wassereinlagerungen (Ödemen). Diese Mechanismen werden zusätzlich über die unspezifischen, humoralen Faktoren wie den Botenstoff Interferon, Enzyme wie das Lysozym, Kinine wie Histamin, Bradikinin und Kallikrein, das Gerinnungssystem und das Komplementsystem gesteuert.

Erst das Zusammenwirken von spezifischen und unspezifischen Abwehrreaktionen führt zur Gesundung

Sehr schnell beginnt auch die unspezifische zelluläre Abwehr ihre Arbeit mithilfe der Phagozyten, der Killerzellen und der Thrombozyten. Die Phagozyten (Fresszellen) »fressen förmlich alles nieder«, was als fremd und schädlich erkannt ist, und entsorgen es. Sie sind die entwicklungsgeschichtlich ältesten Zellen des Immunsystems. Enzyme wie das Lysozym unterstützen Abräumen und Gesundung. All das allein würde allerdings nicht genügen, um einen wirksamen Immunschutz zu gewährleisten. Darüber hinaus erfolgen auch übergreifende Reaktionen, indem Botenstoffe wie Interferon freigesetzt werden, die der angepassten Abwehrreaktion dienen. Eine optimale Phagozytose und Abwehrleistung gelingt nur, wenn besonders die sichergestellt ist.

Das spezifische Immunsystem wird im Laufe des Lebens erworben

Das spezifische Immunsystem

Das spezifische Immunsystem wird auch als erworbenes Immunsystem bezeichnet, im Gegensatz zum unspezifischen, angeborenen Immunsystem. Die beiden Systeme arbeiten Hand in Hand.

Das spezifische zelluläre Immunsystem

Von allen Zellen des Immunsystems sind nur die Lymphozyten in der Lage, Antigene zu erkennen und spezifisch darauf zu reagieren. Das spezifische zelluläre Immunsystem besteht aus den unterschiedlichen T-Lymphozyten und den B-Lymphozyten. Die angepasste Abwehr reagiert speziell auf den Auslöser der Irritation, z. B. den Eindringling, das Antigen. Mit dem Blut erreichen dann vermehrt diese spezifischen Zellen des Immunsystems die Region der Irritation und nehmen dort ihre Arbeit auf, indem sie sich gezielt den vielen und unterschiedlichen Eindringlingen entgegenstellen, aber auch für das Abräumen der körpereigenen überalterten und entarteten Zellen sorgen.

T- und B-Lymphozyten spüren Antigene auf und bekämpfen sie

Die humorale spezifische Immunabwehr

Humoral bedeutet: in Körperflüssigkeit gelöst. Es handelt sich dabei um wasserlösliche Eiweißstoffe – die Antikörper –, die von aktivierten B-Lymphozyten, den so genannten Plasmazellen bei Antigenkontakt gebildet werden. Die B-Lymphozyten werden dem spezifischen zellulären Immunsystem zugeordnet. Die humorale spezifische Abwehr erfolgt über die spezifischen Immunglobuline wie IgE, IgG, IgM, IgD etc. Antigene, die eine derartige Immunantwort auslösen, sind zum Beispiel Mikroorganismen und Toxine (giftige Substanzen), es können aber auch harmlose Stoffe sein, die gleichsam irrtümlich als gefährlich erkannt werden. Ein bekanntes Beispiel für Letzteres sind die Pollen, die ja eigentlich völlig unschädlich sind, von einem gestörten Immunsystem aber fälschlich als bedrohlich eingestuft und damit bekämpft werden, mit der Folge einer Pollenallergie. Die harmlosen Eindringlinge werden also als gefährliche körperfremde Antigene verkannt und die Antikörperproduktion beginnt. Diese Antikörper sind so beschaffen, dass sie gleichzeitig an der Oberfläche eines Antigens und an Phagozyten haften kön-

Antikörper stellen die Antwort von B-Lymphozyten auf Antigene dar

nen. Durch diese Bindung wird auch das Komplementsystem aktiviert, um die Phagozyten bei der Zerstörung der Eindringlinge zu unterstützen.

Immunkomplexe müssen beseitigt werden

Ein Immunkomplex entsteht, wenn sich ein Antikörper an ein Antigen koppelt. Das Antigen ist dann zwar kein Krankheitserreger mehr, er kann sich auch nicht mehr vervielfältigen. Aber der Immunkomplex ist weiterhin vorhanden und zirkuliert im Blutkreislauf oder wird im Gewebe abgelagert. Immunkomplexe leiten die humorale Immunabwehr gegen das Antigen ein. Werden Immunkomplexe verstärkt gebildet und/oder nicht richtig ausgeschieden, werden sie in Geweben und Gefäßen abgelagert. Dadurch kann es zu so genannten Immunkomplex-Krankheiten kommen.

Immunkomplexe können selbst zu Krankheitsauslösern werden

Es kann geschehen, dass das Immunsystem zwar die Krankheitserreger abwehrt, aber nicht mehr die Kraft hat, diese Immunkomplexe abzubauen. Oder es werden in einer Art Überreaktion mehr Antikörper als nötig produziert, die sich dann mit den Antigenen zu Riesenmolekülen verkoppeln, die frei im Blut zirkulieren und sich vornehmlich da absetzen, wo der Blutfluss ohnehin nicht so gut ist, und das heißt auch an den Zellwänden in ungenügend bewegten Gelenken und in verspannten Muskeln. Dort können sie dann Immunprozesse auslösen, die letzten Endes zu Autoaggressionen führen. So kann zum Beispiel eine chronische Polyarthritis zerstörerischer verlaufen und die Entzündungsreaktion verstärkt werden. Die Immunkomplexe müssen also beseitigt werden. In einem gut funktionierenden Immunsystem ist das kein Problem. In schweren Fällen ist eine Plasmapherese (ähnlich der Dialyse bei Nierenversagen) nötig, um die Immunkomplexe zu entfernen. Auch eine gute Enzymversorgung hilft Autoimmunkomplexe abbauen.

Das Lymphsystem

Lymphe und Lymphknoten

Ein Wort noch zum Lymphsystem und speziell zu den Lymphknoten als Teil des Immunsystems. Wann immer der Körper von einer Infektion attackiert wird, machen sich diese Knoten bemerkbar: Sie schwellen an und können dabei auch schmerzen. Die Lymphknoten sind eine ganz wichtige Abwehrbarriere. Schon im Normalfall, also solange wir gesund sind, befinden sich die Lymphozyten vorwiegend im Lymphsystem einschließlich der Lymphknoten. Im Bedarfsfall sammeln sie sich dann in erhöhter Anzahl besonders in den Lymphknoten. Die Lymphknoten sind wichtig für die Bildung der Lymphozyten selbst, aber auch für ihre Differenzierung und die Produktion von Antikörpern. Kein Eindringling kommt an ihnen so leicht vorbei. Die Lymphknoten sind Filter- und Entgiftungsstationen für die Lymphe. Sie entsorgen Abfallstoffe, geschädigte und abgestorbene Blutzellen und Mikroorganismen. Sie sind auch zur Phagozytose (Fresszellaktivität) fähig. Sie sind netzartig über den Körper verteilt und miteinander durch die Lymphgefäße verbunden. Die Lymphe ist eine Gewebeflüssigkeit, die Proteine und Fette enthält sowie Lymphozyten und Makrophagen. Nach einer fettreichen Mahlzeit ist die Darmlymphe trüb weißlich, während die Lymphe sonst klar farblos bis gelblich ist. Sie befindet sich außerhalb der Blutbahnen in eigenen Lymphgefäßen und umspült Zellen und Gewebe. Zugleich enthält die Lymphe auch Abbauprodukte der Zellen. Über die Venen gelangt die Lymphe immer wieder auch ins Blut zurück.

Die Lymphknoten sind eine wichtige Abwehrbarriere

Die Lymphe transportiert Schlackenstoffe ab

Sie entspricht dem Plasma des Blutes (das ist sein flüssiger Anteil ohne die Blutkörperchen), das dem Blutstrom entnommen und immer wieder zugeführt wird. Besonders stark ausgebildet und konzentriert sind die Lymphknoten an strategisch wichtigen Punkten des Körpers. Hier sind als wichtiges Beispiel die Gaumen- und Rachenmandeln zu nennen. Sie sind ein Sperrriegel für alle Erreger, die mit der Atemluft, zum Teil auch mit der Nahrung aufgenommen werden. Das ist im Übrigen auch der Grund, warum man die Mandeln nur aus wirklich zwingenden Gründen herausnehmen lassen sollte. Zum Glück hat sich diese Erkenntnis in der letzten Zeit auch bei Patienten weiter verbreitet, besonders wenn es darum geht, dass Kindern die Mandeln – früher beinahe routinemäßig – entfernt werden. Weitere strategisch wichtige Punkte sind die Achselhöhlen und die Leisten, wo die Lymphknoten verhindern sollen, dass Erreger in den Körper eindringen.

Lymphknoten sitzen an strategisch wichtigen Stellen des Körpers

Eine sehr dichte Ansammlung von Lymphknoten findet sich ferner rings um die Verdauungsorgane. Hier ist es ihre Aufgabe, zu verhindern, dass Erreger und Gifte aus der Nahrung und in der Folge aus dem Verdauungsbrei zu den inneren Organen gelangen können. Auch die Milz gehört zum lymphatischen System und ist ein wichtiges Immunorgan. Eine Milzschwellung, die bei verschiedenen Erkrankungen auftritt, ist immer, oft sogar ein erster Hinweis darauf, dass sich im Organismus ein Krankheitsprozess vollzieht. Und auch der Blinddarm, genauer gesagt: der Wurmfortsatz des Blinddarms, enthält eine größere Menge Lymphgewebe.

Ein wichtiges Organ der körperlichen Abwehr: die Milz

Der Lymphfluss darf nicht ins Stocken geraten

Anzumerken wäre noch, dass der Lymphkreislauf nicht wie der Blutkreislauf von einer Pumpe (dem Herzen) in

Fluss gehalten wird. Er wird einzig und allein durch Bewegung zum Fließen veranlasst, wozu aber auch schon das Heben und Senken des Brustkorbs genügt. Gerät der Fluss ins Stocken, kommt es zu einem »Lymphstau«, können sich Krankheitserreger viel ungehinderter entfalten, während die Abwehrzellen große Probleme haben, an sie heranzukommen. Wer sein Immunsystem funktionsfähig erhalten will, muss also auch immer dafür sorgen, dass der Lymphfluss unbehindert bleibt – durch Bewegung.

Bewegung regt den Lymphfluss an – und damit die Entgiftung

Das Immunsystem kann auch versagen

Warum wird der eine Mensch krank, der andere nicht? Das hängt im Wesentlichen vom Immunsystem ab, wie aus der Darlegung unschwer zu erkennen ist. Solange es perfekt funktioniert, kann der Mensch nicht krank werden. Doch leider ist das kein immer währender Zustand. Bei manchen Menschen ist das Immunsystem ohnehin nicht stabil genug, um alle Krankheiten abzuwehren, nicht selten kann das auch schon bei ganz jungen Menschen so sein. Dann wird die Anfälligkeit gegenüber Krankheiten entsprechend höher sein. Zum einen kann dies Veranlagung sein, zum anderen hängt die Funktionsfähigkeit weitgehend von der Lebensweise ab und auch von der Pflege und Beachtung, die wir unserem Immunsystem zuteil werden lassen.

Veranlagung und Lebensweise beeinflussen das Abwehrsystem

Die Abwehr will »trainiert« werden

Es sind nämlich auch die vielen kleineren und größeren Maßnahmen und die Verhaltensweisen, die wir gemeinhin als »gesund« bezeichnen, von denen die Qualität unseres Immunsystems mitbestimmt wird. Also von der Ernährung und der Bewegung, vom Stress

Die körpereigenen Abwehrkräfte kann man trainieren

und seiner Bewältigung, vom Schlaf, vom Grad der seelischen Ausgeglichenheit und von vielen weiteren Faktoren des täglichen Lebens, nicht zuletzt aber auch von den Möglichkeiten einer therapeutischen Verbesserung des Immunsystems, über die noch zu reden sein wird. Und überdies kann man seine körpereigenen Abwehrkräfte auch trainieren. Dr. Hermann Geesing, der vormalige Chefarzt am Schwarzwald Sanatorium Obertal, hat darüber zwei Bücher geschrieben (*Immun-Training* und *Immuntrainings-Diät*, beide in der Reihe Herbig-Gesundheitsratgeber erschienen), die ich den Lesern dieses Buches empfehlen möchte.

Ein weiterer Grund für die Anfälligkeit gegenüber Krankheiten resultiert aus der Tatsache, dass der Mensch im Laufe seines Lebens sein Immungedächtnis – also die Fähigkeit der einzelnen Elemente des Immunsystems, Erreger zu erkennen – verlieren kann. Dann bedarf das System umso mehr der Auffrischung.

Das Immunsystem funktioniert bei jedem anders

Unser Immunsystem vermag also in verschiedenen Situationen unterschiedlich zu reagieren. Es setzt aber fast immer mehrere seiner Möglichkeiten ein, um einen Eindringling sicher zu bekämpfen. Zugleich signalisieren die offensichtlichen Entzündungsmechanismen dem Organismus den Ablauf der Ereignisse und die Bedrohung, der er ausgesetzt ist. Natürlich ist das Immunsystem komplexer aufgebaut, als wir es hier darstellen können. Doch die körpereigenen Abwehrkräfte funktionieren bei jedem Menschen anders. Manche bekommen »Rheuma«, Allergien – andere Grippe, Magenschmerzen oder sogar Krebs. Unbestritten ist allerdings, dass der Körper nur durch ein stabiles Immunsystem gesund bleiben kann.

Autoimmunkrankheiten: Das System selbst macht krank

Das Immunsystem selbst, das Gesundheit gewährleisten soll, »spielt verrückt«. Autoimmun bedeutet: vom eigenen Immunsystem selbst fälschlich ausgelöst. Normalerweise unterscheidet das Immunsystem zwischen »eigen« und »fremd«. Aus unbekannten Gründen kann es aber gelegentlich zu Autoaggressionen kommen. Das bedeutet: es entstehen Abwehrreaktionen gegen körpereigene Zellen, Zellbestandteile oder lösliche Eiweißkörper, so genannte Autoantikörper. Hierbei richtet sich das Immunsystem, dieses eigentlich so perfekte Wunderwerk, das uns am Leben erhält, nicht mehr nur gegen Fremdstoffe, sondern gegen das eigene Selbst. Es identifiziert, körpereigene Zellen und Gewebe, z. B. die Gelenkinnenhaut, als »fremd« und beginnt nun prompt seinen Abwehrkampf: die Arthritis wird gestartet. Das Immunsystem bildet Antikörper gegen die scheinbar »fremden Eindringlinge« und versucht so, körpereigenes Material zu vernichten. Führt eine solche Fehlleistung des Immunsystems zu einer Krankheit, spricht man von einer Autoimmunerkrankung.

Autoimmunerkrankungen: Das System schädigt sich selbst

Antikörper gegen das eigene Selbst (Autoantikörper)

Zu den Autoimmunerkrankungen zählen viele rheumatische Erkrankungen, wie die chronische Polyarthritis, der systemische Lupus erythematodes oder die Sklerodermie.

Die rheumatischen Autoimmunerkrankungen sind durch das Auftreten von charakteristischen Autoantikörpern gekennzeichnet, also Antikörpern, die gegen körpereigene Strukturen gerichtet sind. Meist handelt

Körpereigene Strukturen werden als fremd angesehen und bekämpft

es sich bei solchen Strukturen um körpereigene Eiweißkörper. Ein solcher Autoantikörper ist z. B. der Rheumafaktor, der vor allem bei der chronischen Polyarthritis im Blut nachweisbar ist. Viele Menschen tragen ihn mit sich, ohne rheumatisch zu erkranken. Umgekehrt kommt es auch zu rheumatischen Erkrankungen, ohne dass der Rheumafaktor nachweisbar wäre. Bei rheumatischen Bindegewebskrankheiten sind ebenfalls in unterschiedlicher Häufigkeit spezifische Autoantikörper nachweisbar, die dann für die Diagnose hilfreich sein können.

Autoantikörper wie der Rheumafaktor können, müssen aber nicht krank machen

Autoantikörper wirken nicht immer zerstörerisch. Eine Vielzahl von ihnen ist nicht pathogen, also nicht krankmachend. Sie sind an Zelloberflächen nachweisbar, ohne dass sie einen Krankheitsprozess auslösen müssen. Mit dem Älterwerden steigt die Bildung von Autoantikörpern.

Ein normal funktionierendes Immunsystem eliminiert einen Eindringling rasch und komplett und behält ihn und seine Bestandteile im Gedächtnis. Im Zuge der Entwicklung des Menschen ist das Immunsystem, im Vergleich zu primitiven Lebewesen, vielfältig ausgereift, um immer effizienteren Schutz zu gewähren. Im Verlauf der Menschheitsgeschichte mit ihrer Vielzahl von Seuchen haben überwiegend nur jene Menschen überlebt, deren Immunsystem mit den seuchenauslösenden Keimen am besten fertig wurden.

Einige Krankheitsursachen sind bekannt

Nicht immer wird das Immunsystem mit einem Keim fertig

Das Immunsystem bekämpft die Eindringlinge nicht immer und nicht bei jedem Menschen gleich wirksam. Die Effizienz der Abwehr hängt von den ererbten Gegebenheiten des Abwehrsystems ab, aber natürlich auch von der Art und Aggressivität des Keimes.

Bei den so genannten reaktiven Gelenkentzündungen ist ein Zusammenhang mit bestimmten Keimen gesichert. Es ist sogar bekannt, dass diese Keime, oft nur mehr bruchstückhaft, in die Gelenke verschleppt werden. Die ursprüngliche Infektion findet an einem ganz anderen Ort statt, meist im Magen-Darm-Trakt, im Urogenitalbereich oder im Hals-Nasen-Bereich, in jenen Organen also, durch die wir mit der feindlichen Umwelt in Kontakt stehen. Im Gelenk können die Keime eine schwellende Entzündung auslösen, ohne dass die zugrunde liegende Infektion am Ursprungsort bemerkt werden muss.

Manchmal werden Keime in die Gelenke verschleppt

Bei solchen Menschen scheint das Immunsystem die Keime nicht ausreichend wirksam zu vernichten.

Wir können also festhalten, dass das Immunsystem mithilfe vielfältiger Mechanismen unseren Körper bewacht und dass Entzündungsreaktionen ein normales Geschehen im Zuge derartiger Abwehrmechanismen darstellen.

Jedoch können immunologische Fehlreaktionen zu chronischen Entzündungen führen, zu denen auch eine Vielzahl von rheumatischen Erkrankungen zählen.

Die tieferen Gründe, die diese gravierende Störung des Immunsystems auslösen, werden zwar diskutiert, sind aber noch lange nicht entschlüsselt. Man könnte von einer falschen Programmierung sprechen und immerhin lassen sich inzwischen einige Auslöser dafür bestimmen. Stress ist höchstwahrscheinlich einer von ihnen. Denn er schädigt ganz eindeutig das Immunsystem, sodass es leichter die Kontrolle verliert. Das Immunsystem kann auch getäuscht werden. Das bedeutet: fremde und eigentlich zu bekämpfende Strukturen tarnen sich oder, besser gesagt: passen sich kör-

Fehlprogrammierung und Stress lassen das Abwehrsystem außer Kontrolle geraten

Manche Antigene »tarnen« sich und entgehen dadurch der körpereigenen Abwehr

pereigenen Strukturen so sehr an, dass sie diesen zum Verwechseln ähnlich sind. Man spricht dann von »Mimikry«, was so viel wie Tarnung bedeutet. Konsequenz: Das Immunsystem kann nicht mehr unterscheiden. Ähnliches gilt für Gewebeveränderungen, die nun nicht mehr als eigen erkannt werden. Außerdem nimmt man an, dass Viren, Bakterien, Umweltschadstoffe und auch Medikamente eine Rolle spielen, indem solche Fremdantigene körpereigene Substanzen verändern.

Die Ursachen von immunologischen Fehlreaktionen sind somit bis heute meist unklar, ihre Aufdeckung hat schon und wird noch weiter zu neuen Formen der Therapie führen. Einige neue Wege wurden bereits beschritten.

Immungenetik – Blick in die Zukunft

Alles bisher Beschriebene erklärt die Entstehung von Autoimmunkrankheiten nur unzulänglich. Die Forschung konzentriert sich deshalb schon seit einiger Zeit auf die Genetik, die »Immungenetik«, vereinfacht gesagt auf das, was wir gemeinhin Veranlagung nennen. Dass man aus Gründen der Veranlagung zu bestimmten Krankheiten neigen kann, ist eine uralte Erkenntnis, die den Laien genauso geläufig ist wie den Medizinern. Der Immungenetik ist es nun aber gelungen, diese Veranlagung zu analysieren und die Auffälligkeiten zu beschreiben. Die Genetik beschäftigt sich mit den Erbfaktoren (Genen), biologischen Einheiten, die die Grundlage der Vererbung bilden. Sie haben ihren Sitz im Zellkern in den Chromosomen. Von der Fülle ihrer Aufgaben und Aktivitäten interessiert in unserem Zusammenhang aber nur, welche Bedeutung ihre Erbinformationen für die Entstehung von Krankhei-

Die Anlage zu rheumatischen Erkrankungen kann vererbt sein

ten und ganz speziell von rheumatischen Erkrankungen, von Autoimmunkrankheiten haben.

Antigene mit dem Namen HLA

In die Membranen der Zellen eingebaute Antigene werden als menschliches Leukozytenantigen = human leucocyte antigen (HLA) bezeichnet. Sie wurden zuerst nur in der Oberfläche der Leukozyten (weiße Blutkörperchen) entdeckt. Heute wissen wir, dass sie in den Zellmembranen aller Zellen vorkommen. Sie bestimmen z. B. die Gewebeverträglichkeit (Histokompatibilität) bei Transplantationen und werden deswegen auch als Histokompatibilitätsantigene bezeichnet. Unterschiedliche HL-Antigene geben Hinweise auf bestimmte Krankheitsanfälligkeiten, so die HLA-A, HLA-B, HLA-C und HLA-D bzw. HLA-DR. Sie werden vererbt und sind unveränderliche, individuell differenzierte Kennzeichen für jeden Menschen, die unter anderem bei der Feststellung der Vaterschaft genützt werden. Die Genanalyse lässt Aussagen über die Krankheitsanfälligkeit zu.

Bestimmte Krankheitsanfälligkeiten sind genetisch bedingt, d. h. vererbt

HLA-B27: Hinweis auf Morbus Bechterew (Spondylitis ankylosans)

Ein bekanntes Beispiel ist der Morbus Bechterew. Man hat, übrigens schon vor 25 Jahren, festgestellt, dass rund 90 Prozent aller Patienten mit Morbus Bechterew ein bestimmtes Antigen namens HLA-B27 besitzen. Aber: die restlichen zehn Prozent haben es nicht. Und was noch viel wichtiger ist: Es gibt auch viele Menschen, die das Antigen HLA-B27 haben und nie einen Morbus Bechterew bekommen. Im Alter nimmt ihre Anzahl zu. Im Übrigen kommt das HLA-B27 auch bei anderen rheumatischen Erkrankungen vor wie etwa

Nicht jeder mit einer Veranlagung zu einer Krankheit bekommt diese auch

dem Reiter-Syndrom. Andere HL-Antigene, die häufig bei rheumatischen Erkrankungen auftreten, sind das HLA-DR2 und das HLA-DR3 beim Lupus erythematodes und das HLA-DR1 sowie das HLA-DR4 bei der chronischen Polyarthritis. Aber auch hier gilt: Sie treten zwar bei Erkrankten häufiger in dieser Form auf, doch nicht immer.

Wird die Immungenetik zu einem Durchbruch führen?
Das alles sind nur Entdeckungen, die man als Mosaiksteinchen bei der Entschlüsselung der Autoimmunkrankheiten nützen kann. Sie mögen dazu beitragen, dass Voraussagen für die zu erwartende Ausprägung und Schwere einer rheumatischen Erkrankung helfen, die richtige Therapie zu bestimmen. Vielleicht sind auch eines Tages positive Genmanipulationen in der Therapie rheumatischer Erkrankungen möglich. Den allerjüngsten Erfolg auf diesem Gebiet erzielten erst unlängst japanische Wissenschaftler. Sie fanden heraus, dass ein an der Zellalterung beteiligtes Gen namens »pl16-INK 1a« bei entsprechender Manipulation möglicherweise das Fortschreiten einer rheumatoiden Arthritis zu bremsen vermag. Aber wie und wann Gentherapie eines Tages bei der Bewältigung rheumatischer Erkrankungen zu helfen vermag, ist heute noch ganz und gar nicht abzusehen. Jedenfalls bisher reichen die Erkenntnisse der Genetik nicht aus, um eine ausreichende Erklärung für die Entstehung der Autoimmunkrankheiten zu geben.

Erste Schritte auf dem Weg zu einer Gentherapie

Wenn das Immunsystem erschöpft ist
Mit zunehmendem Alter sind die Ordnungskräfte des Immunsystems, aber auch die Möglichkeit einer optimalen Regulation nicht mehr ausreichend anpassungs-

Auch das Immunsystem lässt im Alter nach

fähig im Sinne einer gewissen Erschöpfung. Die Krankheitsanfälligkeit nimmt zu.

Das Immunsystem ist noch viel komplizierter als hier beschrieben. Nur die wichtigsten Zusammenhänge wurden aufgezeigt. Individuelle Unterschiede wurden nur angerissen. Doch die Vielfalt und Anpassungsfähigkeit des menschlichen Körpers sollte Veranlassung geben zu Hochachtung und besonnenem Umgang mit unserer Gesundheit.

3 Am Anfang steht die Diagnose

Ohne Diagnose keine optimale Therapie

Aufgrund der vielfältigen Ursachen und Ausprägungen rheumatischer Erkrankungen ist der erste und wichtigste Schritt zur Behandlung immer die exakte Diagnose. Denn nur wenn bekannt ist, welche körperliche Fehlregulation der Krankheit zugrunde liegt, kann die für die jeweilige Erkrankung optimale Therapie erfolgen.

Wir können also festhalten, dass das Immunsystem mithilfe vielfältiger Mechanismen unseren Körper bewacht und normalerweise vor Krankheiten bewahrt und dass Entzündungsreaktionen ein normales Geschehen im Zuge derartiger Abwehrmechanismen darstellen. Jedoch können immunologische Fehlreaktionen zu chronischen Entzündungen führen, zu denen auch viele rheumatische Erkrankungen zählen.

Das erste Symptom ist meist der Schmerz

Meist ist es ein Schmerz in irgendeiner Körperregion, der den Betroffenen zum ersten Mal zum Arzt treibt. Er wird sich in aller Regel an seinen Hausarzt wenden, der ihn vielleicht schon kennt, und es dadurch etwas leichter mit der Diagnose hat. Und wenn dann eine rheumatische Erkrankung erkannt wird oder nahe liegt, wird er ihn wohl auch – zumindest zunächst – behandeln. Denn die üblicherweise angewandten Behandlungsmethoden und Medikamente stehen natürlich auch dem Allgemeinarzt zur Verfügung.

Die Befreiung von Schmerz allein genügt nicht
Rheumatische Erkrankungen sind freilich keine Leiden, die man alle über einen Kamm scheren kann. Die Befreiung von Schmerz durch Medikamente und Injektionen, Bestrahlungen, Bäder oder Massagen ist zwar wohltuend, kann aber in vielen Fällen nicht ausreichen. Rheumatische Erkrankungen sind so vielschichtig und können mit so vielen komplizierten weiteren Problemen verbunden sein, dass man gut daran tut, sich dann doch einem spezialisierten Rheumatologen anzuvertrauen, je nach Art des Leidens an einen mehr internistisch oder an einen mehr orthopädisch versierten. Die exakte Diagnose setzt, wie noch zu zeigen sein wird, eine genaue Kenntnis der einzelnen Krankheiten voraus und verlangt vielfach den Spezialisten. Der verantwortungsbewusste Hausarzt weiß das und wird im gegebenen Fall die Überweisung veranlassen. Schauen wir uns zunächst die Diagnosemethoden an.

Es ist sinnvoll, einen Spezialisten aufzusuchen

Methoden zur Diagnose rheumatischer Erkrankungen

Es gibt weit mehr als 100 verschiedene rheumatische Erkrankungen. Jede bedarf einer sehr sublimen speziellen Diagnose. Sie ist eine echte Herausforderung für den Arzt. Ganz wichtig ist dabei auch die Differenzialdiagnose, die Unterscheidung von anderen Krankheiten, die nicht selten zum Verwechseln ähnliche Symptome haben. Und der Diagnostiker muss auch erkennen, welche eventuellen anderen Krankheiten des

Die Diagnose ist nicht einfach

Patienten im Zusammenhang mit der rheumatischen Erkrankung stehen.

Die Befragung durch den Arzt ist der erste Schritt zur Diagnose

Jede Diagnose beginnt mit der Anamnese

Im Anfang steht die Anamnese, also die Befragung über die Beschwerden (Symptome), die Vorgeschichte, andere Krankheiten und Medikationen, über sonstige Symptome wie etwa Fieber, Appetitlosigkeit, Müdigkeit, Schwäche und Ähnliches sowie natürlich auch über Beruf, Arbeitsplatz usw. Trotz aller hochtechnologischen Möglichkeiten ist die Anamnese nach wie vor von zentraler Bedeutung. Zu allen folgenden Untersuchungen ist zu sagen: Der Arzt muss entscheiden, ob sie erforderlich sind oder nicht.

Die äußerliche Inspektion gibt erste Hinweise

Äußerliche Veränderungen sind wichtige Hinweise

Unerlässlich können zum Beispiel verschiedene äußerliche Inspektionen sein. So treten etwa bei einem Lupus erythematodes entzündliche Rötungen der Haut an Nase und Wangen auf, vermindert durchblutete Hautbezirke an den Fingerkuppen bei einer Panarteriitis nodosa, Schleimhautveränderungen bei verschiedenen Erkrankungen, Aphthen bei Morbus Bechterew. Auch Veränderungen an Haaren, Nägeln und Augen können Hinweise sein. Bei einer ganzen Reihe von rheumatischen Erkrankungen ist die Haut oft schon ein diagnostischer Schlüssel. Die genaue Schilderung der Symptome bei den einzelnen Erkrankungen lesen Sie im nächsten Kapitel.

Die Untersuchung des Bewegungsapparats

Selbstverständlich gehört zu den meisten rheumatischen Erkrankungen die Untersuchung des Bewegungsapparates (Gelenke und Wirbelsäule). Sie beginnt ebenfalls mit einer äußerlichen Inspektion (Schwellungen und Rötungen der Gelenke, Fehlstellungen, Achsenabweichungen), mit der Palpation (Betasten) und mit einer Überprüfung der Funktionsfähigkeit, wofür es zahlreiche Methoden gibt. Je nach Fall wird der Arzt auch an Befunden von Herz, Lunge, Leber und Nieren interessiert sein. Und er wird natürlich auch auf vergrößerte Lymphknoten achten.

Nach Erhebung der Krankengeschichte und der klinischen Untersuchung sollte die Verdachtsdiagnose mithilfe weiterer Untersuchungstechniken bestätigt werden.

Was das Labor alles herausfindet

Es gilt herauszufinden, ob eine entzündliche Erkrankung besteht oder ob die Gesundheitsstörung nichtentzündlich ist. Eine rasche und immer am Anfang stehende Methode ist die Messung der Blutsenkungsgeschwindigkeit (BSG). Gemeint ist die Geschwindigkeit, mit der sich Blutkörperchen in einem Teströhrchen absetzen. Eine erhöhte Geschwindigkeit ist ein Beweis dafür, dass im Körper eine Entzündung abläuft. Sie dient auch zur Kontrolle des Entzündungsverlaufs z.B. bei einer chronischen Polyarthritis. Eine erhöhte BSG ist allerdings nur ein unspezifischer Hinweis, denn die Blutsenkungsgeschwindigkeit ist nicht nur bei rheumatischen, sondern bei allen Arten von Entzündungen erhöht. Einschränkend gilt, dass ein normaler BSG-Wert

Die Blutsenkungsgeschwindigkeit verrät, ob eine Entzündung vorliegt

eine rheumatische Erkrankung nicht mit Sicherheit ausschließt, das kann zum Beispiel bei einer Psoriasis-Arthritis oder beim Morbus Bechterew der Fall sein.

Das Blutbild gibt wichtige Hinweise

Weitere Entzündungsparameter, die im Einzelfall untersucht werden, sind das C-reaktive Protein und die Verteilung bestimmter Eiweißkörper (Immunglobuline) im Blutserum, die bei Entzündungen verändert sind. Auf das Bestehen einer entzündlichen Erkrankung kann auch eine Blutarmut (Anämie) und eine erhöhte Anzahl der weißen Blutkörperchen hinweisen, die im Rahmen eines Blutbildes untersucht werden. Eine Vermehrung der Thrombozyten (Blutplättchen) weit über den Normalwert hinaus weist auf die Aktivität einer entzündlichen Erkrankung hin. Entzündungen führen aber auch zu einer Umverteilung des Eisens aus dem Serum des Blutes in die Entzündungsregionen. Damit steht trotz ausreichendem Gesamteisenbestand des Körpers weniger Eisen für die Blutbildung zur Verfügung. Eine zusätzliche Eisengabe würde in dieser Situation das Entzündungsgeschehen eher verstärken. Gleichzeitig steigt das Kupfer im Serum.

Antikörper sagen etwas über die Krankheitsursache aus

Spezielle Laboruntersuchungen können hier nur stichwortartig erwähnt werden. Es ist wichtig herauszufinden, ob die rheumatische Erkrankung von außen (exogen) verursacht ist, d. h. durch Antigene wie Bakterien oder Viren oder andere Fremdsubstanzen. Dazu werden Antikörper gegen solche exogenen Faktoren bestimmt. Erhöhte Autoantikörper dagegen weisen auf ein Autoimmungeschehen hin. Bei Patienten, die handfeste Auskünfte schätzen, steht der Rheumafaktor in hohem Ansehen. Hier handelt es sich um die labormäßige Bestimmung von Autoantikörpern im Blut. Einschränkend gilt: Er ist zwar ein Hinweis auf eine mögliche rheumatische Erkrankung, aber allein nie ein Beweis. Der Rheumafaktor tritt vor allem häufig bei einer chronischen Polyarthritis auf; 60 bis 80 Prozent dieser Patienten sind »seropositiv«, d. h., bei ihnen ist der Rheumafaktor im Blut nachweisbar. Ein anderer Teil der Patienten ist dagegen »seronegativ«, hat also diesen Faktor nicht. Und im Frühstadium der Erkrankung ist der Rheumafaktor ohnehin nur selten nachweisbar. Bei verschiedenen anderen rheumatischen Erkrankungen ist das ähnlich: Der Faktor kann, muss aber nicht positiv sein. Außerdem tragen ihn auch manche gesunde Menschen in sich. Der Rheumafaktor wird zwar gern ermittelt, gibt aber nur Hinweise, denen durch weitere Methoden nachgegangen werden muss.

Ebenso kann man zum Beispiel im Serum zirkulierende Immunkomplexe ermitteln. Auch die Feststellung von genetischen Hinweisen des HLA-Systems kann zur Diagnose herangezogen werden (siehe Seite 77). Und schließlich kann die Untersuchung der Gelenkflüssigkeit (Synovialanalyse) schon relativ früh wichtige Hinweise geben.

Enzymbestimmungen helfen bei der Zuordnung von Muskelentzündungen. Marker für den Knochenauf- und -abbau erlauben Aussagen über die Knochenstabilität.

Die unerlässliche Röntgenuntersuchung

Eine Röntgenuntersuchung ist in der Regel notwendig

Eine große Rolle in der Diagnostik spielen Röntgenuntersuchungen. Gelenkentzündungen, aber auch Weichteilschwellungen, Zerstörungen an Knochen und Knorpeln, Entmineralisierung von Knochen und natürlich auch Verschleißerkrankungen wie die Arthrosen können anhand des Röntgenbildes diagnostiziert werden. Sicher ist richtig, dass jede unnötige Röntgenuntersuchung vermieden werden muss. Dazu dient auch der Röntgenpass, der vor jeder Röntgenuntersuchung vorzulegen ist. Die heutigen modernen Geräte reduzieren die Belastung auf ein vertretbares Maß. Nur eine genaue Information über den Krankheitsverlauf führt zu einer angepassten optimalen Therapie.

Computer- und Kernspintomografie

Bildgebende Verfahren machen eine Früherkennung von Schädigungen möglich

Es stehen noch weitere bildgebende Verfahren zur Verfügung. Die Computertomografie oder die Kernspintomografie werden eingesetzt, wenn die durch »einfaches« Röntgen gewonnene Information nicht ausreicht. Beide sind in mancherlei Hinsicht dem Röntgen überlegen, etwa wenn es um die frühzeitige Erkennung von Knorpelschäden und Veränderungen an Knochen geht. Ebenso kann von Fall zu Fall die Szintigrafie eingesetzt werden, um Entzündungsregionen früh zu erfassen. Und schließlich erlaubt die Arthroskopie mithilfe eines Endoskops die direkte Sichtung, Probeentnahme und sofortige Therapie am Ort des Geschehens. Für die Einführung des Endoskops bedarf es nur einer ganz kleinen Hautöffnung.

Ultraschalluntersuchung (Sonografie)

Mit Hilfe der Sonografie werden z. B. Bänder und Sehnen dargestellt

Die Ultraschalluntersuchung erlaubt Aussagen über die Beteiligung von Kapseln, Bändern, Sehnen, Sehnenscheiden, Schleimbeuteln und Muskeln, über die die entzündlichen Prozesse vorwiegend ablaufen. Diese können im Gegensatz zum Knochen mit dieser Methode exzellent dargestellt werden.

Ganz wichtig: die Differenzialdiagnose

Diagnostische Möglichkeiten gibt es in reicher Auswahl. Alle Erkrankungen, bei denen ähnliche Störungen und Untersuchungsergebnisse gefunden werden können, müssen berücksichtigt werden im Sinne einer Differenzialdiagnose. Der Arzt muss alles richtig gewichten und danach die Diagnose stellen. Daraus ergibt sich die Therapie, die regelmäßig überwacht werden muss.

Nicht rheumatische Krankheiten mit ähnlichen Symptomen müssen ausgeschlossen werden

Wie schon gesagt, können auch andere, nicht rheumatische, Erkrankungen zu ähnlichen Untersuchungsergebnissen führen. Einige Beispiele mögen das deutlich machen.

Verwechslungsgefahr durch andere Erkrankungen

Versteckte bösartige Leiden

Der gute Diagnostiker weiß, dass hinter einer »Rheuma-Symptomatik« ein noch verstecktes bösartiges Leiden stehen kann. Dann handelt es sich um eine Paraneoplasie: um rheumatische Begleitsymptome eines Krebsgeschehens. Man kann sich unschwer vorstellen, wie wichtig in diesen Fällen eine sofort eingeleitete Krebstherapie ist.

Rheuma-Beschwerden können durch andere Erkrankungen ausgelöst werden

Zum Verwechseln ähnliche Symptome

Anderes Beispiel: Polyarthrosen der Fingerendgelenke und der Fingermittelgelenke mit ihren Deformierungen müssen genau von einer chronischen Polyarthritis abgegrenzt werden, zumal nicht selten im Alter noch eine chronische Polyarthritis sich aufpfropft.

Manche Krankheiten lösen die gleichen Beschwerden aus wie Rheuma

Zum Verwechseln ähnliche Symptome mit einer chronischen Polyarthritis im höheren Lebensalter oder einer Polymyalgia rheumatica hat die Periarthropathia calcarea. Hierbei handelt es sich um Veränderungen in der unmittelbaren Umgebung von Gelenken durch eine Verkalkung, also um ein degenerativ rheumatisches Krankheitsbild, das gemeinsame Symptome mit entzündlich rheumatischen Erkrankungen hat.
Nicht selten als seronegative chronische Polyarthritis verkannt und somit fehlbehandelt werden die senile Gicht (Arthritis urica chronica) und die Pseudo-Gicht (Chondrokalzinose).
Auch die chronische Polymyalgia rheumatica und die chronische Polyarthritis haben Ähnlichkeiten, müssen aber unterschiedlich behandelt werden. Die Polymyalgia rheumatica (S. 135 ff.) kann als Schulter-Arm-Syndrom verkannt werden, da die Schmerzen, aber auch die Schwäche bei beiden vorkommen können. Nicht korrekt behandelt kann die Polymyalgia rheumatica durch die häufig begleitende Entzündung der Schläfenarterien (Arteria temporalis) zur Erblindung führen.

Verkennung der eigentlichen Erkrankung

Entzündlich rheumatische Erkrankungen führen häufiger zu Veränderungen, die auch fehlgedeutet werden können.

Eine Fehldeutung von Symptomen muss ausgeschlossen werden

Rheumaknoten in der Lunge

Nicht selten finden sich bei Patienten mit chronischer Polyarthritis auch krankhafte Befunde der Lunge, des Rippenfells oder der Nieren. So können sich Rheumaknoten, wenn auch selten, in der Lunge finden. Im Röntgenbild besteht die Gefahr, dass sie als Krebserkrankung der Lunge fehlgedeutet werden.

Pleuritis und Perikarditis sind nicht selten

Häufiger finden sich bei Patienten mit einem Lupus erythematodes Flüssigkeitsansammlungen um das Rippenfell (Pleura) oder im Herzbeutel (Perikard). Dann handelt es sich um eine autoimmunbedingte Pleuritis oder Perikarditis durch Immunkomplexe und Entzündungszellen. Durch die vermehrte Flüssigkeit sind die Lungen in ihrer Ausdehnung behindert, das Herz wird beeinträchtigt und ruft entsprechende Symptome hervor. Wird der Zusammenhang mit der entzündlich rheumatischen Erkrankung nicht erkannt (vielleicht weil der Patient angesichts noch geringer Beschwerden gar nicht über »Rheumaschmerzen« klagt), wird die Herz- und Lungentherapie versagen. Wird der Patient jedoch mit der korrekten antirheumatischen Therapie behandelt, hilft das auch gegen solche »Begleiterkrankungen«.

Nur die Therapie des zugrunde liegenden Rheumas hilft gegen Begleiterscheinungen

Auch die Nieren können betroffen sein

Die Nieren können von rheumatischen Erkrankungen ebenfalls betroffen sein. Werden sie nachhaltig geschädigt, kann die in der Niere ablaufende Produktion von Erythropoetin, einem für die Blutbildung notwendigen Faktor, gestört sein. Es kommt zu einer schweren Blutarmut (Anämie). Durch die korrekte antientzündliche Behandlung der rheumatischen Entzündung lässt sich in vielen Fällen die Nierenschädigung aufhalten. In manchen Fällen muss Erythropoetin zusätzlich gegeben werden.

Rheumatische Erkrankungen können auch die Nieren schädigen

Ablagerungen von Immunkomplexen in den kleinen Gefäßknäueln (Glomeruli) der Nieren, wie sie bei rheumatischen Erkrankungen entstehen (siehe Seite 68), können zu einer Entzündung der Glomeruli (Glomerulonephritis) und Schädigung der Nierenfunktion führen. Nach einem längeren Krankheitsverlauf versagt dann die Niere als Filter.

Leber, Darm und Augen

Bei Rheuma auch auf Leber, Darm und Augen achten

Genauso kann die Leber von rheumatischen Erkrankungen geschädigt werden. Bei rund 30 Prozent der Patienten mit einer Kollagenose finden sich erhöhte Leberenzymwerte. Allerdings entwickeln sich daraus nur selten ernsthaftere Probleme.

Häufig treten zusammen mit Gelenkentzündungen Darmentzündungen auf, vor allem der Morbus Crohn. Ebenso sind nicht selten nach längerer Dauer einer rheumatischen Erkrankung Nervenstörungen (Neuropathien) bei den Patienten festzustellen, das heißt Störungen der Empfindung und/oder der Bewegungskoordination.

Noch mehr mag es den Laien verwundern, dass zugleich mit einer Arthritis eine Bindehaut- oder eine Regenbogenhautentzündung entstehen kann. Auch hier ist der Arzt gefordert, den rheumatisch bedingten Zusammenhang zu erkennen. So muss denn unter Umständen eine chronische Polyarthritis oder eine Polymyalgia rheumatica auch augenärztlich kontrolliert werden.

Der Patient braucht Geduld

Aus all diesen Beispielen geht hervor, wie sorgfältig die Diagnose einer rheumatischen Erkrankung zu sein hat. Schnelldiagnosen können täuschen. Gewiss erfordert das ein großes Maß an Geduld aufseiten des Patienten. Er darf sich nicht wundern, wenn es meist eine Weile dauert, bis die genaue Diagnose feststeht. Hinzu kommt, dass »Begleiterkrankungen« durchaus im einen oder anderen Fall im Vordergrund stehen können, die eigentliche Krankheit aber, die rheumatische, zunächst eher verdeckt ist. Doch je sorgfältiger die Diagnose ist und die Therapie-Kontrolle, desto sicherer ist der Erfolg.

Keine Diagnose »auf die Schnelle«

Rheuma ist nicht gleich Rheuma

Für die Patienten ist es immer wieder verwirrend, welche Vielzahl von unterschiedlichen Krankheitsbildern unter dem Begriff »Rheuma« zusammengefasst sind. Den rheumatischen Erkrankungen, die in diesem Buch dargestellt werden, ist gemeinsam, dass sie fast alle auf der Basis von entzündlichen Prozessen entstehen, die durch Störungen des Immunsystems ausgelöst werden, also so genannte Autoimmunerkrankungen sind.

Rheuma umfasst eine große Zahl sehr unterschiedlicher Krankheitsbilder

Nicht vergessen werden sollte, dass die zerstörerische Potenz der Erkrankungen sehr unterschiedlich sein kann. Ein Beispiel soll dies verdeutlichen:

Frau L., 27 Jahre, Lehrerin, suchte ihren Hausarzt auf, da sie sich seit einiger Zeit schlapp, müde und zeitweise auch fiebrig fühlte. Jetzt sei es plötzlich zu heftigen Schmerzen in den Grund- und Mittelgelenken der Finger gekommen, die richtig heiß und geschwollen waren. Die sofort durchgeführte Kontrolle der Blutsenkung ergab einen stark erhöhten Wert als Zeichen ei-

ner insgesamt hohen Entzündungsaktivität. Der Hausarzt überwies die Patientin zum Rheumatologen.
Doch zuvor meldete sich die Patientin nochmals in ihrer Schule und sprach dort auch mit einer befreundeten Lehrerin, die an einer chronischen Polyarthritis litt. Diese schilderte, dass sie durch die von ihrem Rheumatologen durchgeführte aggressive Therapie mit ihren negativen Nebenwirkungen erst richtig krank geworden sei. Sie befinde sich jetzt in der Behandlung eines Naturheilkundigen, der ihr eine Änderung ihrer Ernährung, spezielle Übungen und ein medikamentöses Therapieschema verordnet habe. Zwischenzeitlich erhalte sie auch immer wieder eine Injektionstherapie (Genaueres wusste sie nicht). Sie habe seither keine Schmerzen mehr und fühle sich wohl.

Eine Therapie muss immer individuell zugeschnitten sein

Frau L. suchte ebenfalls diesen Naturheilkundigen auf, doch der Erfolg war gering. In der Schule war sie extrem eingeschränkt, doch irgendwie musste es gehen. Ihr Ehrgeiz, es so durchzustehen, war immens. Doch irgendwann ging nichts mehr. Einige Monate waren vergangen. Der Rheumatologe konnte nur noch eine fast vollständige Zerstörung der betroffenen Fingergelenke feststellen und eine unverändert hohe Entzündungsaktivität.

Naturheilverfahren sind ein sinnvoller Ansatz

Nur ein geringer Anteil aller rheumatischen Erkrankungen verläuft so aggressiv. Umso mehr ist es erforderlich, den Krankheitsverlauf besonders am Anfang genau zu verfolgen. Die Ärzte für Naturheilverfahren wissen um diese Gefährdung. Gleichzeitig wissen sie auch, dass in vielen Fällen eine dauerhaft aggressive Therapie nicht erforderlich ist und bei ausreichenden Kontrollen der Versuch einer naturheilkundlichen Behandlung sinnvoll ist.

4 Entzündliche rheumatische Erkrankungen und ihre Behandlung im Einzelnen

Obwohl bei allen entzündlichen Gelenkerkrankungen die Entzündung an der Gelenkinnenhaut beginnt, gibt es hierfür ganz unterschiedliche Ursachen. Im Folgenden erfahren Sie, in welche Kategorien die entzündlich rheumatischen Erkrankungen je nach Krankheitsauslöser eingeteilt werden und welche Behandlungsstrategien jeweils Erfolg versprechend sind.

Die entzündlich rheumatischen Erkrankungen zeichnen sich durch eine chronische, das heißt lang anhaltende oder immer wiederkehrende Entzündung aus. Betroffen sein können ein Gelenk (Monarthritis), einige Gelenke (Oligoarthritis) oder viele Gelenke (Polyarthritis). Bei allen entzündlichen Gelenkerkrankungen beginnt die Entzündung an der Gelenkinnenhaut; diese Entzündung kann auf Knorpel, Knochen und Bänder übergreifen und damit zu einer Zerstörung des Gelenkapparates führen.

Unterschiedlich viele Gelenke können betroffen sein

Einteilung der Erkrankungen

Die entzündlichen rheumatischen Erkrankungen werden in verschiedene Gruppen unterteilt:

Die entzündlichen rheumatischen Erkrankungen werden nach ihren Ursachen und Erscheinungsformen in Kategorien eingeteilt

- Systemische entzündliche Gelenk- und Wirbelsäulenerkrankungen, Arthritiden, verschiedene Formen der Gelenkentzündungen (die bekannteste und häufigste Form ist die chronische Polyarthritis), die Spondylarthritiden mit Entzündung der Wirbelgelenke (bekanntestes Beispiel: Morbus Bechterew, d.h. Spondylitis ankylosans).
- Gelenkentzündungen (Arthritiden) im Rahmen anderer Erkrankungen wie Morbus Behçet.
- Entzündliche Systemerkrankungen (Kollagenosen). Der Name leitet sich von »Kollagen« ab, einer Eiweißart, die der hauptsächliche Bestandteil des Bindegewebes ist. Es handelt sich also um entzündliche Bindegewebserkrankungen. Ein bekanntes Beispiel ist der Lupus erythematodes.
- Vaskulitiden. Gemeint sind entzündliche Erkrankungen der Blutgefäße. Ein Beispiel dafür ist die Wegener'sche Granulomatose.
- Vom Magen-Darm-Trakt ausgehende entzündliche Erkrankungen des Stütz- und Bewegungsapparates, so genannte enteropathische Arthropathien.
- Reaktive (para- oder postinfektiöse) Arthritiden wie die Lyme-Arthritis.
- Sekundär bedingte rheumatische Erkrankungen. Denn neben der Vielfalt der primär entzündlich rheumatischen Erkrankungen gibt es auch eine Vielfalt sekundärer entzündlicher rheumatischer Erkrankungen, wie die Gicht und die Pseudo-Gicht (Chondrokalzinose). Diese Gelenkerkrankungen, die durch Kristalle ausgelöst werden (Kristall-Arthropathien), werden als Beispiele für sekundäre entzündliche Erkrankungen des Stütz- und Bewegungsapparates dargestellt.

Allerdings kann jede Überlastung oder Irritation im Bereich des Stütz- und Bewegungsapparates zu sekundären Entzündungen führen, die nicht Gegenstand dieses Buches sind, wie die als Reizarthritis bezeichneten Gelenkentzündungen bei Arthrose.

Systemische entzündliche Gelenk- und Wirbelsäulenerkrankungen

Chronische Polyarthritis

Die chronische Polyarthritis (abgekürzt cP) ist die häufigste entzündliche Gelenkerkrankung; knapp eine Million Deutsche sind von ihr betroffen. Der Name leitet sich von griechisch poly = viel und griechisch arthron = Gelenk ab; die Endung -itis bedeutet immer, dass es sich um eine Entzündung handelt. Polyarthritis bedeutet also Viel-Gelenks-Entzündung. Ein ebenso häufiger Begriff dafür ist »rheumatoide Arthritis«. Die chronische Polyarthritis kann in jedem Lebensalter auftreten, doch nimmt die Zahl der Fälle in der zweiten Lebenshälfte zu. Am häufigsten tritt sie zwischen dem 30. und 50. Lebensjahr zum ersten Mal auf. Frauen sind etwa dreimal so häufig betroffen wie Männer.

Frauen sind häufiger von der cP betroffen

Die genaue Ursache der chronischen Polyarthritis ist nicht bekannt. Man weiß nur, dass die zerstörerischen krankhaften Veränderungen infolge immunologisch aktiver Entzündungsprozesse an der Oberfläche der Gelenkinnenhaut (Synovialmembran) ablaufen. Nach dieser Hypothese ist die cP eine Autoimmunerkrankung: eine Erkrankung auf der Basis einer Störung oder Fehlsteuerung des Immunsystems unbekannter Ursache. Diskutiert werden vor allem eine genetische Prädisposition mit besonderen Merkmalen, exogene

Autoimmunprozesse verursachen das Leiden

Faktoren sowie auch immer nachhaltiger Schwermetallbelastungen. Eine andere Hypothese sieht mikrobielle Erreger als Auslöser einer falschen, ebenfalls zerstörerischen Immunantwort. Im Tierversuch kann durch bestimmte Antigene eine Monarthritis ausgelöst werden, die sich längerfristig zu einer chronischen Polyarthritis entwickelt.

Der Beginn ist meist schleichend

cP beginnt langsam, schleichend

Der Beginn der chronischen Polyarthritis cP (rheumatoiden Arthritis, RA) ist meist schleichend. Im so genannten Vorläuferstadium (Prodromalstadium), das in manchen Fällen Wochen oder Monate dauern kann, treten zunächst nur allgemeine Symptome auf wie Nachtschweiß, mangelnder Appetit, Abgeschlagenheit oder eine allgemeine Schwäche. Auch Gelenkschmerzen (Arthralgien) können hinzukommen, ohne dass man an den betroffenen Gelenken eine Überwärmung oder Schwellung nachweisen könnte.

Auch der Übergang zum ersten Stadium ist schleichend. Jetzt sind aber schon Entzündungen der Gelenkinnenhaut nachweisbar. In den meisten Fällen sind davon zunächst die Fingergrund- und Fingermittelgelenke betroffen. Auch die Zehengrundgelenke können befallen sein. In der Regel sind die Endgelenke von Händen und Füßen nicht betroffen. Die Gelenksteifigkeit ist morgens besonders deutlich ausgeprägt und kann Stunden anhalten. Die betroffenen Gelenke schmerzen, sind überwärmt, geschwollen, häufig gerötet und in ihrer Funktion eingeschränkt. Oft fällt der Faustschluss schwer oder ist gar nicht mehr möglich.

Häufig sind die Gelenke symmetrisch befallen

Als typisch gilt, dass die Gelenke meist symmetrisch befallen sind, das heißt: beide Hände, beide Füße etc. Die Beteiligung nur eines Gelenks ist dagegen eher selten und ändert sich fast immer im weiteren Verlauf der Erkrankung.

Die Gelenkinnenhaut: Zentrum der Entzündung
Die kleinen Gelenke sind typischerweise meist vor den größeren betroffen. Nach und nach folgen Entzündungen der Knie-, Hüft-, Hand-, Sprung- und/oder Schultergelenke. Bei nahezu jedem dritten Patienten treten Entzündungen im Bereich der Halswirbelsäule auf. Hier kann die Verbindung des ersten Halswirbels (Atlas) mit dem zweiten Halswirbel (Axis), die durch den zahnartigen Fortsatz (Dens) des Axis gewährleistet wird, der in eine Aussparung des Atlas greift, entzündlich zerstört werden. Daraus folgt eine Instabilität, im Extremfall mit der Folge einer Querschnittlähmung. Die Bewegung der Arme und Beine wäre so nicht mehr möglich. Ein Beispiel dafür, wie wichtig Kontrollen des Krankheitsverlaufs sind, die rechtzeitiges Eingreifen ermöglichen.

Bei 30% der Patienten ist die Halswirbelsäule mitbetroffen

Die Entzündung geht in der Regel von der Gelenkinnenhaut (Synovialmembran) aus. Diese in gesundem Zustand nur dünne Schicht wuchert und verdickt sich dabei. Gleichzeitig wandern weiße Blutkörperchen ein. Nach und nach greift die zerstörerische Entzündung auf Knorpel und Knochen über. Die Entzündung erfasst nach und nach auch die Auskleidung der Sehnenscheiden und der Schleimbeutel. Später sind auch die Bänder und Sehnen betroffen. Am Kniegelenk bildet sich gelegentlich eine deutlich tastbare Schwellung der Kniekehle, die manchmal auch bis in die Wade hineinreicht. Hierbei handelt es sich um eine starke Erweiterung des Gelenkinnenraums nach hinten und unten, die Bakerzyste genannt wird. Dieser Befund lässt sich heute sehr gut im Ultraschall darstellen, ebenso wie Gelenkergüsse und auch Sehnenscheidenentzündun-

Ausgangspunkt der Entzündung ist meist die Gelenkinnenhaut

gen. Diese Darstellung ist vor allem an Gelenken nützlich, an denen sich eine Schwellung schlecht tasten lässt (zum Beispiel Hüftgelenk und Schulter).
Häufig und auch früh im Verlauf sind die Kiefergelenke betroffen. Das kann mit einer erschwerten Mundöffnung einhergehen.
Gleichzeitig kommt es zu einer Verkümmerung der Muskeln (Muskelatrophie). Das alles führt zu Deformierungen der Gelenke, mit typischen weiteren rheumatischen Veränderungen wie Rheumaknoten. Das zerstörerische Autoimmungeschehen unterhält sich selbst und kann jahrelang andauern.

Ohne Therapie droht die völlige Gelenkzerstörung

Wenn die Erkrankung nicht gestoppt wird, schreitet die Zerstörung von Knorpel und Knochen weiter fort mit Ausbildung einer sekundären Arthrose. Zuletzt wird das Gelenk vollständig zerstört. Im Endstadium führt das zu einer Ankylose der betroffenen Gelenke, worunter die vollständige Einsteifung zu verstehen ist, meist in einer ungünstigen Stellung.

Durch die Beschwerden ist auch oft der Nachtschlaf gestört. Der Verlauf der Erkrankung ist sehr unterschiedlich, und es kann zu jedem Zeitpunkt eine Beruhigung, aber auch eine Verschlimmerung eintreten.

Diagnose

Wichtige cP-Diagnose-kriterien

Als hilfreich erwiesen haben sich die revidierten, so genannten ARA/ACR-Kriterien für die Diagnosefindung der cP/RA. Von den folgenden sieben Kriterien müssen für die Diagnose cP/RA vier erfüllt sein.

1. Morgensteifigkeit
2. Arthritis in drei oder mehr Gelenkarealen

3. Arthritis von Gelenken der Hand
4. Symmetrische Arthritis
5. Rheumaknoten
6. Positiver Rheumafaktor
7. Radiologische Veränderungen

Von Anfang an sind in den meisten Fällen die Entzündungsfaktoren erhöht, insbesondere Blutsenkung und C-reaktives Protein, erniedrigt sind dagegen der Eisenwert und später auch der Blutfarbstoff, das Hämoglobin (siehe Seite 83). Der Rheumafaktor ist anfangs nur bei einem Drittel, bei längerem Verlauf bei gut zwei Dritteln der Patienten nachweisbar.

Vorhandener Rheuma-Faktor prognostisch eher ungünstig

Im Falle einer deutlichen Besserung der Erkrankung – spontan oder aufgrund von Medikamenten – können sich die Entzündungshinweise im Blut wieder zurückbilden, ebenso auch der Rheumafaktor. Statistisch gesehen verläuft die Erkrankung bei Rheumafaktornegativen Patienten milder.

Jeder fünfte Rheumafaktor-positive Patient entwickelt Rheumaknoten, die erbsen- bis haselnussgroß über den Gelenkstreckseiten von Fingern, Ellenbogen, selten auch anderen Gelenken auftreten. Als große Seltenheit findet sich ein Rheumaknoten auch in inneren Organen, etwa der Lunge.

Röntgenologische Zeichen bilden sich erst nach etwas längerem Krankheitsverlauf aus. Die Frühzeichen sind eine Knochenentkalkung in Gelenknähe, speziell an Händen und Füßen. Im weiteren Verlauf können als Folge des Einwachsens der Gelenkinnenhaut in die Knochen Defekte in der Knochenrinde entstehen.

Das Röntgenbild weist Veränderungen früh nach

Im späteren Verlauf zeigen sich auf dem Röntgenbild manchmal aufgrund einer sich ausbildenden Gelenkinstabilität Verschiebungen der Knochen gegeneinander.

Eine entzündliche Schwellung findet sich nicht nur in den Gelenken, sondern auch in den Sehnenscheiden.

Auch andere Organe können betroffen sein

In vielfältiger Weise können von einer chronischen Polyarthritis nicht nur der Stütz- und Bewegungsapparat, sondern auch andere Organe betroffen sein, ein deutlicher Grund mehr, die cP als eine allgemeine, »systemische« Erkrankung zu sehen. Häufig treten Begleitsymptome der entzündlichen Auswirkungen auf, zum Beispiel eine Anämie und eine Leukozytose (siehe Seite 84). Keineswegs selten sind die Augen beteiligt mit der Ausbildung einer Keratokonjunktivitis. Infolge einer Entzündung der Gefäße (Vaskulitis) bildet sich eine Lungenfibrose aus, auch in der Muskulatur und dem Herzen finden Prozesse der Fibrosierung (Vermehrung des Bindegewebes) statt. Durch Rückgang des Unterhautgewebes kommt es an den Extremitäten zu einer Hautatrophie und dann besonders unter Kortisontherapie zu Hauteinblutungen. Autoimmunbedingte Entzündungen betreffen die serösen Häute der Lunge (Pleuritis) und des Herzens (Perikarditis) und führen zur Ausbildung von Ergüssen. Ebenso können Nieren und Leber mitbeteiligt sein. Und immer wieder können Nervenkompressionen auftreten, entzündliche Einengungen verschiedener Nervenkanäle; ein bekanntes Beispiel dafür sind die Kompressionen des Handgelenktunnels (Karpaltunnelsyndrom).

Die cP gilt als systemische Erkrankung

Innere Organe werden oft in Mitleidenschaft gezogen

Krankheitsschübe

Die chronische Polyarthritis verläuft meist in »Schüben«. Das heißt: auf eine Phase mit schmerzhafter Entzündungsaktivität folgt jeweils eine entzündungsfreie Phase, in der die Beschwerden reduziert sind. Sie erleichtern dem Patienten zwar eine Weile das Alltagsleben, aber einen Hinweis auf eine Heilung der Erkrankung kann man daraus nicht ableiten. Die Schübe liegen im Charakter der entzündlichen Erkrankung.

Typisch für cP: schubweise Entzündung

Therapie

Entsprechend den Therapievoraussetzungen (siehe Seite 162 f.):
Antientzündliche nichtsteroidale Antirheumatika, auch der neuen Generation der COX-2-Hemmer, und/oder Kortison, eventuell Schmerzmittel;
Basistherapie mit langsam wirkenden Antirheumatika;
Synoviorthese;
Ergotherapie;
operative Maßnahmen;
physikalische Therapie;
komplementär oder alternativ Rheuma-Komplex-Therapie.

Juvenile chronische Polyarthritis

Auch Kinder, ja selbst Kleinkinder können eine chronische Polyarthritis bekommen; man nennt sie dann »juvenil« (= jugendlich). Nach allgemeiner Definition gilt die cP/RA als juvenil, wenn sie vor dem 16. Lebensjahr beginnt und mindestens drei Monate dauert.

Auch Kleinkinder kann es treffen

Genauso wie bei Erwachsenen verläuft auch die juvenile cP in Schüben. Typisch für sie ist ebenfalls die Morgensteifigkeit, die geschwollenen und überwärmten, häufig geröteten Gelenke und die schmerzhafte Bewegungseinschränkung. Diese Kinder und ihre Eltern benötigen kompetente Hilfe, möglichst in einer Rheuma-Klinik für Kinder.

Die juvenile chronische Polyarthritis ist ein Überbegriff für verschiedene nicht einheitliche Krankheitsbilder. Die systemische juvenile chronische Arthritis wird auch Still-Syndrom genannt. Zu Beginn steht im Vordergrund das hohe Fieber, besonders in den frühen Morgen- und Abendstunden. Es kommt zu fleckigen Hautekzemen und Lymphknotenschwellungen. Das Still-Syndrom wird auch deshalb als sehr gravierend eingestuft, weil überwiegend Erkrankungen der inneren Organe damit verbunden sind. Leber, Herz, Nieren, Milz, Lymphknoten und Muskulatur sind mitbetroffen. Relativ häufig kommt es zu einer Herzmuskelentzündung (Myokarditis), Lungenfellentzündung (Pleuritis), aber auch zu einer Herzbeutelentzündung (Perikarditis). Auch eine Nierenentzündung (Glomerulonephritis) kann auftreten. Die Gelenkentzündungen betreffen bei 40 Prozent der Patienten einzelne Gelenke. 60 Prozent der Fälle verlaufen wie eine Polyarthritis. Später klingen die systemischen Störungen ab. Es bleibt eine nichtsystemische zerstörerische Arthritis, besonders in den Hand- und Hüftgelenken.

Das Still-Syndrom ist eine schwere Erkrankung, die häufig innere Organe mitbetrifft

Zusammenfassend kann man über die verschiedenen Formen der juvenilen Polyarthritis Folgendes sagen:

Die juvenile cP tritt in verschiedenen Formen auf

- Die juvenile seropositive Polyarthritis gleicht der seropositiven Polyarthritis des Erwachsenen.
- Die frühkindliche Oligoarthritis beginnt in der Form 1 zwischen dem 1. und dem 6. Lebensjahr. Der Gelenkbefall ist asymmetrisch. Zusätzlich besteht bei 50 Prozent dieser Kinder eine Regenbogenhautentzündung (Iridozyklitis). Unbehandelt drohen Augenschäden.

- Die frühkindliche Oligoarthritis in der Form 2 wird als HLA-B27 assoziierte Oligoarthritis bezeichnet. Sie beginnt erst im Schulalter. Jungen sind mit 70 bis 80 Prozent häufiger betroffen. Die Gelenkentzündungen betreffen besonders Knie-, Sprung- und Hüftgelenke. Zusätzlich kommt es zu Sehnenentzündungen. Etwa zehn Prozent dieser Kinder entwickeln eine Regenbogenhautentzündung (Iridozyklitis). Ohne Behandlung kann es zu Augenschäden kommen. Auch entzündliche Veränderungen des Achsenskeletts ähnlich denen eines Morbus Bechterew kommen vor.

- Weiter werden unterschieden: die juvenile seronegative Polyarthritis, die Arthritis bei chronischen Darmerkrankungen wie Morbus Crohn und Colitis ulcerosa, die bei 10 bis 20 Prozent dieser Kinder auftritt, sowie die juvenile Arthritis psoriatica, mit typischen Psoriasisflecken und Schuppung; die Patienten, bei denen mehrere Gelenke betroffen sind (jeweils die Gelenke eines ganzen Fingers oder Zehs), sind überwiegend seronegativ.

Jugendliche Gelenke und Knochen reagieren besonders empfindlich

Wachstumsstörungen sind eine gefürchtete Komplikation

Eine weitere Komplikation aller Formen der juvenilen cP sind Wachstumsstörungen. Das Längenwachstum wird bei schweren Verlaufsformen eingeschränkt mit Wachstumsverzögerung oder vorübergehendem Wachstumsstillstand. Daraus folgt häufig Kleinwüchsigkeit bis hin zum Zwergwuchs. Eine Kortisontherapie verstärkt die Wachstumsstörung noch. Auch lokale Wachstumsstörungen treten auf. Die Gelenke und Knochen in diesem Alter reagieren auf die Entzündung besonders empfindlich, gewebliche Feinstrukturen können unmittelbar zerstört werden und das Wachstum kann eingestellt werden. Die Lebensaussichten eines so jungen Menschen sind dann noch viel eingeschränkter als die eines schon älteren Menschen. Der Satz, dass die beste Therapie eine möglichst frühzeitige ist, gilt zwar in allen Fällen, für das Kindesalter aber hat er noch eine erhöhte Bedeutung. Die Prognosen allerdings, eine entsprechende Behandlung vorausgesetzt, sind relativ gut.

Die Heilungschancen bei rechtzeitiger Therapie sind gut

Therapie
Entsprechend den Therapievoraussetzungen (siehe Seite 162 f.):
Information der Eltern und des Kindes;
antientzündliche nichtsteroidale Antirheumatika und/oder Kortison (evtl. lokale Kortisontherapie);
Basistherapie mit langsam wirkenden Antirheumatika wie Antimalariamittel, Goldsalze, Sulfasalazin;
Synoviorthese;
Ergotherapie;
operative Maßnahmen;
physikalische Therapie;
naturheilkundliche begleitende Therapien durch den Kinderrheumatologen;
für Jugendliche ab 14 Jahren auch komplementär Rheuma-Komplex-Therapie.

Morbus Bechterew (Spondylitis ankylosans)

Eine jahrtausendalte Erkrankung: Morbus Bechterew

Schon vor Jahrtausenden erkrankten Menschen an der Spondylitis ankylosans, wie Skelettbefunde aus dem alten Ägypten, aber auch aus der Steinzeit in unserer Region belegen. Diese entzündlich rheumatische Erkrankung ist bei Laien besser bekannt unter dem Namen Morbus Bechterew (nach dem russischen Arzt Wladimir Bechterew). Spondylitis bedeutet Wirbelentzündung, ankylosans so viel wie gelenkversteifend. Man schätzt, dass etwa 0,1 Prozent der deutschen Bevölkerung davon betroffen sind. Die weitaus größte Anzahl der Patienten ist männlich. Frauen haben in der Regel einen milderen und nicht immer typischen Verlauf. Bei ungefähr 80 Prozent der Patienten manifestiert sich die Krankheit zwischen dem 15. und dem 40. Lebensjahr.

Die meisten Patienten sind männlich

Eine genetische Prädisposition ist anzunehmen

Die Spondylitis ankylosans ist eine chronische entzündliche Erkrankung der Wirbelsäule und der Iliosakralgelenke (Kreuzbein-Darmbein-Gelenke), von der auch die großen gewichttragenden Gelenke, häufig einseitig, betroffen sein können. Innere Organe sind dagegen relativ selten angegriffen. Im Endstadium führt die Erkrankung zu einer vollständigen Versteifung. Sie ist eine Autoimmunerkrankung, deren eigentliche Ursache man noch nicht ausreichend entschlüsselt hat. Eine genetische Prädisposition ist anzunehmen, charakterisiert durch das in den meisten Fällen vorhandene Antigen HLA-B27. Doch genügt diese genetische Bereitschaft nicht, um das Entstehen der Krankheit zu erklären. Diskutiert werden als weitere Auslöser vor allem mikrobielle Infektionen, aber auch hormonelle Umstellungen oder sogar seelische Krisen u. a. Charakterisiert ist der Morbus Bechterew wie alle entzündlich rheumatischen Erkrankungen durch eine Entzündung der Gelenkinnenhaut mit einer ausgeprägten Tendenz zur Versteifung. Der Beginn der Erkrankung ist in der Regel schleichend. Die Entwicklung zieht sich über

Vererbung spielt eine Rolle, ist aber nicht einzige Ursache

eine Reihe von Jahren hin. Man kann sie in vier Stadien einteilen.

Das Leiden beginnt mit Kreuzschmerzen

In der ersten Phase (Prodromalstadium), die sich über Monate und Jahre erstrecken kann, leidet der Patient vor allem an tief sitzenden Kreuzschmerzen mit Ausstrahlung zu den Darmbeinschaufeln und der Hinterseite der Oberschenkel, jedoch nie über das Knie hinaus. Der Verlauf ist schleichend. Zu Beginn sind die Beschwerden einseitig, später treten sie beidseitig auf. Die Schmerzen treiben den Patienten nachts und besonders frühmorgens aus dem Bett. Nach Bewegung bessern sich diese Schmerzen. Auch ein zwei bis vier Stunden anhaltendes morgendliches Steifheitsgefühl in der Lendenwirbelsäule kommt häufig vor. Bei 20 bis 40 Prozent der meist jüngeren Patienten entwickeln sich schon vor der Spondylitis ankylosans Gelenkentzündungen, vor allem der gewichtstragenden Hüft-, Knie- und Sprunggelenke. Weitere Frühsymptome sind ein Schwäche- und Krankheitsgefühl, manchmal Schmerzen in der Ferse und am Übergang des Brustbeins zu den Rippen. Auch eine einseitige Regenbogenhautentzündung (Iridozyklitis) kommt vor. Die Erkrankung kommt in über 90 Prozent der Fälle irgendwann zum Stillstand.

Zu Beginn meist Schmerzen im unteren Rücken

Häufig kommt die Erkrankung spontan zum Stillstand

Entwicklung von unten nach oben

In der zweiten Phase bilden sich arthritische Veränderungen an den Kreuzbein-Darmbein-Gelenken (Iliosakralgelenke) aus. Die Anfangssymptome verstärken sich. Weiterhin kommt es zu Schmerzen im Bereich der Sehnenansätze der Ferse, des Sitzbeins und des großen Rollbügels der Hüfte. Die Spondylitis ankylosans entwickelt sich in der Regel von unten nach oben, also von den Kreuzbein-Darmbein-Gelenken über die Brustwirbelsäule bis zur Halswirbelsäule. Schon in dieser Phase können sich Entzündungen in jedem Bereich der Wirbelsäule ausbreiten. Die Bewegungsfähigkeit verschiedener Wirbelsäulenabschnitte wird zunehmend eingeschränkt.

Die Krankheit breitet sich von unten nach oben aus

Die Behinderung der Bewegung nimmt laufend zu

Die dritte Phase ist gekennzeichnet durch eine brettartige Abflachung der Lendenwirbelsäule und Ausbildung eines immer steifer und runder werdenden Rückens. Die Halswirbelsäule streckt sich versteifend immer mehr. Das Kinn reicht nicht mehr an das Brustbein heran, an der Wand stehend erreicht das Hinterhaupt beim Zurücklehnen diese nicht mehr. Diesen Zustand nennt man auch das eigentliche Wirbelsäulenstadium. Das regelmäßige Messen des Abstandes Kopf–Wand gibt dann Hinweise auf das Fortschreiten der Einsteifung. Die Behinderung der Bewegung, die anfangs noch reversibel (aufhebbar) war, nimmt laufend zu und wird immer mehr fixiert. Auch die Entfaltung des Brustkorbs wird immer mehr behindert, was zu Atembeschwerden führt. Durch diese »Brustkorbstarre« verringert sich die Atembreite (Differenz der Ausdehnung des Brustkorbs zwischen Aus- und Einatmung). Mehr und mehr verstärkt sich die reine Bauchatmung. Der Bauch verändert sich dadurch. Gleichzeitig findet eine fortschreitende pathologische Vermehrung des Bindegewebes (Fibrosierung) statt. Auch der Befall peripherer Gelenke nimmt zu. Auch in diesem Stadium kann die Erkrankung noch spontan zum Stillstand kommen.

Die Wirbelsäule versteift sich zunehmend

Im weiteren Verlauf bietet der Patient nun auch äußerlich das typische Erscheinungsbild des Bechterew-Kranken. Er geht gebeugt, macht nur noch kleine Schritte, wobei er betont vorsichtig wirkt. Körperdrehungen bereiten ihm mehr und mehr Mühe, selbst der Blick nach oben fällt ihm schwer oder ist gar nicht mehr möglich.

Am Ende steht die völlige Versteifung

Völlige Versteifung der Wirbelsäule als Endstadium

Bei Fortschreiten der Erkrankung kommt es in der vierten Phase zu einer sich vollständig ausbildenden Einsteifung der Wirbelsäule und des Brustkorbs. Auch die stammnahen Gelenke versteifen mehr und mehr. Fehlstellungen erschweren das Gehen. Die Wirbelsäule ist nun völlig versteift. Es findet sich ein extrem gerader unterer Rücken (Lendenwirbelsäule) sowie ein extrem gekrümmter oberer Rücken (Brustwirbelsäule). Der »Trommelbauch« hat sich stark ausgeprägt. Die Atmung ist noch weiter behindert und beschränkt sich auf eine reine Bauchatmung.

In diesem Endstadium verlieren die entzündlichen Erscheinungen ihre Bedeutung; was dem Betroffenen nun in erster Linie zu schaffen macht, ist die Versteifung. Oft gehen auch eine sekundäre Arthrose und eine Osteoporose Hand in Hand mit der Erkrankung.

Begleiterkrankungen machen das Leiden noch schwerer

In jedem Stadium der Spondylitis ankylosans können Begleiterkrankungen auftreten. Bei HLA-B27-positiven Patienten kommt die Regenbogenhautentzündung (Iridozyklitis) häufiger, meist einseitig vor. Bei HLA-B27-negativen Patienten tritt sie seltener, doch meist beidseitig auf. Herzschäden treffen zwei bis vier Prozent der

Patienten. Auch Herzklappenveränderungen sind möglich. Seltener kommt es nach langjähriger Erkrankung zu einer Aortitis, das heißt zu einer Entzündung der großen Körperschlagader (Aorta). Ebenfalls sehr selten treten Veränderungen der Lunge auf.

Nervenschädigungen nicht selten

Sehr ins Gewicht fallen Nervenkompressionen im Bereich des Rückenmarks als Folge der Versteifung, weil sie zu Nervenschäden (neurologischen Ausfällen) führen können.

Zu erwähnen ist auch die vermehrt vorkommende Amyloidose. Darunter versteht man pathologische Einlagerungen von fibrillärem Bindegewebe in innere Organe, vor allem in die Nieren. Im Endstadium können sie zu Nierenversagen führen. Die Einlagerungen kommen durch die mit dem Morbus Bechterew immer verbundene Wucherung von Bindegewebe zustande. Die Amyloidose tritt umso häufiger auf, je länger die Spondylitis ankylosans dauert.

Je länger die Krankheit dauert, desto größer das Risiko einer Amyloidose

Im Rahmen von Laboruntersuchungen finden sich die klassischen unspezifischen Entzündungsparameter erhöht.

Die Verläufe sind sehr unterschiedlich

Der Verlauf dieser Erkrankung kann sich von Patient zu Patient erheblich unterscheiden. Dazu ein Beispiel:

Frau B., 35 Jahre, Sachbearbeiterin beim TÜV, kam zu uns, da sie unter wechselnden Gelenkbeschwerden litt, die niemand ernst nahm, da sie kamen und gingen. Die Beschwerden wurden als Überlastungssyndrom gedeutet aufgrund ihrer vorwiegend sitzenden Tätig-

Wechselnde Gelenkbeschwerden ernst nehmen

keit. Auch die Unzufriedenheit mit ihrer Arbeit unter dem neuen Chef wurde als Mitauslöser einer vermehrten Schmerzempfindlichkeit gesehen. Begonnen hatte alles mit Schmerzen im rechten Knie. Dabei sei das Knie sehr warm und über zwei Tage auch geschwollen gewesen. Sie sei deswegen nicht zum Arzt gegangen. Etwa vier Wochen später sei es zu Schwellungen und Schmerzen in den Fingergrundgelenken gekommen und die Handinnenflächen nahe dem Handgelenk seien merkwürdig gespannt gewesen. Sie habe nichts richtig halten können und sei deswegen nach dem Wochenende zum Arzt gegangen. Sie erzählte ihm von den sehr schnell vergangenen Kniebeschwerden und zeigte ihm die jetzt schon wieder abklingenden Schwellungen. Sie erhielt eine »Rheuma-Creme« und eine Anleitung zu Fingerübungen für Patienten, die vorwiegend an der Schreibmaschine arbeiten. Die Beschwerden klangen ab. Doch schon drei Wochen später kam es zu akuten Schmerzen in der Lendenwirbelregion rechts. Die Patientin fühlte sich ganz schief. Auch diese Beschwerden klangen wieder ab. Dann kam es akut zu extremen Schmerzen, die in den Unterleib rechts hineinzogen, sodass die Patientin nur noch gekrümmt gehen konnte. Die Kontrolle durch die Frauenärztin zeigte keine Auffälligkeit.
Der Hausarzt nahm sich Zeit für ein längeres Gespräch und verordnete Entspannungsübungen. Noch viele Male traten wechselnde Gelenkbeschwerden und Rückenschmerzen auf, ohne dass die Patientin zum Arzt ging.
Im Rahmen einer zwischenzeitlich aufgetretenen Nasennebenhöhleninfektion wurden Laborkontrollen durchgeführt, die eine hohe Entzündungsaktivität auch nach Abklingen der akuten Erkrankung zeigten. Gleich-

zeitig kam es wieder zu starken Rückenschmerzen. Der Orthopäde stellte einen Beckenschiefstand rechts mit Beckenverwringung fest. Die Kreuzbein-Darmbein-Gelenke waren rechtsbetont druckschmerzhaft. Die röntgenologische Kontrolle zeigte entzündliche Erosionen in den Kreuzbein-Darmbein-Gelenken im Sinne einer Sakroiliitis bei Morbus Bechterew.

Frauen sind oft weniger schwer betroffen

Bei Frauen ist der Verlauf des Morbus Bechterew häufig milder und wird dann leicht verkannt bei seltsam wechselnden Beschwerden.

Therapie
Entsprechend den Therapievoraussetzungen (siehe Seite 162 f.):
antientzündliche nichtsteroidale Antirheumatika, auch der neuen Generation der COX-2-Hemmer, und/oder Kortison, eventuell Schmerzmittel;
Basistherapie mit langsam wirkenden Antirheumatika;
physikalische Therapie mit Dehn-, Kräftigungs- und Mobilisationsübungen;
Ergotherapie;
komplementär oder alternativ Rheuma-Komplex-Therapie.

Arthritis psoriatica

Haut und Gelenke sind erkrankt

Die Arthritis psoriatica, auch Psoriasis-Arthritis genannt, ist eine rheumatische Erkrankung, bei der zum einen eine Arthritis, die Ähnlichkeiten mit einer chronischen Polyarthritis hat, zum anderen eine Hautkrankheit, die Schuppenflechte (Psoriasis), besteht. Die Erkrankung beginnt schleichend, verläuft in Schüben und häufig chronisch. Chronische Polyarthritis betrifft etwa ein

Prozent, die Psoriasis etwa zwei Prozent der Bevölkerung, ein kleiner Anteil von etwa 0,1 Prozent ist von beiden Leiden gleichzeitig betroffen. Die Arthritis psoriatica befällt Männer und Frauen etwa gleich häufig. Sie entwickelt sich vorwiegend zwischen dem 20. und dem 40. Lebensjahr, kann aber in jedem Lebensalter auftreten. Selten manifestieren sich die beiden Krankheitsbilder zur gleichen Zeit (15 bis 20 Prozent). Meist beginnt die Erkrankung mit der Schuppenflechte (65 bis 80 Prozent), nur in etwa 10 bis 15 Prozent mit einer Arthritis. Bis sie beide gemeinsam auftreten, können oft Jahre vergehen.

In der Regel tritt zuerst die Psoriasis auf

Die zugrunde liegenden Ursachen der Arthritis psoriatica sind unbekannt. Viele Faktoren spielen eine Rolle. Die unterschiedlichen Verlaufsformen der Arthritis psoriatica unterscheiden sich in ihrem Antigenmuster. Immunologisch findet sich unter anderem eine herabgesetzte Zahl von Helferzellen (CD4+-T-Lymphozyten), weitere Laboruntersuchungen zeigen aber keine autoimmunologischen Phänomene. Erbfaktoren (genetische Faktoren) spielen eine große Rolle. Diskutiert werden als Auslöser virale oder bakterielle Infektionen, aber auch Stress.

Zu Anfang meist nur Schmerzen in den Gelenken, später Schwellungen und Rötungen

Oft ist die Arthritis psoriatica besonders zu Beginn nur mit Gelenkschmerzen (Arthralgien) verbunden. Erst viel später bildet sich eine eher asymmetrische Arthritis aus, die von einer Entzündung der Gelenkinnenhaut ausgeht und besonders im Finger- und Zehenbereich zu erheblichen Schwellungen aller Gelenke (Wurstzehen und Wurstfinger), auch der Endgelenke, führt. Akute Rötungen oder rot-bläuliche Verfärbungen besonders der Endgelenke kommen hinzu. Selten sind die Gelenke überwärmt. Ein schubweiser Verlauf ist

Verlauf abhängig von der Schwere der Psoriasis

typisch. Zu Beginn sind meist nur ein bis mehrere Gelenke betroffen. Je ausgedehnter und schwerer die Psoriasis verläuft, umso häufiger kommt es zu Gelenkentzündungen mit Zerstörung des Knorpels und Knochens sowie Verdickung der Gelenkkapsel mit nicht unerheblichen funktionellen Störungen. Anders als bei der cP findet indessen neben der Zerstörung auch eine Proliferation, ein Anbau von neuen Knochen in der Umgebung des entzündeten Gelenks statt. Diese Proliferation bedeutet aber eine zusätzliche Verschlimmerung, denn sie führt zu einer derben Verdickung der Gelenke und verursacht eine nicht unerhebliche funktionelle Störung. Seltener sind Knie- und Sprunggelenke, aber auch die Kreuzbein-Darmbein- (Iliosakral-) oder die kleinen Wirbelgelenke betroffen. Eine Mitbeteiligung der Wirbelsäule betrifft vorwiegend Männer. Sie leiden häufiger zusätzlich unter Augenentzündungen (Iritis). Schmerzhafte Sehnenverkalkungen, besonders im Ansatzbereich am Knochen, entwickeln sich im Verlauf. Attacken an den kleinen Gelenken können gelegentlich mit einem Gichtanfall verwechselt werden, die Veränderungen im Wirbelsäulenbereich ähneln einem Morbus Bechterew. Die Beteiligung innerer Organe ist selten.

Manchmal muss der Arzt nach Herden suchen

Versteckte Psoriasis z. B. in Nabel oder Gesäßfalte

Die Schuppenflechte ist verhältnismäßig leicht zu diagnostizieren, wenn die typischen geröteten, scharf begrenzten herdförmigen Hautpartien, die meist mit weißen Schuppen bedeckt sind, sichtbar werden. Sind diese Veränderungen der Haut und auch der Nägel jedoch nur gering ausgeprägt, werden sie von den Betroffenen häufig gar nicht beachtet. Wenn der Arzt eine Arthritis psoriatica anhand des Befallmusters der

Gelenke vermutet (alle Gelenke eines Fingers oder eines Zehs sind betroffen), ist es seine Aufgabe, nach Psoriasisherden zu suchen. »Verstecke« können zum Beispiel der Nabel, der Haarboden, die Fußsohlen oder die Gesäßfalte sein. Psoriasis, ob mit oder ohne Arthritis, kann überall am Körper auftreten.

Schwere Krankheitsverläufe selten

Spontanheilungen kommen häufiger vor. Die schwere Verlaufsform ist selten und führt nicht selten zu Frühinvalidität. Schmerzen und Funktionseinbußen sind in jedem Fall zu erwarten. Die Veränderungen an Haut und Nägeln (Tüpfelnägel) sind Ausdruck der Erkrankung und stellen auch ein kosmetisches Problem dar.

Ein Beispiel soll zeigen, wie die ersten Symptome einer Arthritis psoriatica von den Patienten häufig lange nicht ernst genommen werden:

Herr H., 43 Jahre, Bankdirektor, kam zu uns, mehr nur als Begleiter seiner Frau, die nach einer Borreliose-Infektion durch Zeckenbiss an einer Lyme-Arthritis litt. Er klagte seit fast einem Jahr über immer wieder kurzzeitig auftretende wechselnde Beschwerden nur des 2. Fingers der rechten Hand. Dabei sei der ganze Finger angeschwollen, besonders aber im Bereich der Gelenke. Schmerzen und ein unangenehmes Spannungsgefühl würden ihn sehr behindern. In letzter Zeit seien die beschwerdefreien Intervalle immer kürzer geworden und es komme zunehmend nicht nur zu schmerzhaften Schwellungen des 2. und 3. Fingers der rechten Hand, sondern auch der 2. und 3. Zehe rechts, die wurstartig verändert seien. Die Beschwerden nehmen nach Ansicht des Patienten unter Stressbelastung zu. Die Frage nach Hautauffälligkeiten verneinte der Patient. Und doch fand sich bei genauer Untersuchung ein kleinster

Stress kann Krankheitsschübe auslösen

Psoriasis-Herd im Nabel. Außerdem fielen Nagelveränderungen auf mit Längsriffelung und Tüpfeln.
Die Laborkontrollen zeigten eine erhöhte Entzündungsaktivität, einen negativen Rheumafaktor, außerdem eine besondere genetische Konstellation mit positiven HLA-13 und HLA-B17, HLA-B37 und HLA-B39.
Der Patient wurde über die Erkrankung informiert und im Sinne der Rheuma-Komplex-Therapie behandelt.

Der Rheumafaktor ist bei dieser Erkrankung in der Regel negativ, die Zahl der T-Helferzellen ist erniedrigt, es zeigt sich eine abgeschwächte Reaktion der Fresszellen und der Lymphozytenanpassung; dagegen treten keine autoimmunologischen Laborauffälligkeiten auf, doch die Entzündungsparameter sind im Schub erhöht. Es zeigen sich meist charakteristische HLA-Konstellation, z. B. zusätzlich HLA-B27-positiver Befund bei Wirbelsäulenbeteiligung.

Häufig genetische Prädisposition

Therapie
Entsprechend den Grundvoraussetzungen (siehe Seite 162 f.):
antientzündliche nichtsteroidale Antirheumatika, auch der neuen Generation der COX-2-Hemmer, und/oder Kortison, eventuell Schmerzmittel;
Immunsuppressiva wie Methotrexat;
Basistherapie mit langsam wirkenden Antirheumatika wie Goldsalzen, Chloroquin, Sulfasalazin;
Retinoide, Vitamin-D-Derivate oder Somatostatin intravenös nur in schweren Einzelfällen;
Synoviorthese;
physikalische und Ergotherapie;
komplementär oder alternativ Rheuma-Komplex-Therapie.

Gelenkentzündungen im Rahmen anderer Erkrankungen

Morbus Behçet

Morbus Behçet ist nach dem türkischen Arzt Hulusi Behçet benannt, der ihn als Erster beschrieb. Die Erkrankung kommt am häufigsten in Japan vor, wo sie eine der Hauptursachen für Erblindung ist.

Morbus Behçet in kalten Klimazonen häufiger

Eine genetische Disposition wird angenommen. Die Behçet-Krankheit tritt vorwiegend zwischen dem 16. und dem 35. Lebensjahr auf. Männer und Frauen sind gleich häufig betroffen. Die Schwere der Erkrankung variiert je nach Volksstamm. Morbus Behçet kommt weltweit vor, in heißen Klimazonen seltener als in kalten.

Morbus Behçet wird heute den so genannten okulomukokutanen Syndromen zugerechnet, da bei dieser Erkrankung sowohl Störungen der Augen, der Schleimhaut und der Haut auftreten.

Mit kleinen Geschwüren im Mund fängt es an

Mit Aphthen fängt es an

Erstes Anzeichen sind meist Aphthen im Mundbereich, kleine schmerzhafte Geschwüre an den Lippen, unter der Zunge und innen an den Wangen. Nur bei mindestens dreimaligem Auftreten pro Jahr gilt dies als wichtiges Symptom des Morbus Behçet. Nur wenn auch noch zwei weitere symptomatische Schleimhautveränderungen dazukommen, wie kleine Geschwüre (Aphthen) im Bereich der Genitalien und zusätzlich Augenstörungen wie eine Entzündung der mittleren Augenhaut (Uveitis), kann man von einem Morbus Behçet ausgehen. Eine Erblindung ist bei chronischem Verlauf des Morbus Behçet nicht auszuschließen. Auch verschiedene Hautveränderungen wie Hautrötungen (Ery-

thema nodosum) und akneiforme Knötchen treten bei dieser Erkrankung auf.
Einen Hinweis auf eine für Morbus Behçet typische Überempfindlichkeit der Haut gibt auch ein Einstichtest mit Pustelbildung, ablesbar nach 48 Stunden.

Schwere Verläufe möglich
Selten, doch dann in gravierender Ausprägung, kommt es zu Gelenkentzündungen. Betroffen davon sind vor allem die größeren Gelenke, meist an den unteren Extremitäten. Diese Oligoarthritis setzt meist akut ein, tritt immer wieder auf und bedarf einer entsprechenden antientzündlichen, das Immunsystem unterdrückenden (immunsuppressiven) Therapie.

Die Gelenke sind nur selten entzündet

Wie ernst das Behçet-Syndrom besonders bei begleitenden Gelenkentzündungen zu nehmen ist, zeigt, dass erst nach einer zwei Jahre anhaltenden Remission (so nennt man das vorübergehende Nachlassen oder Verschwinden der Symptomatik) die immunsuppressive Therapie versuchsweise abgesetzt werden kann.
Magen-Darm-Geschwüre, Gefäßveränderungen mit Verschlüssen von Venen und Arterien, Aneurysmen und Beteiligung des zentralen Nervensystems sind weitere Komplikationen.
Auch Ablagerungen von Immunglobulinen in den Venenwänden können auftreten. Bei etwa jedem siebten Patienten entwickelt sich eine Thrombophlebitis (Venenentzündung) im Bereich der Beine. Thrombosen treten ebenfalls häufig auf. Ebenso können die Arterien betroffen sein.

Auch die Blutgefäße sind manchmal betroffen

Die Symptome und krankhafte immunologische Merkmale geben Hinweise auf eine durch anhaltende Einwirkung eines infektiösen Wirkstoffs ausgelöste Fehlreaktion. Krank machende Ablagerungen von Antikörpern (Immunglobulinen) in den Gefäßwänden scheinen unter anderem die Auslöser der Erkrankung zu sein.

Gelenkentzündungen treten meist in den unteren Extremitäten auf

Entzündung der größeren Gelenke
Charakteristisch für den Morbus Behçet ist eine arthritische Entzündung der Gelenke, meist der größeren Gelenke der unteren Extremitäten. Diese Oligoarthritis setzt meist akut ein, tritt immer wieder auf und bedarf einer entsprechenden antientzündlichen Therapie.

Therapie
Entsprechend den Grundvoraussetzungen (siehe Seite 162 f.):
Colchicin;
Immunsuppressiva wie Cyclophosphamid, Cyclosporin A, Azathioprin, Levamisol;
Interferon;
antientzündliche nichtsteroidale Antirheumatika, auch der neuen Generation der COX-2-Hemmer, und/oder Kortison, eventuell Schmerzmittel;
Ergotherapie;
physikalische Therapie;
komplementär oder alternativ Rheuma-Komplex-Therapie.

Entzündliche Systemerkrankungen

Systemischer Lupus erythematodes

SLE-Symptom: das Schmetterlings-Erythem

Lupus bedeutet Wolf, erythematodes gerötet (der umgangssprachliche Ausdruck »sich einen Wolf laufen« ist für Hautrötung gebräuchlich). Die Erkrankung geht mit entzündlichen Hautrötungen einher. Näher charakterisiert wird die Erkrankung durch den Begriff »systemisch«, der darauf hinweist, dass es sich nicht nur um eine äußerliche Hauterkrankung handelt, sondern dass der ganze Organismus betroffen ist. Der systemische Lupus erythematodes wird zu den systemischen Bindegewebserkrankungen (Kollagenosen) gezählt. Er ist in der Gruppe der Kollagenosen die häufigste Erkrankung.

SLE gehört zu den Kollagenosen

Lupus erythematodes tritt mit einer Häufigkeit von jährlich etwa fünf Neuerkrankten pro 100 000 Personen auf. Im Alter zwischen 16 und 65 Jahren sind neunmal so viele Frauen wie Männer erkrankt. Die Krankheit beginnt bei Frauen am häufigsten zwischen dem Beginn der Menstruation und etwa dem 30. Lebensjahr.

Der systemische Lupus erythematodes (SLE) ist eine Autoimmunerkrankung unklarer Ursache. Erbfaktoren wie die HLA-B8- und DR3-Antigene sind mitbestimmend (siehe Seite 77). Die Störung zeigt sich einerseits durch eine erhöhte Produktion von Autoantikörpern besonders gegen Zellkernbestandteile, aber auch durch erhöhte Immunkomplexe, da eine verminderte Anzahl der Immunkomplexrezeptoren sowie eine Fehlfunktion dieser besteht. Auch das Komplementsystem ist gestört.

Die Ursache ist eine Fehlfunktion des Immunsystems

Alle Organsysteme sind von der Erkrankung betroffen. Die häufigsten Symptome im Gesamtverlauf der Erkrankung sind Gelenkschmerzen (Arthralgien, 85 Prozent), Allgemeinsymptome wie Abgeschlagenheit, erhöhtes Schlafbedürfnis, verminderte Leistungsfähigkeit und Fieber (84 Prozent), Hautrötung, vorwiegend in Schmetterlingsform, über Nase und Wangen beider-

SLE verursacht eine Vielzahl an gesundheitlichen Störungen

seits (Erythem, 81 Prozent), Nierenentzündung (Nephritis, 77 Prozent), Gelenkentzündung (Arthritis, 63 Prozent), Gefäßverkrampfungen der Endbereiche (Akren) der Finger und Zehen (Raynaud-Syndrom, 58 Prozent), Schleimhautgeschwüre (54 Prozent), Störungen des zentralen Nervensystems (54 Prozent), Magen-Darm-Beschwerden (47 Prozent), Gefäßentzündung (Vaskulitis, 37 Prozent), Lungenfellentzündung (Pleuritis, 37 Prozent), Lymphdrüsenerkrankung (Lymphadenopathie, 32 Prozent), Herzbeutelentzündung (Perikarditis, 29 Prozent), Lungenentzündung (Pneumonitis, 17 Prozent), Herzmuskelentzündung (Myokarditis, vier Prozent), Venenentzündung und Blutverklumpung (Thrombophlebitis, acht Prozent), schwere Nierenstörungen (nephrotisches Syndrom, elf Prozent), Augenstörungen (fünf Prozent), Muskelentzündung (fünf Prozent).

Vielfältige Auslöser

Sonnenlicht gehört zu den Auslösern

Als Auslöser werden u. a. Viren und mikrobielle Substanzen vermutet. Sonnenbestrahlung dürfte ebenfalls eine Rolle spielen, weil Neuerkrankungen bevorzugt in den Sommermonaten auftreten; desgleichen kommt es bei Patienten zu neuen Schüben, wenn sie sich zu sehr der Sonne aussetzen. Häufig besteht gleichzeitig eine Sonnenempfindlichkeit (Fotosensitivität).

Auch gewisse Medikamente können bei bestimmter Veranlagung Auslöser sein.

Psychische Belastungen durch die Symptome

Unter der Vielzahl von Symptomen, die der SLE aufweist, fallen am deutlichsten die Erytheme auf, das heißt die Hautrötungen. Hier wiederum besonders auffällig ist das »Schmetterlingserythem« im Gesicht, das symmetrisch die Wangen und den Nasenrücken umfasst. Weitere Merkmale der Erkrankung sind Hauterscheinungen wie zum Beispiel Haarausfall, auch mit violetten oder blauen Flecken »marmorierte« Hautpartien vorwiegend an den Unterschenkeln oder das Raynaud-Syndrom mit schlecht durchbluteten Endbereichen von Fingern und Zehen sowie Läsionen der Schleimhaut am Gaumen und an der Nasenscheidewand. Häufig stellen diese Symptome auch eine psychische Belastung für die Patienten dar.

Die zahlreichen Beschwerden belasten auch die Seele

Auch Gelenke betroffen

In neun von zehn Fällen leiden die Patienten an Entzündungen der Gelenkinnenhaut (Synovitis) und an Gelenkschmerzen (Arthralgien). Betroffen sind meist die Fingergelenke, aber auch andere Gelenke wie etwa das Kiefergelenk. Ähnlich wie bei der chronischen Polyarthritis ist Morgensteifigkeit für den Lupus erythematodes typisch. Häufig treten auch Myalgien (Muskelschmerzen) auf.

Entzündungen verschiedener Organe

Bei fast jedem Patienten sind die Nieren mehr oder weniger schwer betroffen, umgangssprachlich als Lupusnephritis bekannt. Erst sehr spät fällt die Nierenstörung auf. Die Nieren werden entzündlich verändert, wodurch nicht nur ihre Funktion als Entgiftungsorgan gestört ist, sondern auch wichtige Nierenstrukturen zerstört werden, bis hin zum Nierenversagen.

Nieren, Herz und Lunge sind ebenfalls gefährdet

Jeder vierte Patient muss im Laufe der Zeit mit einer Perikarditis (Herzbeutelentzündung) rechnen. Auch Thrombophlebitiden (Venenentzündungen), aus denen Lungenembolien entstehen können, treten bei fast jedem zehnten Fall auf. Nicht selten sind Entzündungen der Pleura, wie die die Lunge überziehende Membrane genannt wird (siehe Seite 89). Auch Kombinationen mit anderen Autoimmunerkrankungen sind möglich.

Die Prognose hat sich etwas verbessert

SLE verläuft schubweise

Allgemein leidet der Patient unter einem schweren Krankheitsgefühl, vor allem in den akuten Schüben. Abgeschlagenheit, Müdigkeit, oft auch Fieber, Appetitlosigkeit, Gewichtsverlust und deutlich verminderte Leistungsfähigkeit sind die allgemeinen Symptome.

Die Prognose ist inzwischen besser

Die Prognose hat sich in den letzten Jahren etwas verbessert. Heute kann man davon ausgehen, dass die Mehrzahl der Patienten auch bei schwererem Verlauf eine Überlebenszeit von mehr als zehn Jahren hat. Eine ausgeprägte Beteiligung der Nieren kann indessen lebensverkürzend sein.

Therapie

Entsprechend den Therapievoraussetzungen (siehe Seite 162 f.):
Die Therapie ist vorwiegend darauf ausgerichtet, die übermäßige Blutgerinnung zu verhindern mit Azetylsalizylsäure oder Marcumar. Weiter wird versucht, die erhöhten Antikörper und Immunkomplexe mit einer Art Blutwäsche (Plasmapherese) zu entfernen. In manchen Fällen werden Immunglobuline intravenös injiziert. Bei hoher Krankheitsaktivität werden Kortison und immunsuppressive Medikamente wie Methotrexat, Cyclophosphamid oder Azathioprin eingesetzt.
Soweit erforderlich:
Ergotherapie;
physikalische Therapie.

Die Rheuma-Komplex-Therapie wird nur begleitend eingesetzt, ohne die immunmodulierende Therapie mit Thymuspeptiden, möglich ist die homöopathische Therapie mit Thymorell®.

Sjögren-Syndrom

Das Sjögren-Syndrom betrifft vor allem Drüsen

Das Sjögren-Syndrom wurde zum ersten Mal von dem schwedischen Augenarzt Henrik Sjögren beschrieben. Denn die Augen sind bei dieser Erkrankung immer betroffen. Man spricht von einem primären Sjögren-Syndrom, wenn die Erkrankung allein auftritt, von einem sekundären, wenn sie sich im Zusammenhang mit einer anderen Erkrankung manifestiert. Bei vielen Patienten ist das eine chronische Polyarthritis oder eine andere entzündlich rheumatische Erkrankung (z. B. Lupus erythematodes, siehe Seite 118 ff.).
Die eigentliche Ursache für das Sjögren-Syndrom ist noch nicht bekannt. Man weiß jedoch, dass es sich um eine Autoimmunerkrankung handelt, bei der nicht in erster Linie die Gelenke angegriffen werden, sondern auch Drüsen. Am häufigsten betroffen sind Frauen um das 50. Lebensjahr, und zwar neunmal so oft wie Männer. Die Krankheit kann aber auch bei älteren Menschen vorkommen.

Trockenheit von Augen, Mund und Schleimhäuten

Entzündete Drüsen führen zur Trockenheit von Schleimhäuten

Die charakteristischen Symptome des Sjögren-Syndroms sind Augen-, Mund- und Schleimhauttrockenheit, weil die entsprechenden Drüsen entzündlich verändert sind und ihre Tätigkeit dadurch vermindert oder sogar eingestellt wird. Die mangelnde Tränenflüssigkeit führt zu einer Konjunktivitis (Bindehautentzündung) oder auch zu einer Keratitis (Hornhautentzündung).

Die oberen Luftwege und Verdauungsdrüsen können mitbetroffen sein

Ebenso unangenehm ist die durch mangelnde Speichelsekretion hervorgerufene Mundtrockenheit; in der Regel ist damit eine Dysphagie (Schluckbeschwerden) verbunden. Auch Entzündungen der Luftröhre, des Kehlkopfes, der Nasennebenhöhlen und der Bronchien treten öfter auf. Die Produktion der Magen- und der Pankreasflüssigkeit kann vermindert sein. Bei jedem zweiten Patienten sind die Ohrspeicheldrüsen vergrößert. In jedem dritten Fall wird das Raynaud-Syndrom beobachtet, eine Durchblutungsstörung der Finger. Gelegentlich sind auch Lunge und Nieren mitbetroffen. Die arthritischen Beschwerden sind die einer chronischen Polyarthritis. Daneben bedeuten vor allem Augen- und Mundtrockenheit eine schwere Beeinträchtigung der Lebensqualität.

Die Patienten leiden häufig an einer weiteren Erkrankung des rheumatischen Formenkreises

Sjögren-Syndrom mit chronischer Polyarthritis

30 bis 55 Prozent der Patientinnen leiden zusätzlich an einer chronischen Polyarthritis, 25 Prozent der cP-Patienten und zwei bis neun Prozent der Patienten mit Lupus erythematodes weisen auch Symptome des Sjögren-Syndroms auf.

Therapie

Entsprechend den Grundvoraussetzungen (siehe Seite 162 f.):

rechtzeitige Therapie gegen die entsprechenden Infektionen, besonders zu beachten sind Candida-Infektionen;

ausreichende Mund- und Zahnpflege;

Rauchverbot, Zugvermeidung, Nutzen von Luftbefeuchtern;

Substitution von künstlicher Tränenflüssigkeit und Speichel.

Je nach Schwere der systemischen Beteiligung:
antientzündliche nichtsteroidale Antirheumatika, auch der neuen Generation der COX-2-Hemmer, und/oder Kortison;
Immunsuppressiva wie Methotrexat;
Basistherapie mit langsam wirkenden Antirheumatika wie Antimalariamittel;
Ergotherapie;
physikalische Therapie.

Die Rheuma-Komplex-Therapie wird nur begleitend eingesetzt mit einer homöopathischen immunmodulierenden Therapie mit Thymuspeptiden (Thymorell®).

Systemische Sklerose

Die Sklerodermie ist ein Sammelbegriff für unterschiedliche Erkrankungen wie die systemische Sklerose, die circumskripte Sklerodermie und die so genannten Überlappungssyndrome, die nicht ohne weiteres einer der beiden definierten Erkrankungen zuzuordnen sind. Sie werden zu den Kollagenosen gezählt. Bei der Sklerodermie finden sich Störungen des Gefäßsystems, des Immunsystems und des Bindegewebes. Sie sind mit einer Sklerose der Haut verbunden und weisen mehr oder weniger eine Beteiligung innerer Organe auf.

Autoimmunprozesse führen zu Verhärtungen der Haut

Der Wortteil Sklero- bedeutet so viel wie Verhärtung, der Wortteil -dermie sagt aus, dass die Haut betroffen ist. Wie bei allen Kollagenosen handelt es sich um eine Autoimmunkrankheit.
Es gibt eine Neuerkrankung pro Jahr pro 100 000 Einwohner.

Frauen sind etwa fünfmal häufiger betroffen als Männer. Die Erkrankung tritt vorwiegend zwischen der 3. und 5. Lebensdekade auf.

Verschiedene Auslöser kommen infrage

Die genaue Krankheitsursache ist unbekannt. Erbliche Veranlagung spielt eine Rolle. Diskutiert werden als Auslöser auch Belastungen von außen z. B. durch Chemikalien wie Formaldehyd, Petrochemikalien, Silikonimplantate sowie Medikamente.

Die ersten Symptome sind Hautveränderungen

Die ersten Symptome einer Sklerodermie sind verschiedene Hautveränderungen, vor allem an den Fingern und im Gesicht. Besonders auffällig ist das Raynaud-Syndrom. Hierbei handelt es sich um plötzlich auftretende Durchblutungsstörungen, bei denen besonders die Endbereiche von Fingern und/oder Zehen spontan ganz blass werden, was aber nach kurzer Zeit wieder abklingt. Das Raynaud-Syndrom kann schon Jahre vor der Entwicklung der eigentlichen Erkrankung auftreten und ist so typisch für die Sklerodermie wie auch für andere Kollagenosen, dass es bei häufiger Wiederholung der erste Hinweis sein kann. Im weiteren Verlauf kann es zu kleinen arteriellen Geschwüren der Haut kommen sowie bissartigen Verletzungen an den Fingerkuppen (»Rattenbissnekrosen«). Die Zahl der kleinsten Gefäße (Kapillare) nimmt ab, die Gefäßwand verändert sich, mitverursacht durch Autoantikörper. 90 Prozent der Betroffenen haben Autoantikörper gegen Zellkerne und ihre Bestandteile. Es entstehen vermehrt Blutgerinnsel an den nicht mehr intakten Gefäßinnenwänden.

Das Raynaud-Syndrom ist nicht selten das erste Symptom der Sklerodermie

In der Haut kommt es zu einer Vermehrung des Kollagens, eines Bestandteils des Bindegewebes. Die betroffenen Hautpartien sind anfangs geschwollen, dann entwickelt sich langsam eine Atrophie (Schwund) der normalen Hautstrukturen mit vermehrter Verdickung und Starre durch die extreme Kollageneinlagerung. Der Patient verspürt Hautspannungen und hat das Gefühl, als ob die Haut »zu eng« geworden wäre. Besonders unangenehm macht sich das im Gesicht bemerkbar: Die Spannung ist so stark, dass selbst das Öffnen des Mundes erschwert ist. Dadurch wird auch die Mimik beeinträchtigt, das Gesicht wirkt starr. Zusätzlich ist die Haut in diesem Zustand erheblich leichter verletzlich.

Die Haut spannt und ist leichter verletzlich

Nach und nach werden innere Organe befallen

Parallel zu diesen äußerlichen Hauterscheinungen werden nach und nach auch verschiedene innere Organe betroffen. Bei sieben von zehn Patienten tritt eine Störung der Ösophagusfunktion, das heißt der Speiseröhre auf. Das kann zu einer Entzündung führen, der Patient bekommt schwere Schluckbeschwerden. Aber auch der Darm kann befallen sein, was häufig zu einer gestörten Nahrungsverwertung führt. Die Gallengänge in der Leber sind ebenfalls betroffen. Bei schwerem Verlauf wird die Leber geschädigt bis hin zu einer Leberzirrhose. Die Lunge ist bei jedem Dritten betroffen, dabei kommt es zu Beginn nur unter Belastung, später auch in Ruhe zu deutlich zunehmender Atemnot. Auch in der Lunge kann Bindegewebe wuchern: es kommt zur Lungenfibrose, die kleinen Lungenarterien verhärten sich.

Das Bindegewebe innerer Organe beginnt zu wuchern

Desgleichen finden sich entzündliche Veränderungen und vermehrtes Bindegewebe in den Nieren, was bis zum Nierenversagen führen kann.

Mehr noch ins Gewicht fällt, dass das Herz befallen wird. Kleine Gefäße des Herzmuskels entzünden sich,

Im schlimmsten Fall versagt das Herz

es kommt im weiteren Verlauf zu einer krankhaften Vermehrung des kollagenen Bindegewebes und schließlich zu einem Verschluss dieser Gefäße. Komplikationen kann zusätzlich eine Perikarditis (Herzbeutelentzündung) bringen. Herzversagen ist dann nicht auszuschließen.

Der Stütz- und Bewegungsapparat ist mitbetroffen
Schon bei Beginn der Erkrankung hat ungefähr jeder dritte Patient Entzündungen der Gelenkinnenhaut. Die Zahl verdoppelt sich im Verlauf der Erkrankung. Zerstörungen an den Enden der Gelenke können auftreten mit Abbau des Weichteilmantels und Verkalkungen. Sehnen und Sehnenscheiden sind häufig verhärtet. Die Muskelfunktion ist ebenfalls beeinträchtigt.

Die Schwere der Krankheit hängt vom Befall der inneren Organe ab

Herz, Lunge und Nieren entscheiden über die Prognose
Die systemische Sklerodermie tritt mit sehr unterschiedlichen Schweregraden auf. Es gibt Fälle, in denen die Erkrankung irgendwann zum Stillstand kommt, ohne deshalb ausgeheilt zu sein. Die Prognose ist umso ungünstiger, je intensiver die Beteiligung innerer Organe ist. So überleben bei Herz-, Lungen- und Nierenbeteiligung nach fünf Jahren nur 79 Prozent der Betroffenen, nach zehn Jahren sind es noch 56 Prozent.

Therapie
Die Therapie verfolgt drei Ziele: die Verbesserung der Durchblutung und der Fließeigenschaften des Blutes, Entzündungshemmung sowie die Hemmung des überschießenden Kollageneinbaus.

Entsprechend den Therapievoraussetzungen (siehe Seite 162 f.):

durchblutungsfördernd: Kalziumantagonisten, ACE-Hemmer, Kalzitonin;
antientzündlich: Kortison;
immunsuppressiv: Azathioprin, Cyclophosphamid, Chlorambucil;
gegen Vermehrung des Bindegewebes (antifibrotisch): D-Penizillamin, rekombinantes Interferon-γ;
hoch dosiert Penizillin-G über zwei bis drei Wochen zu Beginn.

Die Rheuma-Komplex-Therapie wird nur begleitend eingesetzt mit einer homöopathischen immunmodulierenden Therapie mit Thymuspeptiden (Thymorell®).

Eosinophile Fasziitis

Die eosinophile Fasziitis ist eine Sonderform der Sklerodermie. Eosinophile sind bestimme Granulozyten, Fasziitis bedeutet eine Entzündung von Faszien (die aus Bindegewebe bestehende Hülle von Organen und Muskeln). Die Ursache der Entzündung ist unbekannt; es handelt sich um eine Autoimmunerkrankung. Betroffen sein können Erwachsene jeden Alters.

Die Haut schwillt

Es kommt zu breitflächigen Schwellungen unter der Haut (subkutan), vorwiegend an Armen und Beinen ohne Beteiligung der Finger. Verkürzungen der Strukturen um die Gelenke (Kontrakturen) führen zu Fehlstellungen und Bewegungseinschränkungen.

Typisch sind arthralgische Schmerzen

Arthralgische Schmerzen, vor allem im Bereich der Verhärtungen an den Beinen und den Unterarmen, aber auch am Rumpf, sind typische Symptome. Häufiger fin-

Ohne Behandlung kommt es zum chronischen Verlauf

den sich Engesyndrome (Kompressions-Syndrome) mit Verengung des Durchtritts für Nerven z. B. im Handgelenksbereich, wie das Karpaltunnelsyndrom, aber auch kleinste entzündliche Knorpeldefekte (Erosionen) in den Gelenken. Auch das Raynaud-Syndrom und der Befall innerer Organe kommen vor, jedoch nicht so häufig wie bei der Sklerodermie. Die Prognose ist deshalb besser als bei der systemischen Sklerodermie. Ohne Therapie schreitet das Krankheitsgeschehen allerdings fort. Selten kommt es zu Spontanheilungen.

Therapie
Entsprechend den Therapievoraussetzungen (siehe Seite 162 f.):
Eine Kortisontherapie ist üblich. Sie dauert mindestens ein Jahr. Eventuell sind zusätzlich immunsuppressive Substanzen wie Azathioprin erforderlich.

Die Rheuma-Komplex-Therapie wird nur begleitend eingesetzt mit einer homöopathischen immunmodulierenden Therapie mit Thymuspeptiden (Thymorell®).

Sharp-Syndrom

Autoantikörper lösen die Erkrankung aus

Auch beim Sharp-Syndrom, benannt nach dem amerikanischen Arzt G. C. Sharp, handelt es sich um eine entzündliche rheumatische Bindegewebserkrankung. Wie bei anderen Kollagenosen entsteht die Erkrankung auf der Basis einer autoimmunologischen Störung, deren Ursache nicht bekannt ist. Es finden sich vermehrte Autoantikörper. Meist tritt die Erkrankung zwischen dem 40. und dem 50. Lebensjahr auf, sie kommt aber in jedem Lebensalter vor, auch bei Kindern. 90 Prozent der Patienten sind Frauen.

»Wurstförmige« Schwellung der Finger und Zehen

Typisch ist, dass die dem Sharp-Syndrom zugeordneten Krankheitsbilder im Einzelnen sehr unterschiedlich sein können. Neben Allgemeinsymptomen wie Abgeschlagenheit, Fieber, Gewichtsabnahme und schmerzhaften Lymphknotenschwellungen kommt es häufig zu Durchblutungsstörungen der Endbereiche der Finger und Zehen (Raynaud-Syndrom) mit diffusen Schwellungen. Ein typisches Kennzeichen für das Sharp-Syndrom ist in 85 Prozent der Fälle die »wurstförmige« Schwellung der Finger und Zehen.

Die Krankheitsbilder sind verschieden

Genauso häufig ist eine Polyarthritis, die zu Deformierungen der Gelenke führen kann.

Die Gefäßentzündung (Vaskulitis) der Finger- und Zehenspitzen kann die Kuppen vollständig zerstören. Im Bereich von Magen und Darm können Durchblutungsstörungen zu Durchbrüchen (Perforationen) führen. Sehr häufig sind ferner Störungen in der Funktion der Speiseröhre und eine Beteiligung der Lunge. In der Lunge kann es zu einer pathologischen Vermehrung von Bindegewebe kommen, was u.a. zu Kurzatmigkeit führt. Ebenso kann ein Lungenhochdruck (pulmonale Hypertonie) entstehen. Beide Symptome gelten als gefürchtete Komplikationen. In jedem vierten Fall sind Herz und Nieren beteiligt; eine Niereninsuffizienz ist möglich. Meist macht den Patienten zudem eine Myositis (Entzündung des Muskelgewebes) zu schaffen. Häufig finden sich Erytheme und Haarausfall. Selten kommt es zu Nervenstörungen wie der Trigeminusneuralgie, zu Kopfschmerzen und psychischen Auffälligkeiten.

Die Prognose ist meist gut

Obwohl die Prognose im Allgemeinen nicht so schlecht ist, kann die Krankheit bei schweren Verlaufsformen lebensbedrohend sein.

Therapie

Entsprechend den Therapievoraussetzungen (siehe Seite 162f.):
beim Sharp-Syndrom wird nicht so sehr die Erkrankung therapiert, sondern entsprechend der Symptomatik meist eine antientzündliche Therapie mit Kortison, aber auch mit Immunsuppressiva wie Azathioprin oder Cyclophosphamid durchgeführt.
Wichtig ist eine durchblutungsfördernde Therapie sowie die Behandlung bei pulmonalem Hochdruck mit Ditiazem.
Bei schwereren neurologischen Störungen kann zusätzlich eine Form der Blutwäsche (Plasmapherese) notwendig werden.

Die Rheuma-Komplex-Therapie wird nur begleitend eingesetzt mit einer homöopathischen immunmodulierenden Therapie mit Thymuspeptiden (Thymorell®).

Polymyositis und Dermatomyositis

Muskulatur und Haut entzünden sich

Polymyositis bedeutet Viel-Muskel-Entzündung. Die Dermatomyositis ist eine Muskelentzündung mit Hautbeteiligung. Diese beiden entzündlich rheumatischen Erkrankungen haben, sieht man von einer entzündlichen Hautbeteiligung bei der Dermatomyositis ab, gemeinsame Merkmale.
Beide Erkrankungen sind selten. Nur 0,006 Prozent der Bevölkerung sind davon betroffen, Frauen doppelt so häufig wie Männer. Sie können in jedem Alter auftreten, am häufigsten aber zwischen dem 5. und dem 6. Lebensjahrzehnt.
Beide Erkrankungen werden als erworbene entzündliche Systemerkrankungen der Skelettmuskulatur an-

gesehen. Autoimmunprozesse unklarer Ursache scheinen bei beiden Erkrankungen eine Rolle zu spielen, sodass sie zu den Autoimmunerkrankungen gezählt werden. Dermatomyositis und Polymyositis finden sich auch bei Krebserkrankungen.
Im Kindesalter kommt es fast ausschließlich zur Dermatomyositis. Die kindliche Dermatomyositis verläuft bis zum 4. Lebensjahr milder und heilt häufiger ohne Schädigungen. Auch eine Verbindung mit anderen Autoimmunerkrankungen besteht.

Beginn häufig mit Muskelkater

Mit Muskelkater fängt es an

Erstzeichen bei etwa der Hälfte der Betroffenen sind häufig einem Muskelkater ähnliche Schmerzen. Allgemeine schon früh auftretende Krankheitszeichen sind auch Fieber, Müdigkeit und Gewichtsverlust.

Entzündung der Skelettmuskulatur

Eine symmetrische, vorwiegend rumpfnahe (proximale) Muskelschwäche, zu der bei der Dermatomyositis typische Hautveränderungen hinzukommen, werden als kennzeichnende Leitsymptome angesehen.

Infekte werden als Ursache angenommen

Als Auslöser der Autoimmunerkrankung werden Infektionen mit Viren, Bakterien und anderen Erregern angenommen. Es finden sich häufig vielfältige Autoantikörper im Blut. Entzündliche Infiltrate schädigen den Muskel. Die muskulären Enzyme (Fermente) sind erhöht als Zeichen eines vermehrten Muskelabbaus.

Die beiden Krankheiten beginnen meist schleichend. Entsprechend dem Fortschreiten der Muskelschwäche klagt der Betroffene über Schwierigkeiten bei längerem Gehen und Treppensteigen, beim Aufrichten aus der Hocke, später zunehmend beim Aufstehen vom Stuhl, aber auch bei Überkopfarbeiten wie Haare kämmen. Nach und nach werden diese Verrichtungen unbehandelt unmöglich.

Muskelschwäche führt zu extremem Rundrücken. Auch Schluckbeschwerden sowie Herzmuskelschwäche können auftreten. 25 Prozent der Todesfälle unter diesen Erkrankungen sind Folge herzbedingter Komplikation. Auch eine Lungenbeteiligung ist möglich. Augen- und Schließmuskeln sind so gut wie nie betroffen; so schwere Verläufe sind selten. Doch in Einzelfällen treten Lähmungen innerhalb von Wochen auf. Auch die Atemmuskulatur kann betroffen ein.

In schweren Fällen sind Herz- und Lungenmuskulatur ebenfalls betroffen

Hautbefunde bei der Dermatomyositis

Die Hautveränderungen unter der Dermatomyositis zeigen Rötungen (Erythem) der Haut und Schwellungen besonders im Bereich der Wangen, der vorderen Brust, des Halses und der Schultern. Auch die Streckseiten von Armen und Beinen sind betroffen. Die Innenhaut der Hände wird dick, hart und rissig. Das Nagelbett verändert sich. Hautveränderungen treten gleichzeitig mit oder vor den Muskelstörungen auf.

Rote und angeschwollene Haut im Bereich von Gesicht und Dekolletee

Auch Organe betroffen

Auch andere Organe können betroffen sein. So zeigen zum Beispiel Schluckbeschwerden an, dass die Muskulatur der Speiseröhre befallen ist. Bei zwei von fünf Patienten ist das Herz mitbetroffen. Die Lunge wird durch den Befall der Atemmuskulatur in Mitleidenschaft gezogen. Auch die Muskulatur des Kehlkopfes kann beteiligt sein, was dann zu einer nasalen Stimmveränderung führt.

Polymyalgia rheumatica und Riesenzellarteriitis

Polymyalgia rheumatica bedeutet so viel wie rheumatischer Viel-Muskel-Schmerz. Sie tritt meist zusammen mit der Riesenzellarteriitis auf.
Heute werden beide Krankheitsbilder als Einheit gesehen. Sie betreffen dieselbe Bevölkerungsgruppe, weisen identische Blutbefunde auf, und es finden sich gleiche immungenetische Merkmale mit einem positiven HLA-DR4-Antigen.

Die Krankheit beginnt oft schlagartig

Die Polymyalgia rheumatica ist eine entzündliche Multiorganerkrankung älterer Menschen. Von 100 000 Menschen, die älter als 50 Jahre sind, erkranken 53 jährlich neu an einer Polymyalgia rheumatica. Frauen sind doppelt so häufig davon betroffen wie Männer.
Den Erkrankungsbeginn der Polymyalgia rheumatica können die meisten Patienten auf den Tag genau angeben. Zuvor hatten viele der Betroffenen Anzeichen eines Infektes der oberen Luftwege mit Fieber. Im weiteren Verlauf kann es für einige Zeit bei leicht erhöhten Temperaturen mit 37 bis 38 Grad Celsius bleiben.

Extreme Muskelsteife am Morgen als Leitsymptom

Leitsymptome der Polymyalgia rheumatica sind die Morgensteifigkeit und symmetrische Schmerzen im Bereich von Schultern, Oberarmen, Nacken, Becken, Oberschenkel und Lendenwirbelsäule. Die Morgensteifigkeit geht so weit, dass der Patient ohne fremde Hilfe nicht aus dem Bett aufstehen kann. Um ein Bein zu heben, bedarf es häufig der Hilfe durch die Arme. Auch eine ausgeprägte Schwäche im Schulterbereich ist typisch.
Im Verlauf des Tages bessern sich die Beschwerden und beginnen dann erneut in der Nacht und nehmen

zum Morgen hin zu. Unbehandelt verläuft die Erkrankung häufig schubweise.

Trotz Entzündung werden die Gelenke meist nicht zerstört

Patienten mit Polymyalgia rheumatica leiden in etwa 27 Prozent der Fälle an sehr schmerzhaften Entzündungen der Gelenke und Sehnenscheiden, meist ohne eigentliche Zerstörung. Teils bestehen Tag und Nacht konstante Ruheschmerzen mit Schlafstörungen. Bewegungsschmerzen treten bei aktiver und passiver Bewegung auf. Patienten mit einer Polymyalgia rheumatica klagen häufig über Kopfschmerzen.

Weitere allgemeine Symptome der Polymyalgia kommen hinzu: Der Patient hat keinen Appetit, es kommt zu ausgeprägten, raschen Gewichtsverlusten. Er leidet unter einem allgemeinen Krankheitsgefühl.

Zwei Erkrankungen bilden eine Einheit

Die Kopfgefäße, besonders die Schläfenarterie sind betroffen

Vieles spricht für die Auffassung einer Krankheitseinheit Polymyalgia rheumatica/Riesenzellarteriitis. Patienten sowohl mit Polymyalgia rheumatica als auch mit Riesenzellarteriitis weisen bestimmte entzündliche Veränderungen der Schläfenarterien auf. Typisch ist, dass Patienten mit einer durch Biopsie nachgewiesenen Riesenzellarteriitis auch über verschiedenartige Muskelschmerzen (polymyalgische Symptome) klagen. Doch nicht nur die Arteria temporalis ist entzündlich verändert, sondern es finden sich generell Entzündungen in den Kopfgefäßen (Arteriitis cranialis).

Symptome der Riesenzellarteriitis (Arteriitis cranialis) nach Häufigkeit: Kopfschmerzen (48 Prozent), Depressionen (42 Prozent), Schwindel (23 Prozent), schmerzhafte Kopfhaut (20 Prozent), Sehstörungen (14 Prozent),

Bewusstseinsstörungen (elf Prozent), Kauschmerzen (sieben Prozent), Tinnitus (sechs Prozent), Doppeltsehen (fünf Prozent), Schlaganfall (knapp vier Prozent), Geschmacksverlust (knapp vier Prozent), Mundbrennen (knapp vier Prozent), Zungenschäden mit Zelluntergang (gut zwei Prozent).

Später finden sich Blutdruckdifferenzen rechts gegenüber links. Diese Störungen können bis zum Pulsverlust gehen. Unbehandelt kann besonders die Riesenzellarteriitis im Schläfenbereich (Arteriitis temporalis) dramatisch verlaufen. Durch die Arteriitis verdickt sich die Wand der Arteria temporalis mit sichtbarer verstärkter Schlängelung. Die Blutversorgung der Augen ist gefährdet. Im Extremfall erblindet der Betroffene.

Ohne Therapie kann die Erkrankung dramatisch verlaufen

Weitere Störungen sind vor allem Durchblutungsstörungen der Kopfgefäße, die Entwicklung von Gefäßerweiterungen (Aneurysmen), Entzündungen der großen Körperschlagader (Aorta), Gefäßverschlüsse im Bereich der Beine und Arme sowie auch Herz-, Leber-, Nerven- und Lungenstörungen.

Vielfältige Gefäßerkrankungen sind die Folge

Therapie

Entsprechend den Therapievoraussetzungen (siehe Seite 162f.):

Im Akutstadium und in schweren Fällen ist Bettruhe wichtig.

Eine Besonderheit dieser Erkrankung ist die extrem hohe Blutsenkung. Eine sofortige Therapie mit Kortison erscheint bei dem relativ hohen Erblindungsrisiko unabdingbar. Gleichzeitig dient die Therapie auch der Diagnosesicherung, da unter einer ausreichend hoch dosierten Kortisontherapie die Symptome wie spuk-

Gute Heilungschancen bei konsequenter Behandlung

haft verschwinden. Die Blutsenkung sinkt. Sie dient der Therapiekontrolle. Zu frühes Absetzen der Kortisontherapie lässt die Erkrankung wieder aufflammen. Langfristig ist Polymyalgia rheumatica, wenn sie behandelt wird, in der Regel heilbar.
Medikamente der zweiten Wahl sind Immunsuppressiva wie Azathioprin und Methotrexat. Auch intravenös verabreichte Immunglobuline oder eine Plasmapherese sind möglich.
Auch eine vorsichtige angepasste Physiotherapie ist hilfreich.
Die Rheuma-Komplex-Therapie wird nur begleitend eingesetzt mit einer homöopathischen immunmodulierenden Therapie mit Thymuspeptiden (Thymorell®).

Gefäßentzündungen (Vaskulitiden)

Panarteriitis nodosa

Die Blutgefäße entzünden sich und lösen rheumatische Beschwerden aus

Arteriitis ist die Entzündung einer Arterienwand, Panarteriitis bedeutet, dass viele Arterien betroffen sind, nodosa heißt so viel wie knotig. Die Erkrankung wird auch als Polyarteriitis nodosa bezeichnet. Es handelt sich um eine Autoimmunerkrankung, deren Ursache noch nicht bekannt ist. Betroffen sind doppelt so viele Männer wie Frauen, die Erkrankung tritt meist im mittleren und höheren Lebensalter auf.

Die Blutgefäße sind entzündet
Wenn der Ort der Erkrankung die Blutgefäße sind, spricht man von Vaskulitis (Mehrzahl: Vaskulitiden, von lateinisch vas = Gefäß). Vaskulitiden gehören zu den rheumatischen Erkrankungen, weil sie rheumatische Beschwerden verursachen. Häufig sind diese das erste

Symptom. Denn Gelenke und Muskeln werden ja von Blutgefäßen versorgt, und sie reagieren auf die Vaskulitis mit typischen rheumatischen Symptomen.
Der entzündliche Gefäßwandprozess breitet sich in den Gewebsschichten des Blutgefäßes aus. Betroffen sind bei der Panarteriitis nodosa die kleinen und mittelgroßen Arterien. Es kommt zur entzündlichen Zerstörung von Blutgefäßen, zu einer Nekrose. Gefäßerweiterungen (Aneurysmen), zum Beispiel in der Niere, können reißen und so tödlich enden.

Gefäße werden zerstört oder können reißen

Betroffen sind vor allem die Nieren
Die Anfangssymptome einer Panarteriitis nodosa sind in der Regel Appetitlosigkeit, Gewichtsverlust, Fieber und ein allgemeines Krankheitsgefühl. Relativ rasch manifestiert sich die Krankheit dann an Organen. Die Nieren sind meist am schwersten betroffen. Neurologisch treten Sensibilitätsstörungen auf sowie teilweise Lähmung oder Schwäche von Muskeln. Auch das Herz ist häufig beteiligt. Der Patient hat Angina-pectoris-Beschwerden, und es kann sich eine Herzinsuffizienz entwickeln. Bei drei von vier Patienten sind die Koronararterien entzündet. Entzündungen der Arterien im Magen-Darm-Trakt äußern sich durch Übelkeit und Erbrechen, Durchfälle und Koliken. Auch Hautveränderungen treten auf. Nicht zuletzt häufig sind Muskel- und Gelenkschmerzen. Möglich ist außerdem eine Hodenschwellung.
Die Panarteriitis nodosa hat unterschiedlich schwere Verläufe. Gefährlich wird sie vor allem, wenn sie unbehandelt bleibt.

Rechtzeitige Therapie kann lebensrettend sein

Therapie
Entsprechend den Therapievoraussetzungen (siehe Seite 162 f.):

Unbehandelt besteht kaum eine Chance. Häufig finden sich Hepatis-B-Infektionen, die, falls vorhanden, beachtet werden müssen. Eine antientzündliche Therapie auch mit Kortison und immunsuppressiven Substanzen ist unabdingbar. Selbst unter Behandlung überleben nach fünf Jahren nur 55 bis 65 Prozent der Betroffenen.

Die Rheuma-Komplex-Therapie wird nur begleitend eingesetzt mit einer homöopathischen immunmodulierenden Therapie mit Thymuspeptiden (Thymorell®).

Wegener'sche Granulomatose

In den kleinen Arterien und Venen bilden sich Granulome

Die Wegener'sche Granulomatose ist eine Vaskulitis, die nach dem deutschen Pathologen Friedrich Wegener benannt wurde. Der Begriff Granulomatose weist auf die Bildung von Granulomen (das sind knotenförmige Zusammenballungen entarteter Zellen) hin. Andere Namen für die Erkrankung sind: Morbus Wegener, Wegener'sche Krankheit. Auch die Ursache dieser Autoimmunkrankheit ist noch nicht entschlüsselt. Vermutet werden mikrobielle Antigene als Auslöser einer Entzündung in kleinen Gefäßen, in diesem Fall sowohl in Arterien wie auch Venen. Die Krankheit tritt bevorzugt im mittleren Lebensalter auf, Männer sind häufiger betroffen als Frauen.

Die Atemwege und die Nieren sind gefährdet

Typisch für die Erkrankung sind folgende Komplikationen; entzündliche Gefäßzerstörungen (nekrosierende granulomatöse Vaskulitis) des oberen Atemtraktes und der Lunge sowie eine schwere Störung der Gefäßknäuel der Nieren (fokale segmental nekrotisierende Glomerulonephritis).

Ständige Infekte der oberen Luftwege

In der Anfangsphase machen sich in der Regel nur Symptome an der Nase, den Nasennebenhöhlen, im Nasen-Rachen-Raum, an den Bronchien, den Ohren und den Augen bemerkbar. Es kommt zu ständig sich wiederholenden Infekten, am häufigsten sind davon die Schleimhäute der oberen Luftwege betroffen. Zunächst denkt man oft nur an einen besonders hartnäckigen Schnupfen. Doch die Infekte breiten sich weiter aus, betreffen auch die Bronchien, asthmatische Beschwerden kommen hinzu. Durch chronisch entzündliche Veränderungen wird allmählich die Nasenschleimhaut zerstört und die Nasenscheidewand angegriffen. Parallel dazu treten Mittelohrentzündungen, oft auch Bindehautentzündungen und Hornhautentzündungen auf. In diesem Stadium wird die eigentliche Erkrankung oft noch gar nicht diagnostiziert.

Häufige Hals-Nasen-Ohren-Infekte können die Krankheit ankündigen

Komplikationen durch Nierenschäden

Alle diese Beschwerden sind aber nicht »Erkältungen«, sondern Symptome einer Gefäßerkrankung, einer Vaskulitis, die typischerweise die Atmungsorgane, Augen und Ohren befällt. Im weiteren Verlauf kommen nun Fieber, Gewichtsverlust, ein allgemeines schweres Krankheitsgefühl und schwere Absonderungen der Schleimhäute des Atmungstraktes hinzu. Infiltrate breiten sich in der Lunge aus. Befallen sind nun aber auch die Nieren. Hier entwickelt sich meist eine Glomerulonephritis, eine Entzündung der Filtereinheiten (Glomeruli) der Nieren. Diese Beeinträchtigung der Filterung bringt ernsthafte Komplikationen mit sich und kann zu einem Nierenversagen führen.

Schlimmste Konsequenz: Nierenversagen

Weil die Vaskulitis nekrotisierend wirkt, das heißt zum »Zelltod« führen kann, treten an Haut und Schleimhäuten Veränderungen auf. Auch kann es zu Nervenentzündungen kommen. Nicht zuletzt wird die Erkrankung auch von Myalgien (Muskelschmerzen) und Synovitiden (Entzündungen der Gelenkinnenhaut) mit entsprechenden Beschwerden begleitet.

Prognose und Therapie

Kombinationstherapien bringen Erfolg

Die Prognose der Wegener'schen Granulomatose ist schlecht. Die Überlebenszeit liegt unbehandelt beim Vollbild der Erkrankung bei fünf Monaten. Unter Kortisontherapie allein beträgt die mittlere Überlebenszeit zwölf Monate. Kombinationstherapien von immunsuppressiven Substanzen sind heute üblich. Zum anderen wird durch eine zusätzliche antibakterielle Sulfonamidtherapie die Zahl der Rückfälle gemindert. Neue Infekte werden verhindert und ein unspezifischer immunsuppressiver Effekt zusätzlich erreicht. 82 Prozent der so Behandelten wurden über 24 Monate ohne Rückfall beobachtet.

Vom Magen-Darm-Trakt ausgehende entzündliche Erkrankungen des Stütz- und Bewegungsapparates: enteropathische Arthropathien

Arthritis bei chronisch entzündlichen Darmerkrankungen (Morbus Crohn und Colitis ulcerosa)

Das Immunsystem greift den Darm an

Der Morbus Crohn (Crohn-Krankheit) ist nach dem amerikanischen Arzt Burrill Crohn benannt. Es handelt sich um eine chronisch entzündliche Darmerkrankung im Sinne eines Autoimmungeschehens. Betroffen sind Bereiche des Endes des Krummdarms (terminales Ileum) und des Dickdarms. Fieber, Schmerzen, Durchfall und Gewichtsverlust sind die Symptome. Auch Blutungen können auftreten. Verbunden damit ist ein schlechtes Allgemeinbefinden. Die Krankheit kann in jedem Lebensalter auftreten.

Gelenksymptome: Schmerzen, Schwellungen, Überwärmung

Etwa 20 Prozent der Crohn-Patienten zeigen Gelenkentzündungen. Sie beginnen akut mit Schmerzen, Schwellungen und Überwärmung. Vorwiegend sind die Knie- und Sprunggelenke betroffen, doch kann sich auch jedes andere Gelenk entzündlich verändern, und die betroffenen Gelenke wechseln auch. Bei einer geringeren Anzahl von Patienten entwickelt sich bei Veranlagung (genetische Disposition) eine Spondylitis ankylosans (Morbus Bechterew). Fast immer besteht zuerst die Darmentzündung. Nur in Einzelfällen kann sich die Spondylitis ankylosans vorher herausbilden. Voraussetzung für die Therapie der Arthritis ist die optimale Behandlung der Darmentzündung.

Erst ist der Darm entzündet, dann die Gelenke

Gleiches gilt für die Arthritis, die in zehn Prozent der Fälle in Verbindung mit der Darmentzündung Colitis ulcerosa auftritt.

Arthritis bei Morbus Whipple

Der Morbus Whipple (Whipple-Krankheit) ist seit etwa 80 Jahren bekannt. Er wurde nach dem amerikanischen Pathologen George Whipple benannt.

Viele Organe können betroffen sein

Die Erkrankung betrifft viele Systeme des Körpers, besonders aber den Dünndarm, die Lymphknoten und die Gelenkinnenhaut. Vor den klassischen, doch eher später auftretenden Symptomen wie Entzündung der

Schleimhaut, Störung der Nährstoffaufnahme im Dünndarm (Malabsorption), Durchfall und Gewichtsverlust, gibt es Krankheitszeichen wie Fieber, geschwollene Lymphknoten, Leber- und Milzvergrößerung, Störungen des Nervensystems und Schmerzen im Unterbauch. In seltenen Fällen tritt eine Herzbeutelentzündung (Perikarditis), Rippenfellentzündung (Pleuritis) oder Lungenentzündung auf. Ein genaue Angabe der Anzahl der Betroffenen liegt nicht vor, da die Erkrankung häufig unerkannt bleibt.

Krankheitsursache sind vermutlich Bakterien

Als Auslöser werden Infektionen mit dem nachgewiesenen Erreger Tropheryma whippelii als wahrscheinlich angesehen. Eine antibakterielle Therapie ist mit modernen Antibiotika besonders erfolgreich.

Die Erkrankung kommt vorwiegend bei Männern mittleren Alters vor. Eine Dünndarm-Probeentnahme (Biopsie) aus PSA-positiv anfärbbaren Fresszellen (Makrophagen) sichert die Diagnose.

Die Darmbeschwerden treten häufig erst Jahre später auf

Die Arthritiden gehen oft voraus

Gelenkbeschwerden wie Gelenkschmerzen (Arthralgien) und Gelenkentzündungen (Arthritiden) gehen den Darmbeschwerden fast immer jahrelang voraus. Die Gelenksymptomatik verläuft schubweise mit oft jahrelangen beschwerdefreien Intervallen. Dies entspricht einem flüchtigen, wandernden Auftreten mit nur ganz selten geringer gelenknaher Kalksalzminderung.

Therapie

Entsprechend den Therapievoraussetzungen (siehe Seite 162 f.):

Eine Therapie, die sowohl die Darmerkrankung als auch die Gelenkentzündungen berücksichtigt, z. B. Sulfasalazin oder Methotrexat, ist ratsam. Nichtsteroidale Antirheumatika sind unterstützend hilfreich, hier besonders die COX-2-Hemmer.
Eventuell lokale Injektion von Kortison ins Gelenk (interartikulär).

Die Rheuma-Komplex-Therapie wird nur begleitend eingesetzt mit einer homöopathischen immunmodulierenden Therapie mit Thymuspeptiden in Form von Thymorell® oder einer immunmodulierenden Therapie mit Thymosand®.

Reaktive (para- oder postinfektiöse) Arthritiden

Das Immunsystem richtet sich fälschlicherweise gegen körpereigenes Gewebe

In der Abwehr von Infekten kommt es bei bestimmten Infekten und erblicher Veranlagung über die eigentliche korrekte Abwehrleistung hinaus zur Ausbildung von Autoantikörpern als Folge einer fehlgeleiteten Abwehrleistung gegen körpereigenes Gewebe. Zerstörerische Prozesse werden in Gang gesetzt, die über die Abwehr des ursprünglichen Infekts hinaus einen zeitlich begrenzten oder länger dauernden Zeitraum fortbestehen. Hierbei können unterschiedliche körpereigene Strukturen betroffen sein. Eine korrekte sofortige antibakterielle oder antivirale Therapie vermag eine solche Entwicklung in manchen Fällen zu verhindern oder die in Gang gesetzten Autoimmunprozesse zu verkürzen. Dies gelingt jedoch nicht immer.

Rheumatisches Fieber

Es beginnt mit einer Rachenentzündung

Das rheumatische Fieber tritt im Gefolge eines Racheninfekts durch eine bestimmte (β-hämolisierende = blutverflüssigende) Streptokokkenart auf. Infekte durch Streptokokken in anderen Regionen des Körpers lösen kein rheumatisches Fieber aus. Die Gründe dafür sind nicht bekannt.

Das rheumatische Fieber kam früher ziemlich häufig vor; verbesserte hygienische Bedingungen und eine kontrollierte gesündere Ernährung haben dazu geführt, dass es heute seltener geworden ist.

Die Erkrankung betrifft vorwiegend Kinder nach dem 4. Lebensjahr. Mädchen sind etwas häufiger betroffen als Jungen.

Der zugrunde liegende Infekt wird häufig gar nicht bemerkt

Der Infekt kann stumm verlaufen, aber auch mit einer fieberhaften Mandelentzündung (Tonsillitis) oder Rachenentzündung oder mit Scharlachfieber verbunden sein. Etwa zwei bis vier Wochen nach dem Racheninfekt (Pharyngitis) treten die typischen Symptome des rheumatischen Fiebers auf. Durch den Racheninfekt werden reaktive Autoimmunprozesse ausgelöst wie oben beschrieben.

Wenig später machen sich asymmetrische Gelenkentzündung (Arthritis) und Gelenkschmerzen (Arthralgien) bemerkbar, die vor allem die größeren Gelenke befallen. Die Gelenke sind extrem schmerzhaft, geschwollen und relativ wenig überwärmt. Über Tage hinweg sind diese Störungen flüchtig und wandernd vorhanden, selten dauern sie Wochen. Sie hinterlassen allerdings keine bleibenden Gelenkveränderungen.

Weitere Symptome sind Hauterscheinungen, vor allem Erytheme (»rosarote Ringe«), so das Erythema marginatum als flüchtige Erscheinung im Rumpf- und Oberarmbereich. Auch Knoten unter der Haut, besonders im Bereich der Streckseiten der großen Gelenke, im Hinterkopfbereich sowie an den Sehnen kommen bei jedem fünften Betroffenen vor. Diese Knoten bleiben über Wochen bestehen. Bei diesen Patienten kommt es vermehrt gleichzeitig zu einer Herzentzündung infolge autoaggressiver Prozesse.

Gefährlich sind die Folgeerkrankungen

Gefährlich sind indessen die Folgeerkrankungen am Herzen. Möglich sind eine Endokarditis (Entzündung der Herzinnenhaut, speziell der Herzklappen), eine Myokarditis (Entzündung des Herzmuskels) und eine Perikarditis (Entzündung des Herzbeutels). Im akuten Stadium kann diese Herzbeteiligung, wenn auch äußerst selten, tödlich enden. Ansonsten kann das Herz so geschädigt werden, dass es zu einer Herzinsuffizienz kommt. Wenn die Herzklappen geschädigt worden sind, entstehen erworbene Herzklappenfehler. Es bleiben narbige Veränderungen über die Akutphase hinaus. Erneute Schübe der Herzbeteiliung sind möglich. Vorsorge (Prophylaxe) ist hier sehr wichtig.

Riskant sind die möglichen Folgeerkrankungen des Herzens

In seltenen Fällen kommt es sechs bis acht Wochen nach dem Infekt zu einer so genannten Chorea minor. Diese äußert sich durch unkontrollierte rasch-flüchtige Muskelzuckungen. Bei Erregung verstärken sie sich. Die Erkrankungsdauer beträgt Wochen bis Monate. In der Regel heilt sie folgenlos aus.

Therapie

Entsprechend den Therapievoraussetzungen (siehe Seite 162f.):

antientzündlicheTherapie;

Langzeit-Antibiotika-Gabe zur Rezidiv-Prophylaxe.

Die Rheuma-Komplex-Therapie wird nur begleitend eingesetzt mit einer homöopathischen immunmodulierenden Therapie mit Thymuspeptiden in Form von Thymorell® oder einer immunmodulierenden Therapie mit Thymosand®.

Reiter-Syndrom

Infektionen von Nieren, Blase, Darm und Verdauungsorganen gelten als Ursache

Vererbung spielt auch eine Rolle

Das Reiter-Syndrom oder die Reiter-Krankheit (Morbus Reiter) ist nach dem Berliner Arzt Hans Reiter benannt und gehört zu der Gruppe der so genannten reaktiven Arthritiden (siehe Seite 145). Erbfaktoren spielen eine große Rolle. Männer sind vom Reiter-Syndrom häufiger betroffen als Frauen, bei jungen Männern ist der Morbus Reiter der häufigste Auslöser einer Arthritis. Die drei charakteristischen Leitbefunde Gelenkentzündung, Entzündung der Harnröhre (Urethritis) und Bindehautentzündung (Konjunktivitis) bestimmen die Erkrankung. Die Auslöser des Reiter-Syndroms sind Infekte von Niere, Blase, der ableitenden Harnwege und der Geschlechtsorgane (urogenitale Infekte) sowie Infekte des Magen-Darm-Trakts (gastroenteritische Infekte). Viele Erreger wie Yersinien, Salmonellen, Shigellen, Campylobacter jejuni, Chlamydien u.a. können bei bestimmter erblicher Veranlagung (genetischer Disposition) eine Arthritis auslösen. Die reaktive Arthritis entwickelt sich bei Fortbestehen des Infekts und weiterhin vorhandenen bakteriellen Bestandteilen mit zerstörerisch entzündlicher Antigenwirkung im Gelenk. Der Befall der Gelenke und der Wirbelsäule entspricht den verwandten Erkrankungen Morbus Bechterew (Spondylitis ankyloysans) und der Psoriasis-Arthritis. Im chronischen Verlauf wird das Krankheitsbild der chronischen Polyarthritis immer ähnlicher.

Herr V., 43 Jahre, Vertriebsleiter, hatte eigentlich nie Zeit. Sein Beruf erfüllte ihn voll und ganz. Er verspürte keinen negativen Stress, sondern nur das gute Gefühl, immer Erfolg zu haben. Die immer wieder auftretenden Augenentzündungen waren ja nur – wie früher festgestellt – banale Bindehautentzündungen und er therapierte sie selbst mit rezeptfreien Augentropfen.
Den letzten Arztbesuch hatte er in böser Erinnerung, denn damals war es lang anhaltend zu einer schmerzhaften Harnröhrenentzündung gekommen. Der Arzt hatte nach Aussage des Patienten ohne Erfolg diverse Medikamente »ausprobiert«. Irgendwann war der Infekt von allein verschwunden.

Warnsymptom: immer wiederkehrende Infekte von Harnröhre und Bindehaut

Vor mehr als einem Jahr war es nach langem Flug zu einer hoch akuten Entzündung des rechten Ellbogens gekommen. Nach mehr als drei Wochen der Quälerei erbrachte eine Kortisontherapie in Eigenregie Erfolg. Jetzt traten schwere Rückenbeschwerden auf, die den Patienten außer Gefecht setzten. Eine Tante brachte ihm das Buch *Aufrecht durchs Leben* (Autoren: Pflugbeil, Niestroj, erschienen im Herbig Verlag München), das ihm gefiel. So kam er in unsere Klinik, um sehr schnell Übungen zu erlernen, die die Rückenbeschwerden dauerhaft beheben sollten.
Für ihn war nur schwer einzusehen, warum über eine »viel zu genaue« Untersuchung hinaus auch Laborkontrollen erforderlich waren. Die Blutsenkung war stark erhöht.

Am Anfang steht häufig eine Entzündung der Harnröhre

Die Reiter-Krankheit beginnt häufig mit einer Harnröhrenentzündung (Urethritis), hervorgerufen durch Chlamydien oder andere Erreger. Der Betroffene bemerkt die Infektion sehr rasch an dem Ausfluss aus der

Harnröhre. Bald darauf kommt es zu einer Bindehautentzündung. Schon kurz nach der Urethritis tritt häufig Fieber auf, und es entwickeln sich Gelenkbeschwerden mit entzündlichen Veränderungen der Gelenkinnenhaut. Betroffen sind vor allem die Knie-, Sprung- sowie Zehengelenke. Nächtliche Kreuzschmerzen treten auf, wenn auch die Iliosakralgelenke rheumatisch entzündet sind. Bei manchen Patienten finden sich Hautveränderungen, etwa an Zunge, Mundschleimhaut und Fußsohlen. Etwa jeder siebente männliche Patient entwickelt eine Balanitis (Entzündung der Glans penis = Eichel), bei Frauen kann eine Gebärmutterentzündung hinzukommen. Die Erkrankung klingt, rechtzeitig behandelt, in der Regel problemlos ab. Sie kann aber auch in Form einer chronischen Polyarthritis weiter bestehen.

Gute Heilungschancen bei rechtzeitiger Therapie

Therapie
Entsprechend den Therapievoraussetzungen (siehe Seite 162 f.):
Colchicin; antientzündliche Therapie mit Kortison; immunsuppressive Therapie mit Cyclophosphamid, Chlorambucil, Azathioprin, Levamisol.

Die Rheuma-Komplex-Therapie wird nur begleitend eingesetzt mit einer homöopathischen immunmodulierenden Therapie mit Thymuspeptiden in Form von Thymorell® oder einer immunmodulierenden Therapie mit Thymosand®.

Lyme-Arthritis

Überträger ist die Zecke

Die Erkrankung wurde nach dem Ort Lyme benannt, wo sie zum ersten Mal vor 25 Jahren beobachtet wurde. Sie wird durch Borrelien ausgelöst, eine Erregerart, die durch Zeckenbiss übertragen wird. Die Erkrankung wird auch Lyme-Borreliose genannt. Es versteht sich von selbst, dass Menschen jeglichen Alters und beiderlei Geschlechts davon betroffen sein können. Es führen aber nur die Bisse mit diesem Erreger infizierter Zecken zu einer Infektion. Die Infektionszeit beschränkt sich auf die warmen Monate. Man vermutet, dass die Arthritiden, die daraus entstehen, autoimmunologischen Charakter haben.

Infektionen nur in der warmen Jahreszeit

Die schweren Folgen eines Zeckenbisses

Zu Beginn der Erkrankung tritt häufig ein Erythem an der Stelle des Zeckenbisses auf. Wenn sich der Erreger dann ausbreitet, stellen sich Fieber, Appetitlosigkeit, Kopf- und Gliederschmerzen, manchmal auch Nackensteifigkeit ein. Auch können nun verschiedene Erytheme auftreten. Etwa einen Monat nach der Infektion kommt es bei 10 bis 30 Prozent der Betroffenen zu einer Entzündung der Gelenkinnenhaut mit entsprechenden Schmerzen, vor allem in den Knie- und Sprunggelenken. Verhältnismäßig selten kommt es zu entzündlichen Prozessen am Herz. Später kann sich die Haut in Gelenknähe verändern. Wenn die Erkrankung nicht antibiotisch behandelt wird, kann die Arthritis chronisch verlaufen und zu schweren Gelenkzerstörungen führen.

Eine antibiotische Therapie ist erforderlich

Therapie

Entsprechend den Therapievoraussetzungen (siehe Seite 162 f.):
antibiotische Therapie mit Doxycyclin oder Penizillin, aber auch Erythromycin oder Azithromycin;
in schweren Fällen intravenöse Therapie mit Penizillin oder Ceftriaxon;

eventuell Entfernung der Gelenkinnenhaut (Synovektomie) des entzündeten Gelenks.

Die Rheuma-Komplex-Therapie wird nur begleitend eingesetzt mit einer homöopathischen immunmodulierenden Therapie mit Thymuspeptiden in Form von Thymorel® oder einer immunmodulierenden Therapie mit Thymosand®.

Gelenkbeschwerden nach Darminfekt

Postenteritische reaktive Arthritiden

Eine Enteritis ist eine Entzündung des Dünndarms als Folge von Infektionen, postenteritisch bedeutet: nach der Enteritis. Unter reaktiv ist zu verstehen, dass der Infektionsmechanismus, der eigentlich schon als abgeschlossen galt, plötzlich wieder auflebt, nun aber nicht mehr als Enteritis, sondern als Synovitis (Entzündung der Gelenkinnenhaut). Auch diese Arthritis ist eine Autoimmunkrankheit, weil dieses Übergreifen auf Gelenke durch aggressive Autoantikörper bewirkt wird. Männer und Frauen können gleichermaßen betroffen werden. Eine gewisse genetische Konstellation scheint dieser Anfälligkeit für reaktive Autoimmunprozesse zugrunde zu liegen.

Verschiedene Bakterien sind schuld

Salmonellen, Yersinien und andere Erreger

Die Enteritis wird durch verschiedene Erreger ausgelöst, zum Beispiel durch Salmonellen, Yersinien, Shigellen oder Campylobacter. Kurz nach Ende der Enteritis stellt sich Fieber ein. Und sogleich verspürt der Betroffene Schmerzen in Gelenken. Ganz rasch hat sich eine Oligoarthritis entwickelt, eine Entzündung von bis zu fünf Gelenken, meist der Beine. Bei nicht rechtzeitiger Behandlung sind Gelenkzerstörungen möglich.

Reaktive Arthritiden klingen, entsprechende Behandlung vorausgesetzt, irgendwann wieder ab. Aber noch Monate danach können sie wieder aufflackern. Chronisch werden sie jedoch meist nicht.

Die Krankheit kann sich über Monate hinziehen

Therapie

Entsprechend den Therapievoraussetzungen (siehe Seite 162 f.):

In der Regel bringt eine Antibiotikatherapie bei postenteritischen Gelenkentzündungen keinen Erfolg. Nur in manchen Fällen kann sie angezeigt sein.

Daher entspricht die Therapie der Behandlung akuter nichtbakterieller Arthritiden. Eine antientzündliche Therapie mit nichtsteroidalen Antirheumatika wird durchgeführt. Nur bei Erfolglosigkeit ist der Einsatz von Kortison in Erwägung zu ziehen. Physiotherapie, besonders lokale Eisbehandlung, und später Krankengymnastik leisten gute Dienste.

Die Rheuma-Komplex-Therapie wird nur begleitend eingesetzt mit einer homöopathischen immunmodulierenden Therapie mit Thymuspeptiden in Form von Thymorell® oder einer immunmodulierenden Therapie mit Thymosand®.

Arthritis bei Sarkoidose

Violetter knötchenförmiger Hautausschlag an den Beinen kennzeichnet die Krankheit

Die Sarkoidose ist eine Systemerkrankung, deren eigentliche Ursachen noch nicht bekannt sind, der aber autoimmunologische Prozesse zugrunde liegen. Sie tritt bei Frauen, vorwiegend im mittleren Lebensalter, häufiger auf als bei Männern. Unter anderem ist sie gekennzeichnet durch violette knötchenförmige Schwellungen (Erythema nodosum) an den Beinen und manchmal auch durch einen violetten Ausschlag im Gesicht.

Die Erkrankung beginnt oft mit Fieber und einem schweren allgemeinen Krankheitsgefühl sowie einer Oligoarthritis, vorwiegend der Knie- und Sprunggelenke. Ein typisches Zeichen ist auch eine Vergrößerung von Lymphknoten. Weitere Symptome der akuten Sarkoidose können Taubheitsgefühle und schmerzende Augen sein. In der Folge kommt es zu granulomatösen Wucherungen unbekannten Ursprungs. Die meist befallenen Organe sind Lymphknoten, Lunge, Leber, Haut und Augen. Aber es können auch alle anderen inneren Organe betroffen sein sowie Muskulatur, Gelenke, Knochen, Speicheldrüsen, Drüsen, die Sekrete ins Blut abgeben (endokrine Organe), und das Zentralnervensystem.

Die Lymphknoten sind oft geschwollen

Entzündungen an Gelenken und Augen

Wenn die Erkrankung chronisch wird, kann es gelegentlich zu Zerstörungen der Gelenke kommen; betroffen sind dann meist, anders als in der akuten Anfangsphase, kleinere und mittlere Gelenke. Es häufen sich Augenveränderungen wie zum Beispiel Bindehautentzündungen und Entzündungen der Regenbogenhaut (Iris), der Ziliarkörper (Corpus ciliare) und der Aderhaut (Uvea). Bei rechtzeitiger Behandlung ist die Prognose der Arthritis gut.

Bei chronischem Verlauf drohen Gelenkzerstörungen und Augenschäden

Therapie

Entsprechend den Therapievoraussetzungen (siehe Seite 162 f.):
antientzündliche Therapie mit Kortison;
bei erhöhtem Kalziumspiegel Hydroxychloroquin.

Die Rheuma-Komplex-Therapie wird nur begleitend eingesetzt mit einer homöopathischen immunmodulierenden Therapie mit Thymuspeptiden in Form von Thymorell® oder einer immunmodulierenden Therapie mit Thymosand®.

Sekundär bedingte rheumatische Erkrankungen: Kristall-Arthropathien

Gicht

Gicht entsteht auf der Basis einer Stoffwechselstörung und äußert sich primär in Gelenkbeschwerden, die durch Reizung der Gelenkinnenhaut entstehen. Diese Reizung wird durch Harnsäurekristalle hervorgerufen, weshalb die Gicht zur Gruppe der Kristall-Arthropathien gehört. Man spricht von einer »Wohlstandskrankheit«, weil sie vor allem durch falsche und übermäßige Ernährung entsteht. Eine gewisse genetische Bereitschaft gilt als gesichert. Betroffen sind dreimal so viele Männer wie Frauen. Im Allgemeinen manifestiert sich die Gicht bei Männern im 4., bei Frauen im 5. oder 6. Lebensjahrzehnt. Alter, Geschlecht, Ernährung und Trinkverhalten bestimmen die Harnsäurekonzentration wesentlich mit.

Ernährungsfehler und Vererbung kommen bei der Gicht zusammen

Harnsäurekristalle lösen die Gicht aus

Die Kristalle, die die Gicht auslösen, bestehen aus Harnsäure. Sie lassen sich direkt im Gelenkpunktat unter dem Mikroskop nachweisen, erkennbar an ihrer charakteristischen Form.

Harnsäurekristalle lagern sich in Gelenken ab

Purinreiche Nahrungsmittel

Purine stellen Vorstufen der Harnsäure dar; sie sind

in vielen Lebensmitteln enthalten. Purinreich sind z. B. Bierhefe (1640 mg/100 g), Ölsardinen (918 mg/100 g), Bries (918 mg/100 g), Sojabohnen (getrocknet: 370 mg/100 g), Forelle (311 mg/100 g) oder Hühnerbrust (252 mg/100 g).

Purine erhöhen den Harnsäuregehalt des Blutes

Zu viel Purine in der Nahrung erhöhen den Harnsäuregehalt des Blutes

Aus Purinen entsteht in der Leber und in der Dünndarmwand Harnsäure. Im Extremfall führt eine hohe Purinaufnahme über die Nahrung zu einer sekundären Harnsäure-Erhöhung im Blut (Hyperurikämie); sekundär genannt, weil die Ursache bekannt ist. Sekundäre Hyperurikämien werden auch verursacht durch eine verminderte Harnsäureausscheidung bei Nierenerkrankungen, im Fasten, unter Alkoholkonsum, bei Zuckererkrankungen und unter bestimmten Medikamenten. Auch eine erhöhte Harnsäurebildung wie bei der Bluterkrankheit, Leukämie, einer bestimmten Form der Blutarmut oder Enzymmangel führt zu erhöhten Harnsäurewerten.

Kriterien einer erhöhten Harnsäureausscheidung

Purinarme Ernährung und ausreichendes Trinken senken das Risiko

Normalerweise wird die überschüssige Harnsäure in gelöster Form mit dem Harn ausgeschieden. Eine ausreichende Flüssigkeitsaufnahme ist unabdingbar für eine optimale Harnsäureausscheidung. Die Urinmenge sollte über 24 Stunden etwa 2,5 Liter betragen, um das Risiko einer Auskristallisation zu minimieren. Die Getränke sollten eher zu einem basischen Urin führen, um die Kristallbildung zu vermindern. Hierzu eignen sich Apfelsinen- und Grapefruitsaft sowie Mineralwasser, die reich an Bikarbonat sind.
Um die Harnsäureproduktion zu senken, sollte eine

gesunde, purinarme, ballaststoffreiche Pflanzenkost bevorzugt werden.

Individuell unterschiedliche Harnsäureausscheidung

Die Möglichkeit der Harnsäureausscheidung ist individuell unterschiedlich. Bei familiär erhöhter Harnsäure im Blut (familiäre Hyperurikämie) besteht bei 99 Prozent der Betroffenen eine Störung der Harnsäureausscheidung über die Nieren. Eine vermehrte körpereigene Harnsäureproduktion wird nur bei etwa einem Prozent aller Patienten mit familiärer Hyperurikämie gefunden. Wird die Harnsäure nicht mehr ausreichend ausgeschieden oder wird – was selten der Fall ist – im Verhältnis zu viel Harnsäure produziert, steigt die im Blutserum gelöste Harnsäure so weit an, dass ihre Löslichkeit überschritten wird.

Oft kann die Harnsäure nicht über die Nieren ausgeschieden werden

Entwicklung der Gicht

Harnsäurekristalle fallen überall aus, so im Gelenk, im Muskel, Bindegewebe, sogar im gelenknahen Knochen. Die Harnsäurekristalle führen zu Reizungen und entzündlichen Reaktionen in allen Bereichen, besonders im Gelenk. Die im Gewebe befindlichen Harnsäurekristalle macht der Körper zum Teil unschädlich, indem er sie in abgekapselter Form ablagert. Diese Ablagerungen werden Tophi (Einzahl: Tophus) genannt; es sind die bekannten »Gichtknoten«.

Gichtknoten: Ablagerungen von Harnsäurekristallen im Gewebe

Die Höhe der Harnsäure bestimmt die Gichthäufigkeit

Je höher der Harnsäurespiegel im Serum ist, desto größer ist die Wahrscheinlichkeit für die Entwicklung der Gicht. Obwohl nicht allein die Höhe des Harnsäurespiegels ausschlaggebend ist, nachfolgend einige Zahlen zum Gichtrisiko:

Harnsäurespiegel	Gichthäufigkeit
<6,0 mg/dl	0,6%
6,0–6,9 mg/dl	1,9%
7,0–7,9 mg/dl	16,7%
8,0–8,9 mg/dl	25%
>9,0 mg/dl	90%

Plötzlich ist die Gichtattacke da

Der erste Anfall kommt plötzlich, meist in der Nacht

Gicht tritt anfallsartig auf. Irgendwann kommt es zur ersten Gichtattacke. Sie entsteht ganz spontan, sehr oft nachts, und die extremen Schmerzen sind plötzlich da. Unmittelbare Auslöser sind häufig zu üppige Nahrungsaufnahme, ein Unmaß an Alkohol, aber auch akute Infekte oder Überanstrengung. Gelegentlich gehen muskelrheumatische Beschwerden oder Verdauungsbeschwerden dem Gichtanfall voraus.

Den großen Zeh trifft es meist als Erstes

Die Harnsäurekristall-Ablagerungen reizen das Gelenk, sodass sich die Gelenkinnenhaut entzündet. In jedem zweiten Fall wird zuerst das Großzehengrundgelenk befallen. Die Gicht tritt fast immer zunächst nur an einem Gelenk auf, später können weitere Gelenke hinzukommen, vor allem an den Beinen. Man spricht medizinisch von einer Arthritis urica. Auch Schleimbeutel, Bindegewebe und Sehnenansätze können befallen werden. Es kommt häufiger zu Urat-Nierensteinen.

Auch die Gicht kann chronisch werden

Etwa drei Prozent der Männer und ein Prozent der Frauen erleiden unter den heutigen Lebensbedingungen einen akuten Gichtanfall. Die Gelenkschmerzen werden als unerträglich geschildert. Die Gehunfähigkeit war schon zu Zeiten von Hippokrates ein wesentliches diagnostisches Kriterium. Bei Männern tritt der erste Gichtanfall im Alter zwischen 35 und 45 Jahren auf, bei Frauen in der Regel erst nach der Menopause. Gichtanfälle klingen unbehandelt in der Regel nach vier bis 14 Tagen wieder ab. Es folgen längere und zunehmend kürzer werdende Phasen von Beschwerdefreiheit. Doch wenn die Krankheit nicht optimal behandelt wird und der Patient nicht die Harnsäurezufuhr durch entsprechende Diät drosselt, kann es zur chronischen Gicht kommen. Dabei werden mehr und mehr Gelenke befallen, und diese »polyartikuläre« Gicht hat in der Symptomatik eine gewisse Ähnlichkeit mit der chronischen Polyarthritis. Im Gelenkknorpel entstehen Usuren (kleinste oberflächliche Löcher), in ganz schweren Fällen sogar Knochenzerstörungen.

Ohne Therapie verläuft die Gicht chronisch

Bei vielen Gichtpatienten sind zudem die Nieren betroffen. Das Zuviel an Urat-Kristallen kann sich nämlich auch in den Nieren übermäßig ansammeln. Dann bilden sich Nierensteine, die Koliken hervorrufen können. Langfristig können Urat-Kristalle auch das Nierengewebe zerstören und zu einem Nierenversagen führen.

Therapie des Gichtanfalls

Das Ziel der Therapie bei Gichtanfall ist die relativ schnelle Schmerzreduktion mit Colchicin. Auch nichtsteroidale Antirheumatika wie Indometacin und Diclofenac sowie Kortison werden eingesetzt. Rückfälle sind möglich.

Daher sollte sofort mit der Vorsorge (Prophylaxe) begonnen werden.

Wichtig: die Senkung des Harnsäurespiegels

Eine Normalisierung des Harnsäurebestandes des Körpers und des Harnsäurespiegels sollte angestrebt werden.

Zu Beginn werden häufig Medikamente erforderlich, die die Bildung von Harnsäure vermindern, wie Allopurinol, oder die Ausscheidung von Harnsäure fördern, wie Probenecid oder Benzbromaron. Diese Medikamente werden auch in Kombination gegeben. Dies gilt besonders, wenn gleichzeitig durch Diät eine Gewichtsreduktion erfolgt.

Der Verzehr von Fleisch, Fisch und Wurst sollte deutlich eingeschränkt werden

Es sollte eine Diät eingehalten werden, die zu Verringerung der Zufuhr von Purinen über die Nahrung führt und das Gewicht langfristig normalisiert. Auf Alkohol muss bis auf Weiteres ganz verzichtet werden. Vorerst sollte eine überwiegend lacto-vegetarische Kost verzehrt werden. Erlaubt sind magere Milchprodukte und pflanzliche Kost. Innereien sollten generell gemieden werden. Maximal sollte nur einmal täglich Fleisch, Fisch oder Wurst in einer Portionsgröße von 100 bis 150 Gramm verzehrt werden.

Chondrokalzinose

Die Pseudo-Gicht tritt familiär gehäuft auf

Chondrokalzinose bedeutet wörtlich Knorpelverkalkung. Es handelt sich, genau wie bei der Gicht, um eine Kristall-Arthropathie, also um eine Reizung von Gelenken durch Kristalle. Nur wird die Chondrokalzinose nicht durch Urat-Kristalle hervorgerufen, sondern durch Kristalle, die sich aus Kalzium-Pyrophosphat bilden. Da eine große Ähnlichkeit mit der Gicht besteht, wird die Chondrokalzinose auch »Pseudo-Gicht« genannt. Sie ist nicht so häufig wie die Gicht und befällt vor allem Männer und Frauen im höheren Lebensalter. Die familiäre Häufung ist bekannt.

Chondrokalzinose im Zusammenhang mit anderen Erkrankungen

Bei Überfunktion der Nebenschilddrüse (Hyperparathyreoidismus), Unterfunktion der Schilddrüse (Hypothyreose), Gicht, Magnesiummangel und Phosphatmangel kommt es zu einer sekundären Chondrokalzinose. Hier gilt es, die Grundstörung zu behandeln.

Die Chondrokalzinose ist oft eine Folge anderer, besonders von Schilddrüsenerkrankungen

Gelenkschmerzen bei der »Pseudo-Gicht«

Auch die Pseudo-Gicht äußert sich im akuten Stadium anfallsartig durch Gelenkschmerzen, die von einer Synovitis (Entzündung der Gelenkinnenhaut) ausgelöst werden. Zugleich können durch die Ablagerung von Kristallen Knorpel arthrotisch verändert werden. Auch diese Erkrankung befällt meist mehrere Gelenke, jedoch keine inneren Organe. Häufig tritt eine Chondrokalzinose in Begleitung von Arthrosen auf, des Weiteren bei Störungen des Eisenstoffwechsels, bei Schilddrüsenstörungen und anderen endokrinologischen Erkrankungen.

Die inneren Organe erkranken nicht

Die genaue Ursache der »primären« Chondrokalzinose ist nicht bekannt.

Therapie

Wenn erforderlich Gelenkpunktion und anschließend Injektion von Kortison in das Gelenk.

Gegebenenfalls, wenn lokales Eingreifen nicht hilft, nichtsteroidale Antirheumatika.

Substitution von Magnesium wirkt anfallsmindernd. Ausreichende Trinkmengen mit mindestens zwei Litern täglich einhalten.

5 Therapieansätze bei entzündlich rheumatischen Erkrankungen im Allgemeinen

Je nach Art und Schwere der Grunderkrankung werden verschiedene Therapieformen und Medikamente eingesetzt. Schulmedizinische (konventionelle) und alternative oder begleitende (komplementäre) Behandlungskonzepte können sich dabei sinnvoll ergänzen. In diesem Kapitel erfahren Sie, welche unterschiedlichen Möglichkeiten heute zur Verfügung stehen und wann sie zur Anwendung kommen.

Eine Therapie muss immer individuell auf den Patienten abgestimmt sein

Welche therapeutischen Maßnahmen erforderlich sind und besonders welche Medikamente in welcher Dosierung und wann verordnet werden, hängt von der Art der Erkrankung, deren Ausprägung und Verlauf sowie der persönlichen Verfassung des Erkrankten ab. Im akuten Zustand wird die Schmerzlinderung und abschwellende antientzündliche Therapie im Vordergrund stehen. Bei der Behandlung der chronischen Erkrankung spielen Reduzierung der bestehenden Beschwerden und ein Aufhalten der krankheitsfördernden und zerstörerischen Prozesse eine ebenso wichtige Rolle wie die Verbesserung der Lebensqualität.

Grundvoraussetzungen für die Therapie
Für alle in diesem Buch beschriebenen primär ent-

zündlichen rheumatischen Erkrankungen gelten die folgenden grundsätzlichen Überlegungen und individuell auf den Patienten ausgerichteten Behandlungsstrategien, auch bei einer Behandlung mit Naturheilverfahren:

Einige Voraussetzungen gelten für alle Patienten

- Umfassende Information des Patienten über die Erkrankung und Einbindung in die Therapie-Maßnahmen.
- Behandlungsstrategie: Abwägung einer erwünschten vorwiegend antientzündlichen und/oder immunsuppressiven medikamentösen Therapie unter Beachtung der Nebenwirkung.
- Regelmäßige Physiotherapie und Anleitung zu Eigenübungen sowie Information über Belastungsgrenzen.
- Verbesserung des Allgemeinbefindens durch Optimierung der Ernährung, Erlernen von Entspannungstherapien, Krankheitsbewältigung und Schmerzdistanzierung. Soweit erforderlich medikamentöse Schmerztherapie und Erlernen schmerzreduzierenden Verhaltens einschließlich Lagerung, Gelenkschutz, Schienung, Schuhversorgung und Ähnlichem.
- Hilfe zur Selbsthilfe bei der Organisation des Alltags, Erlernen des Umgangs mit den Einschränkungen, soweit sie zurzeit nicht zu ändern sind, und der optimalen Nutzung der Hilfsmittel.
- Versuch einer Verbesserung des persönlichen Lebensstils trotz Einschränkung und soweit möglich Förderung weiterer beruflicher Tätigkeit.

Eine optimale Therapie umfasst viele ganz unterschiedliche Maßnahmen

Die dem Krankheitsbild zuzuordnenden klassischen Therapien werden bei jeder der beschriebenen Erkrankungen aufgeführt. Im Kapitel »Alternative und begleitende (komplementäre) Therapien« werden die einzelnen klassischen Medikamente erläutert. Im Kapitel

»Konventionelle Therapien« wird die Rheuma-Komplex-Therapie dargestellt, die selbstverständlich die oben beschriebenen Grundvoraussetzungen beinhaltet. Die Rheuma-Komplex-Therapie sollte bei allen entzündlichen Erkrankungen in jedem Fall komplementär eingesetzt werden. In vielen Fällen gelingt es durch die Einbindung des Patienten mit der Rheuma-Komplex-Therapie und den begleitenden Maßnahmen klassische Medikamente einzusparen. In vielen Fällen ist nach einiger Zeit nur noch die Rheuma-Komplex-Therapie erforderlich.

Konventionelle Therapien

Ohne Medikamente geht es häufig nicht

Den ersten Platz in der klassischen Therapie rheumatischer Erkrankungen nehmen die »konventionellen« Medikamente ein. Der Begriff »konventionell«, den man auch mit »üblich« oder »herkömmlich« übersetzen kann, darf nicht abwertend verstanden werden. Er ist nur der zusammenfassende Ausdruck für die in der Rheumatologie von heute angewandten »schulmedizinisch klassischen« Therapien.

Verschiedene Medikamentengruppen werden eingesetzt. Sie lindern die Symptome und greifen vielfältig in das Krankheitsgeschehen ein. Doch leider sind dabei auch Nebenwirkungen zu beachten, die den Patienten individuell unterschiedlich belasten.

Nebenwirkungen können, müssen aber nicht auftreten

Jeder Arzt, der diese konventionellen Antirheumatika einsetzt, kennt deren Nebenwirkungen und beachtet sie. Allerdings kommt es nicht bei jedem Patienten zu Nebenwirkungen. Die Verträglichkeit ist individuell sehr verschieden. Der Patient ist deshalb immer aufgefordert, Veränderungen in seinem Befinden dem behandelnden Arzt mitzuteilen.

Es kommen verschiedene Gruppen von Arzneimitteln zum Einsatz wie Glukokortikoide, nichtsteroidale Antirheumatika (NSAR), Basistherapeutika im weitesten Sinn und Schmerzmittel (Analgetika).

Die Schulmedizin setzt verschiedene Gruppen von Medikamenten ein

Glukokortikoide

Kortison lindert Entzündungen und Schmerz

Glukokortikoide (auch Glukosteroide oder umgangssprachlich Kortison genannt) gehören zu den Steroidhormonen, die in der Nebenniere gebildet werden. Die wichtigsten natürlich vorkommenden Glukokortikoide sind Kortisol, Kortison und Kortikosteron. Synthetische (künstlich hergestellte) Glukokortikoide wie das Prednison haben in der Regel weniger negative Wirkungen und eine stärkere erwünschte Wirkung im Sinne einer Entzündungsreduktion und einer Schmerzlinderung. Nicht wenige Patienten haben freilich eine Abneigung oder gar Angst vor Kortison-Präparaten. Denn ihre Nebenwirkungen können sehr beträchtlich sein und hängen auch von der Höhe der Dosis und der Länge der Anwendung ab.

Trotzt aller Vorbehalte und Nebenwirkungen hat die Glukokortikoid-Therapie in der Rheumatologie einen festen Stellenwert und ist in der Behandlung entzündlicher rheumatischer Prozesse unverzichtbar.

Wichtigste Anwendungsgebiete für Glukokorticoide
Alle entzündlich rheumatischen Erkrankungen wie die chronische Polyarthritis, Morbus Bechterew, Polymyalgia rheumatica u. a.

Die Glukokortikoid-Therapie wird heute nicht mehr als eine rein auf die Symptome bezogene Therapie ange-

Kortison gegen Gelenkzerstörung

sehen, sondern scheint auch zerstörerische Prozesse zu mindern. So kann eine frühzeitige Einnahme von niedrig dosiertem Kortison zusammen mit der Rheuma-Komplex-Therapie oder auch kombiniert mit den üblichen Basistherapeutika (siehe Seite 174ff.) bei chronischer Polyarthritis und anderen entzündlich rheumatischen Erkrankungen die Gelenkzerstörung erheblich mindern. Kortikoide werden in Form von Tabletten und Injektionen systemisch angewandt. Das heißt, sie wirken auf den gesamten Organismus ein und können daher bei ungenauer Dosierung und unsachgemäßer Einnahme den körpereigenen Kortisolhaushalt durcheinander wirbeln. Auch eine lokale Therapie über flüssige oder salbenartige Zubereitungen ist möglich.

Nebenwirkungen der Steroidhormone, besonders in der Langzeit-Therapie

Nebenwirkungen bei zu hoher Dosierung und langfristiger Einnahme

Bei Überdosierung kann es zum Hyperkortisol-Syndrom (auch als Cushing-Syndrom bezeichnet) kommen (mit Körperstamm-Fettsucht, Gewichtszunahme, »Büffelnacken«, »Vollmondgesicht«, vermehrter Behaarung), aber auch zu Bluthochdruck, blau-roten Streifen in der Haut, Muskelschwäche, Sehnenrissen, Neigung zu erhöhtem Blutzucker (Steroid-Diabetes), Wachstumsstörungen bei Kindern, unterdrückter körpereigener Kortisolbildung, vermehrter Gefäßbrüchigkeit mit fleckigen Blutungen der Haut (Petechien) und Schäden der Schleimhaut (Magengeschwüre), Steroid-Akne, Steroid-ausgelöster grauer oder grüner Star, Infektanfälligkeit, erhöhte Leukozyten- und Thrombozyten-Anzahl, Osteoporose, Potenzstörungen beim Mann und Regelstörungen bei Frauen sowie psychischen Störungen wie Psychosen, Stimmungs- und Persönlichkeitsveränderungen.

Nebenwirkungen zügeln

Neue Erkenntnisse über Wirkung und unliebsame Begleiterscheinungen tragen dazu bei, Kortikoiden den Schrecken zu nehmen. Mögliche Nebenwirkungen lassen sich in Grenzen halten. Das beginnt bereits bei der Einnahme:

Kortison sollte am frühen Morgen eingenommen werden

- Nehmen Sie Ihr Medikament am frühen Morgen, zwischen fünf und acht Uhr ein. Zu dieser Tageszeit wird der Kortisolregelkreis des Körpers durch die Einnahme am wenigsten beeinflusst. Das heißt, die Regelstationen Hypothalamus und Hypophyse im Gehirn, die im Körper das Kortisolangebot und die Nachfrage regeln, lassen sich frühmorgens weniger durch von außen zugeführtes Kortison verwirren.
- Bei längerfristiger Therapie können knochenabbauende Prozesse besonders bei hoher Dosierung in Gang gesetzt werden. Um diese negative Wirkung zu minimieren, sollte die Dosis möglichst niedrig gehalten werden. So können ein starker Knochenabbau und eine verminderte Kalziumaufnahme aus dem Darm verhindert werden. Beide Begleitfaktoren begünstigen nämlich den gefürchteten Verlust an Knochenmasse, die Steroid-verursachte Osteoporose. Muss Kortison über längere Zeit und in hohen Dosen, z. B. bei sehr aktiven Erkrankungen, eingesetzt werden, verordnet der Arzt in der Regel gleichzeitig eine knochenerhaltende Therapie mit Kalzium, Vitamin D, Fluoriden oder auch Kalzitonin oder Bisphosphonaten. Höhere Kortisondosen können auch den Blutzuckerspiegel erhöhen, sodass ein Steroid-Diabetes entstehen kann oder Diabetiker in Bezug auf ihre Medikamente neu eingestellt werden müssen.

Der Gefahr von Diabetes und Osteoporose muss rechtzeitig entgegengewirkt werden

- Regelmäßige ärztliche Kontrollen des Blutdrucks, des Blutzuckerspiegels und des Mineralhaushalts, des Körpergewichts und der Knochendichte können dazu beitragen, schädlichen Folgeerscheinungen rechtzeitig entgegenzuwirken. Bei höheren Kortisongaben ist auch eine augenärztliche Überwachung ratsam.

Kortison muss langsam ausschleichend abgesetzt werden

- Nach längerer Therapie darf dem Körper das zugeführte Kortison nur sehr langsam entzogen werden, um einen plötzlichen fast vollständigen Kortisonmangel zu verhindern. Die Eigenproduktion im Körper normalisiert sich nicht sofort wieder. Gegebenenfalls muss die Funktion des körpereigenen Kortisolregelkreises durch Laboruntersuchungen überprüft werden.

Nichtsteroidale Antirheumatika

NSAR: Enzündungshemmer ohne Kortison

Nichtsteroidale Antirheumatika (NSAR) sind Medikamente, die keine Steriode wie Kortison enthalten und antientzündlich und schmerzlindernd wirken.

Wichtige Anwendungsgebiete für NSAR sind:

- entzündliche rheumatische Erkrankungen, wie chronische Polyarthritis, Arthritis bei Schuppenflechte, juvenile chronische Arthritis, Morbus Bechterew u. a.;
- entzündliche Arthrose;
- Wirbelsäulen-Erkrankungen mit akutem Hexenschuss oder Ischias-Beschwerden.

Die NSAR wirken gegen die Symptome Entzündung und Schmerz. Sie werden als Antiphlogistika (Entzündungshemmer) bezeichnet.

NSAR haben in der Regel einen sofortigen Wirkungseintritt und nach dem Ende der Therapie keine weitere Wirkung. NSAR hemmen die körpereigene Produktion von Prostaglandinen, hormonähnlichen Gewebe-Mediatoren, die Entzündungen fördern. Verringerte Entzündung bedeutet sekundär immer auch weniger Zerstörung des betroffenen Gewebes. Eine wesentliche direkte Wirkung auf den negativen Verlauf der Erkrankung wird dagegen nicht erreicht.
Gleichzeitig sind Prostaglandine aber auch für einen optimalen Magenschleimhautschutz verantwortlich. Auch dieser wird durch NSAR gehemmt, weshalb unter der Medikation mit NSAR ein erhöhtes Risiko für Magengeschwüre und Magenblutungen besteht.
Prostaglandine werden aus der mehrfach ungesättigten Arachidonsäure, einer Fettsäure, gebildet.

Prostaglandine schützen die Magenschleimhaut; NSARs hemmen die Prostaglandine

Der eigentliche Unterschied zwischen den verschiedenen NSAR-Präparaten liegt in der Zeitspanne bis zum Wirkungseintritt und in ihrer Wirkdauer sowie dem Ausmaß und der Art der Prostaglandin-Hemmung.
Ihre wichtigsten Substanzgruppen sind die altbekannten Salizylate, die Bestandteil z. B. der Weidenrinde sind oder synthetisch hergestellt werden wie die Azetylsalizylsäure (Aspirin®). Ähnliche antientzündliche NSAR sind heute vielfältig verfügbar, wie Indometacin, Piroxicam, Naproxen, Diclofenac, Ibuprofen u. a.; alle mit einer geringeren antientzündlichen Wirkung als Kortison, aber auch mit weniger Nebenwirkungen.

NSAR: weniger Wirkung als Kortison, aber auch weniger Nebenwirkungen

Die schon lange bekannten NSAR hemmen, je nach Substanz, die Aktivität des Enzyms Cyclooxigenase (COX), und zwar jeweils einen seiner beiden Anteile COX-1 und COX-2.

Die kombinierte Einnahme unterschiedlicher NSAR sollte vermieden werden.

Wechselwirkungen mit anderen Medikamenten beachten

Bei gleichzeitiger Einnahme anderer Medikamente kann es zu Interaktionen kommen; daher müssen NSAR bei Patienten, die Blutgerinnungshemmer wie Marcumar, Blutzuckersenker und/oder bestimmte Herzmedikamente einnehmen, sehr genau angepasst dosiert werden. Andere Rheuma-Medikamente wie MTX und Cyclosporin, wenn schon in Ausnahmefällen erforderlich, sollten mit einigen Stunden Abstand zu den NSAR genommen werden. Kortisonhaltige Präparate erhöhen das Risiko für eventuelle Magenbeschwerden, wenn sie zusätzlich zu NSAR eingenommen werden.

Bei Oberbauchbeschwerden, Teerstuhl (schwarzer Stuhl) oder Blut im Stuhl sollte sofort der Arzt aufgesucht werden!

Unerwünschte Begleiter der NSAR

Negative NSAR-Wirkungen betreffen u. a. Magen und Darm

Sie betreffen vor allem den Magen-Darm-Trakt. Völle- und Druckgefühl, Übelkeit und Erbrechen, Magenschleimhautentzündung und Magen- und Zwölffingerdarmgeschwüre, Durchfälle oder Verstopfung, allergische Hautreaktionen und Ödeme (Wasseransammlungen), besonders in den Beinen, Kopfschmerzen und Schwindelgefühle sowie Blutungen im Verdauungsbereich sind oft die bösen Partner einer individuell zu intensiv durchgeführten Behandlung mit NSAR. Aber auch Nieren, Leber, Lunge und zentrales Nervensystem können auf eine NSAR-Behandlung empfindlich reagieren. Manchmal ändern sich auch Leber- und Nierenwerte oder die Anzahl der Blutplättchen und weißen Blutkörperchen. Aber all diese Nebenwirkungen zeigen sich relativ selten. Die meisten Patienten

vertragen selbst bei lang andauernder Therapie NSAR-Medikamente gut.
Erhöhte Risiken einer Unverträglichkeit tragen jedoch Menschen, die bereits ein Magen- oder Zwölffingerdarmgeschwür hatten, die an zahlreichen Begleiterkrankungen neben den rheumatischen Beschwerden leiden und die älter als 60 Jahre sind. Zusätzliche Risiken haben Raucher.
Nebenwirkungen der NSAR können die Lebensqualität nachhaltig verschlechtern.

NSAR nur gemäß ärztlicher Verordnung einnehmen

Als Leitsatz für eine vernünftige Dosierung der NSAR mit möglichst geringen Nebenwirkungen sollte gelten: Nehmen Sie die Medikamente so, wie sie Ihr Arzt verschrieben hat. Der Arzt wählt die Dosierung so niedrig und so kurzzeitig wie möglich, doch so ausreichend hoch wie nötig!
Nehmen Sie NSAR nach dem Essen ein. Meiden Sie Alkohol und sonstige Magenreizstoffe wie z. B. stark säurehaltige Nahrungsmittel.
Soweit erforderlich wird der Arzt eine Magenschutztherapie einleiten oder die neueren NSAR einsetzen.

Die neuen COX-2-Hemmer

NSAR hemmen COX-1 und COX-2. Die positiv wirkenden Prostaglandine, die die Magenschleimhaut, Atemwege, Gefäße und Nieren schützen, werden im Körper durch das Enzym COX-1 (Cyclooxigenase-1) erzeugt. Für die Prostaglandine, die Entzündung und Schmerz verursachen, trägt das Enzym COX-2 die Verantwortung. Hier setzt eine noch junge Medikamentengruppe in ihrer Wirkung an. Die so genannten COX-2-Hemmer (Coxibe) unterbinden fast ausschließlich die entzündungsfördernde COX-2-Aktivität und damit den Aufbau der Entzündung und Schmerz auslösenden

Prostaglandine. COX-2 Hemmer sind Celecoxib und Rofecocib.

Neuartige NSAR werden besser vertragen

Der Vorteil der neuen Pharmazeutika ist zweifellos ihre bessere Verträglichkeit und ihr schonender Umgang mit Magen und Darm. Doch auch diese beiden Medikamente haben laut Beipackzettel (fast identische) Nebenwirkungen, die jedoch nur relativ selten vorkommen. Neu erscheint die Mitteilung, dass in manchen Fällen erhöhte Blutdruckwerte auftreten können.

Und wer profitiert besonders von den Coxiben?
Nach Expertenmeinung sind das Patienten, die

- älter als 60 sind;
- bereits ein Magengeschwür hatten;
- Medikamente zur Blutgerinnung oder Kortikoide einnehmen müssen.

Tabletten oder Salben?

NSAR werden in verschiedenen Darreichungsformen angeboten: meist als Dragees, Tabletten oder Kapseln, aber auch in löslicher Form, als Zäpfchen, Salben, Gele oder Ampullen zur Injektion.

Bei leichten Beschwerden reicht oft eine Salbe

Salben und Gele können bei leichteren lokalen Schmerzen sinnvoll sein, denn sie werden an der Stelle aufgetragen, wo sie wirken sollen, z. B. als Okklusionsverband, ohne dass sie den gesamten Organismus belasten. In diesem Fall wird das lokal anzuwendende NSAR etwas dicker aufgetragen und mit einer Frischhaltefolie abgedeckt und fixiert, sodass es über Nacht einwirken kann.

Treten die Schmerzen selten, dafür aber heftig auf, sollte das nichtsteroidale Antirheumatikum nur bei Bedarf, aber in rasch wirkender Form verwendet werden. Spüren Sie dagegen regelmäßig, zum Beispiel immer am frühen Morgen starke Schmerzen, wird Ihnen ein Retard-Medikament gut helfen. Das heißt, Sie nehmen bereits am Abend ein Präparat mit verzögerter Wirkung, die pünktlich zur Zeit des Schmerzes einsetzt. Auch Zäpfchen wirken mit Verzögerung. Vermeiden sollten Sie die Kombination verschiedener NSAR.

Verschiedene NSAR nicht miteinander kombinieren

Reine Schmerztherapeutika (Analgetika)

Schmerzmittel werden zur Verbesserung der Lebensqualität, d.h. zur Reduktion des Schmerzes und damit auch wieder besseren Beweglichkeit bei akuten und chronisch anhaltenden Schmerzen zusätzlich verordnet, wenn die klassischen Antirheumatika nicht ausreichend helfen.

Dabei werden z. B. peripher wirkende Schmerzmittel wie Paracetamol, Azetylsalizylsäure, Diflunisal oder Mefenaminsäure eingesetzt. Zentral wirkende Schmerzmittel, die die Schmerzwahrnehmung beeinflussen, sind Flupirtin, Tramadol, Pentazocin oder Tilidin. In Einzelfällen sind auch Opioide wie Morphium erforderlich. Starke morphinähnliche Medikamente und Opioide unterliegen strenger Kontrolle und sollten nur in ganz bestimmten Fällen sehr gezielt verordnet werden.

Schmerzmittel sollten immer gezielt eingesetzt werden

Zur Schmerzlinderung kann auch Kalzitonin, ein Hormon des Kalziumhaushalts und des Knochenstoffwechsels eingesetzt werden, z. B. bei Osteoporose, sowie lokal anzuwendende Betäubungsmittel (Lokalanästhetika) im Sinne der Neuraltherapie oder Heilanästhesie. Auch Carbamazepin, ein Antiepileptikum, kann Schmerzen lindern.

Basistherapeutika

Medikamente, die der Fehlregulation des Immunsystems entgegenwirken

Basistherapeutika sind Langzeit-Therapeutika, die nicht nur gegen die Symptome wirken, sondern mit dem Ziel eingesetzt werden, das Fortschreiten chronisch entzündlicher Krankheiten zu verlangsamen. Sie führen zu einer langfristigen Besserung, manchmal auch zu einer Voll- oder Teilremission (Rückbildung). Sie werden deswegen auch als Auslöser der Rückbildung (Remissions-Induktoren) bezeichnet. Diese Medikamente reduzieren die überschießende Immunantwort. Es handelt sich um verschiedene Gruppen von Medikamenten, von denen hier nur die wichtigsten aufgeführt werden.

Immunsuppressive Substanzen

Immunsuppressiva hemmen das Abwehrsystem da, wo es überreagiert

Immunsuppressiva (wörtliche Bedeutung: Unterdrücker der Immunantwort) werden gegeben, da bei Autoimmunkrankheiten davon ausgegangen werden muss, dass das Immunsystem fälschlich überschießend entzündlich reagiert. Gelingt es, diese Überreaktion zu bremsen, verringern sich auch die Faktoren, die die zerstörerischen Prozesse der Erkrankung unterhalten. Das Immunsystem wird nur selektiv, teilweise, blockiert, das bedeutet, dass es in anderer Hinsicht kompetent bleibt, vorausgesetzt, es läuft alles so ab, wie es erwünscht ist.

Substanzen mit schnellem Wirkungseintritt und immunsuppressiver Wirkung, die zum Teil auch in der Krebstherapie eingesetzt werden, sind z. B. Cyclophosphamid oder Cyclosporin A, ein Interkeukin-2-Hemmer, der auch in der Transplantationsmedizin eine Rolle spielt, sowie Leflunomid, ein neues immunsuppressiv wirkendes, die rheumatische Erkrankung veränderndes (modifizierendes) Antirheumatikum, das die zerstörerischen Effekte mindert.

Immunmodulierende Substanzen
Substanzen mit langsamem Wirkungseintritt, die antientzündlich und immunmodulierend (normalisierend) wirken, sind Chloroquin, ein Antimalariamittel, Gold (-salze) zum Einnehmen oder zur Injektion, Interferon-γ und D-Penizillamin.

Bestimmte Wirkstoffe normalisieren eine überschießende körpereigene Abwehr

Weitere Substanzen mit schnellem Wirkungseintritt sowie immunmodulierender und antientzündlicher Wirkung sind das Sulfasalazin, das auch bei autoimmunbedingten Darmerkrankungen eingesetzt wird, und das Methotrexat, ein Folsäuregegenspieler (Antagonist), der aus der Krebstherapie bekannt ist.

Zytokintherapie oder Zytokin-beeinflussende Therapie
Auch Zytokine werden therapeutisch genutzt. Darüber hinaus finden sich bei entzündlich rheumatischen Erkrankungen häufig erhöhte Spiegel des Tumornekrosefaktors-α (TNF-α), ebenfalls ein Zytokin, das entzündliche Prozesse fördert. Antientzündlich wirksam und positiv krankheitsverändernd können TNF-α-Blocker eingesetzt werden wie das Eternacept und Infliximab. Es handelt sich hierbei um gentechnisch hergestellte Antikörper, die exakt wie ein Schlüssel in das Schloss von Entzündungszellen passen und diese gezielt blockieren. Als Voraussetzungen für die Therapie gelten nach Expertenmeinung: die gesicherte Diagnose einer aktiven Form der chronischen Arthritis, die erfolglose Behandlung mit altbewährten Basistherapeutika und Infektionsfreiheit. Bei akuten Infektionen,

Entzündungsfördernde Zytokine werden blockert

wozu etwa schlecht eingestellte Diabetiker neigen, empfiehlt der Hersteller, die Therapie abzubrechen. Diese Medikamente wirken nicht nur kurzfristig, sondern beeinflussen das Krankheitsgeschehen nachhaltig.

Nebenwirkungen
Leider haben auch die Basistherapeutika Nebenwirkungen, je nach Präparat verschiedene, die der behandelnde Arzt überwachen wird.

Aufgrund der Nebenwirkungen sind regelmäßige ärztliche Kontrollen unumgänglich

Unter der Behandlung kann es unter anderem zu folgenden Symptomen kommen: Übelkeit, Erbrechen, Magenbeschwerden, Mundschleimhautentzündung (Stomatitis), Appetitlosigkeit, Durchfall, Geschmacksstörungen, Schlaflosigkeit, Nervosität, Kopfschmerzen, Schwindel, Haarausfall, Hautausschläge (Exantheme), Hautentzündung (Dermatitis), Juckreiz (Pruritus), Anämie, zu niedrige Zahl weißer Blutkörperchen (Leukopenie), zu niedrige Blutplättchenzahl (Thrombopenie), Netzhauterkrankung (Retinopathie), Eiweiß im Urin (Proteinurie), Nierenschädigung (nephrotisches Syndrom), Darmentzündung (Enterocolitis), Myasthenia gravis (eine Muskelerkrankung), Nervenentzündung (periphere Neuritis), Entzündung und Schwächung der Muskeln (Polymyositis), Lupus erythematodes, Entzündung der Schilddrüse (Thyreoiditis), Herabsetzung der blutbildenden Funktion des Knochenmarks (Knochenmarkdepression).

Auch die klassischen Immunsuppressiva, die in der Rheumatologie eingesetzt werden, haben Nebenwirkungen. Die wesentlichsten sind: Knochenmarkdepression, erhöhtes Krebsrisiko (Karzinogenität), Risiko von körperlichen Missbildungen beim Embryo oder Fetus (Teratogenität), Lebertoxizität, Spermiendefekt und damit ein Grund für männliche Unfruchtbarkeit (Azoospermie), allergisch bedingte Leberentzündung (Hepatitis), Vernarbung und Verhärtung des tiefen Lungengewebes (interstitielle Lungenfibrose).

Nicht in jedem Fall müssen bei auftretenden Nebenwirkungen die Medikamente abgesetzt werden. Der behandelnde Arzt wird die weitere Therapiestrategie individuell verträglich anpassen.

Weitere den Basistherapeutika ähnliche Substanzen siehe Rheuma-Komplex-Therapie (siehe Seite 183 ff.).

Mikrobielle Therapie

Ein gesunder Darm wirkt sich positiv auf das Immunsystem aus

Wesentliche Anteile des Immunsystems sind im Bereich des Darmes angesiedelt. Damit besteht die Möglichkeit, über eine mikrobielle Therapie immunmodulatorisch normalisierend in das entzündlich rheumatische Geschehen einzugreifen. Eingesetzt werden Milchsäure-Bakterien, so genannte Lactobazillen, aber auch Koli-Bakterien, wie z. B. der spezielle Koli-Bakterien-OM-8980-Komplex, die langfristig antientzündlich wirken.

Desensibilisierungs-Therapie

Manchen Patienten hilft Desensibilisierungs-Therapie

Auch eine Desensibilisierungs-Therapie mit Anteilen von Bindegewebe wie Kollagen Typ II wird in der Therapie der chronischen Polyarthritis eingesetzt, um überschießend entzündliche Reaktionen gegen diesen Bindegewebsanteil abzuschwächen oder aufzuheben. Interessant ist, dass die Aufbausuppe zur Gesundung des Gelenkknorpels von Hildegard von Bingen (1098–1179) aus Kalbsfüßen zusammen mit Dinkelgrieß und Kräutern hergestellt wurde, ganz im Sinne einer Zufuhr von Kollagen Typ II.

Von Fall zu Fall sind operative Maßnahmen angezeigt

Ein Wort noch zur konventionellen Therapie. Sie beschränkt sich nicht auf die medikamentöse Behandlung. Verbesserte Techniken machen zunehmend operative Eingriffe möglich mit zum Teil funktionsgerechtem Gelenkersatz. Teils geht es auch darum, die zerstörerische Potenz, die von der Synovialmembran ausgeht, zu verhindern. Dazu werden die entzündungs-unterhaltenden Strukturen weitgehend entfernt.

Synoviorthese, Synovektomie, Gelenkersatz

Heilende Entzündung per Injektion

Unter einer Synoviorthese versteht man die chemische Zerstörung der Synovialmembran durch eine Injektion von Venenverödungsmitteln oder Osmium direkt in das Gelenk. Diese Substanzen zerstören die inneren, teils schon vernarbten Schichten der Gelenkinnenhaut. Bei der Radiosynoviorthese wird eine radioaktive Substanz wie Yttrium injiziert, mit ähnlicher Wirkung. Dabei kommt es zu einer entzündlichen Reaktion, bei beiden Methoden meist auch mit großem Gelenkerguss. Das Gelenk muss bei beiden Verfahren anschließend ruhig gestellt und gekühlt werden. Nach Abklingen der akuten Probleme treten über einen längeren Zeitraum deutlich weniger Entzündungen in den betroffenen Gelenken auf.

Mit der Technik der Synovektomie wird die Synovialmembran, die häufig Ausgangsstruktur der entzündlich zerstörerischen Prozesse ist und wuchert, operativ entfernt. Dazu wird das Gelenk eröffnet; die Heilung benötigt einige Zeit. Heute wird eine Synovektomie auch häufiger mithilfe eines Arthroskops durchgeführt werden. Dazu wird nur eine kleine Öffnung in das Gelenk benötigt und die Synovialmembran entfernt. Die Entzündung wird so gestoppt. Doch kann die Synovialmembran in manchen Fällen erneut wuchern.

Diese Techniken eignen sich bei Entzündungen und Zerstörungen in einem oder nur wenigen Gelenken.

Operative Eingriffe

Gelenkfehlstellungen werden operativ beseitigt

Bei einer fehlerhaften Gelenkstellung ist eine operative Umstellungsosteotomie angezeigt, um vorzeitigen Gelenkverschleiß (Arthrose) zu vermeiden. Ein wichtiger Grund für den Eingriff sind starke Schmerzen.

Bei Arthrose oder sekundärer Arthrose nach entzündlichen rheumatischen Zerstörungen werden im Rahmen einer Gelenk-Toilette mithilfe eines Arthroskops raue Knorpeloberflächen geglättet und Knochenzacken beseitigt, sodass die Knorpelbildung angeregt wird und auch ein Ersatzknorpel gebildet werden kann.

Gelenkprothesen kommen auch jüngeren Patienten zugute

Im Spätstadium entzündlicher rheumatischer Erkrankungen mit fortgeschrittener schmerzhafter sekundärer Arthrose ist ein endoprothetischer Gelenkersatz erforderlich, so im Bereich der Knie, Hüften oder auch der Fingergelenke. Die Techniken sind so weit fortgeschritten, dass bei Bedarf auch schon in jüngeren Jahren ein Gelenkersatz durchgeführt werden kann. Wie bei jedem operativem Eingriff kann es zu Komplikationen kommen wie z. B. Gelenkinfektionen, Knochenbrüchen oder Weichteilverkalkungen um das Gelenk herum.

Letzter Ausweg: operative Gelenkversteifung

Wenn gelenkerhaltende Operationen nicht möglich sind, besteht die Möglichkeit, das schmerzhafte instabile Gelenk operativ zu versteifen. Mit dieser so genannten Arthrodese wird der Schmerz ausgeschaltet und die Gelenkinstabilität beseitigt. Massive Gelenkfehlstellungen können mit dieser Methode korrigiert werden.

Alternative und begleitende (komplementäre) Therapien

Komplementär- und Schulmedizin unterstützen und ergänzen sich

Man kann in vielen Fällen – besonders zu Beginn entzündlich rheumatischer Erkrankungen – nicht auf die konventionellen klassischen Antirheumatika verzichten. Aber es ist vor allem eine Frage der Dosierung. Denn natürlich sind die zum Teil sehr erheblichen Nebenwirkungen umso geringer, je niedriger die Dosis durch Anwendung ergänzender (komplementärer) Therapien gehalten werden kann. Deshalb stellt sich die Frage nach begleitenden komplementären Therapien, die Dosisreduktionen der klassischen Medikamente ermöglichen. Und es stellt sich überhaupt die Frage, inwieweit alternative Therapien bei relativ mildem Krankheitsverlauf der rheumatischen Erkrankungen nicht schonender und ausreichend effektiv sind.

Bei der Darstellung der einzelnen entzündlich rheumatischen Erkrankungen musste in vielen Fällen darauf hingewiesen werden, dass die eigentlichen Ursachen noch weitgehend unbekannt sind. Dennoch werden Zusammenhänge immer klarer. Wir wissen vor allem, dass die häufig noch unbekannten Ursachen in einem teils defekten, irritierten oder fehlgeleiteten Immunsystem mit überschießend entzündlichen Reaktionen liegen. So gilt es bei der Behandlung, die fälschlich übermäßige Entzündungsaktivität zu senken und die Disharmonien des Immunsystems, z. B. der Zytokine, zu normalisieren. Dabei geht es darum, nicht nur die quälenden Symptome zu lindern und ein Fortschreiten der Krankheit zu verhindern, sondern Störungen im Gesamtorganismus zu regulieren und zu normalisieren. Das setzt ein erweitertes Verständnis von Krankheit voraus.

Eine Krankheit betrifft immer den ganzen Organismus

Ganzheitsmedizin: Körper – Seele – Geist

Dieses erweiterte Verständnis wird unter dem Begriff »Ganzheitsmedizin« zusammengefasst. »Ganzheitliche Medizin basiert auf der Betrachtung des Menschen als Ganzheit, kennt auch keine Trennung zwischen Körper und Seele, und es wird nicht nur der Körperteil behandelt, der Symptome zeigt, also ›krank‹ ist, sondern der ganze Mensch.« (Aus K. U. Benner: *Gesundheit und Medizin heute*)

Die Ganzheitsmedizin, die oft auch als »psychosomatische« Medizin definiert wird (Psyche = Seele; Soma = Körper), geht von der Erkenntnis aus, dass Körper, Seele und Geist ganz eng miteinander vernetzt sind und eine Einheit bilden. Krankheit ist demnach nie auf eine dieser drei Komponenten allein beschränkt. Die Gesundheit hängt vielmehr davon ab, dass sich diese »Dreiheit« in einem harmonischen Gleichgewicht befindet. Krankheit mit allen körperlichen Symptomen entsteht, wenn dieses Gleichgewicht gestört ist. Das schließt letzten Endes die gesamte Lebensweise eines Menschen ein. Denn jede Abweichung von einer gesunden Lebensweise kann zum Auslöser von Störungen werden, die sich irgendwann in Krankheitssymptomen bemerkbar machen.

Körper, Geist und Seele bilden eine Einheit

Unser Abwehrsystem wird auch von unseren Gedanken und Gefühlen beeinflusst

Die negativen Einflüsse auf das Immunsystem

Wie eng unser Wohl und Wehe von diesen drei Komponenten und ihrem harmonischen Zusammenwirken abhängt, sieht man an einem Beispiel, das ein zentrales Thema dieses Buches ist: am körpereigenen Immunsystem. Dieses System kann aus rein körperlichen Gründen gestört oder geschädigt werden, etwa durch eine ungesunde Ernährung oder durch Überbeanspruchung, z.B. durch übertriebene sportliche Aktivität. Genauso kann es durch negative seelische Einflüsse geschwächt werden; ein typischer Fall ist die Tatsache, dass so häufig Menschen kurz nach dem Verlust eines geliebten Partners krank werden. Und es kann geistig, also durch negative Gedanken gestört werden; übergroßer Pessimismus oder überhaupt eine negative Lebenseinstellung drücken auf das Immunsystem, Optimismus dagegen fördert es. Das alles ist längst wissenschaftlich nachgewiesen.

Auch auf die innere Harmonie kommt es an

Die »Innenwelt« in Ordnung bringen

Wir sprechen und hören so oft von den vielen schädlichen äußeren Einflüssen auf unsere Gesundheit, man denke nur an das Stichwort Umweltbelastungen. Die Kritik daran ist voll und ganz berechtigt. Aber es gilt nicht nur, eine intakte Umwelt zu schaffen. Mindestens genauso kommt es darauf an, die »Innenwelt« des Menschen in Ordnung zu bringen. Und das ist eine Aufgabe, die sich die Ganzheitsmedizin stellt. Anders gesagt: ganzheitsmedizinische Therapie geht weit über die konventionelle Therapie der Bekämpfung von Symptomen hinaus, ohne deren Notwendigkeit infrage zu stellen.

Die Rheuma-Komplex-Therapie

Die Rheuma-Komplex-Therapie ist eine Therapie, die sich mit der Bekämpfung der Symptome nicht zufrieden gibt. Sie orientiert sich an der Sichtweise der ganzheitlichen Medizin und sieht den ganzen Menschen als Einheit von Körper, Seele und Geist. Gesundheit besteht in der Harmonie dieser drei Komponenten, die durch ständige körpereigene Kontrolle und gegebenenfalls Gegenregulation, wenn Abweichungen und damit Disharmonien drohen, aufrechterhalten wird. Schwerpunkt der Rheuma-Komplex-Therapie ist eine Harmonisierung der körpereigenen Ordnungskräfte und die Modulation des überschießend arbeitenden Immunsystems.

Gesundheit für den ganzen Menschen

Im Zentrum der Therapie: das Immunsystem

Im Rahmen der Rheuma-Komplex-Therapie kommt es vor allem darauf an, die Fähigkeit des Körpers zur Regeneration zu verbessern. Im Zentrum dieser Therapie steht deshalb das Immunsystem. Man nennt es gern den »sechsten Sinn des Menschen«. Denn wie ein zusätzliches Sinnesorgan bewacht es gleichsam den gesamten Organismus. Solange es nicht irgendwie geschwächt oder fehlgeleitet ist, entgeht ihm nichts, was dem Körper schaden könnte. Sind seine vielfältigen Funktionen jedoch beeinträchtigt, kommt es geradezu unausweichlich zu Störungen der Gesundheit, zu Krankheiten, ja sogar zu Katastrophen. Das ist der eigentliche Grund, warum viele Erkrankungen mit den herkömmlichen Mitteln und Methoden nicht mehr zu bessern sind.

Der Körper erhält Hilfe zur Selbsthilfe

Deshalb haben wir an der Schwarzwald Privatklinik Obertal auf der Basis jahrzehntelanger Erfahrung immunologisch ausgerichtete Therapieansätze entwickelt und setzen sie seit vielen Jahren bei unseren Patienten mit Erfolg ein. Das gilt besonders bei den Indikationsgebieten, die von chronischen Krankheitsverläufen überlagert oder auf eine multifaktorielle Ursache zurückzuführen sind. Ganz speziell trifft das auch auf entzündlich rheumatische Erkrankungen zu (und übrigens auch auf die in diesem Buch nicht behandelten degenerativen rheumatischen Erkrankungen). Ein wesentlicher Bestandteil der Rheuma-Komplex-Therapie ist daher auch eine spezielle immunmodulierende Therapie mit Thymosand®-Peptiden.

Die Schwerpunkte der Rheuma-Komplex-Therapie

Ein Therapiekonzept, das viele Erfolg versprechende Maßnahmen in sich vereinigt, um Körper, Geist und Seele in Einklang zu bringen

- Immunmodulierende Therapie mit Thymosand®-Peptiden zur Normalisierung der Immunfunktionen;
- Homöopathie;
- Akupunktur;
- Sanotrop-Therapie, Homöopunktur, eine Kombination aus Akupunktur und Homöopathie zur Harmonisierung und Aktivierung des Organstoffwechsels;
- Phytotherapie zur Nutzung der unterstützenden Wirkungen ausgewählter Heilpflanzen;
- Vital-Plus-Therapie, die mit antientzündlichen und antioxidativen Mikronährstoffen speziell gegen die schädlichen Wirkungen der überschießend entzündlichen Reaktionen vorgeht, sowie Maßnahmen der orthomolekularen Medizin;
- Ernährungstherapie, die den Rheumapatienten speziell mit einer immunmodulierenden und antientzündlichen Ernährung unterstützt;
- Enzymtherapie, die ebenfalls antientzündliche Wirkungen hat;

- Psychotherapie;
- Physiotherapie, bei der die ganze Palette der physikalischen Maßnahmen eingesetzt wird.

Zur ganzheitsmedizinischen Behandlung rheumatischer Erkrankungen gehören schließlich auch noch Anleitungen, wie man mit positivem Denken das Immunsystem beeinflussen kann, wie man negative Einflüsse von Stress bewältigt und durch Entspannungstechniken die Beschwerden lindert (Pflugbeil/Niestroj: *Immun durch positives Denken,* Herbig Verlag, München 1998) und wie man durch entsprechende Körperschulung Beschwerden vorbeugt.

Den Umgang mit Stress und Schmerz kann man lernen

Immunmodulierende Therapie mit Thymosand®

Die Thymusdrüse nimmt eine Schlüsselstellung im gesamten Immunsystem ein. Weil sich jedoch die Aktivität der Thymusdrüse im Laufe der Jahre immer mehr verringert, kommt es schließlich zur »Immunopause«, zu einem Zustand, in dem die körpereigene Abwehr gegenüber Krankheiten schwächer wird, weil die Funktion der Thymusdrüse ähnlich nachlässt wie die Funktion der Eierstöcke in der Menopause. Mit der immunmodulierenden Therapie mit Thymosand®-Peptiden kann die körpereigene Abwehr reaktiviert und harmonisiert werden. So ist es möglich, auch rheumatischen Erkrankungen wirksam zu begegnen.

Der Thymus wird reaktiviert

In der Thymusdrüse werden Lymphozyten geschult

In der Thymusdrüse werden die im Knochenmark gebildeten Vorläuferzellen der T-Lymphozyten (T steht für Thymus) für ihre so überaus wichtigen Funktionen im Immunsystem speziell geschult. Genauer gesagt: Sie werden hier zu immunkompetenten unterschiedlichen

T-Lymphozyten ausgebildet. Wenn man diesen Vorgang in Zahlen ausdrückt, kommt etwas höchst Staunenswertes heraus: Täglich wandern nämlich viele Millionen Vorläufer-Lymphozyten aus dem Knochenmark in den Thymus. Hier müssen sie zunächst einmal auf ihre Tauglichkeit geprüft werden. Wer beispielsweise körpereigene Zellen nicht sicher erkennen und schonen kann, wird aussortiert. Denn sonst würden sie körpereigene Zellen angreifen, zerstören und Schaden im Organismus anrichten. Rund 95 Prozent der Vorläuferzellen bestehen diese Prüfung nicht. Sie werden vernichtet und ausgeschieden. Die restlichen fünf Prozent aber lernen nun im Thymus, ihre vielfältigen schützenden und ordnenden Funktionen optimal zu versehen und damit die Gesundheit »ihres« Menschen zu gewährleisten.

T-Lymphozyten: Nur die Besten kommen weiter

So werden Fremdsubstanzen erkannt

Da ihr Eingreifen künftig notwendigerweise aggressiv sein muss, lernen sie, diese »Aggressivität« nur im Bedarfsfall anzuwenden. Anders gesagt: Sie lernen zwischen »eigen« und »fremd« zu unterscheiden, also Toleranz gegenüber eigenen Zellen, Aggression gegenüber fremden Substanzen. Dafür gibt es auf der Oberfläche der körpereigenen Zellen bestimmte Erkennungsmerkmale, MHC-Strukturen genannt. Zugleich werden die ausgewählten Lymphozyten in der Thymusdrüse spezialisiert. Ein Teil von ihnen wird zu T-Helferzellen (T steht für Thymus), ein anderer zu T-Gedächtniszellen und ein dritter Teil zu T-Killerzellen ausgebildet (siehe Seite 58).

Das richtige Maß an Toleranz bzw. Aggression ist entscheidend

Nach dieser Schulung zu immunkompetenten T-Zellen bleibt ein Teil von ihnen im Thymus und den Lymphknoten, ein anderer Teil zirkuliert mit dem Blut. Diese zweite Gruppe ist eine Art akuter Eingreiftruppe, die ständig auf der Suche nach Eindringlingen und Angreifern ist.

Die Kräfte der Thymusdrüse erschöpfen sich allmählich
Die Ausbildung zu T-Lymphozyten wird in der Thymusdrüse durch so genannte Thymusfaktoren unterstützt. Das sind spezielle Peptide (Thymosand®-Peptide). Sie werden ständig von der Thymusdrüse produziert. Solange dies ausreichend und harmonisch funktioniert, arbeitet auch das Immunsystem reibungslos. Nicht in jedem Fall ist dieser reibungslose Ablauf gewährleistet, wie nahezu jeder Mensch aus leidvoller Erfahrung weiß, dann nämlich, wenn er krank wird.
Ganz allgemein nimmt die Krankheitsanfälligkeit mit den Lebensjahren zu. In Bezug auf die Thymusdrüse lässt sich das sogar ganz konkret sagen. Nach der Pubertät fängt die Drüse an im Verhältnis zur Körpergröße kleiner zu werden, und zugleich werden ihre funktionstüchtigen Zellen im Laufe der Jahre zunehmend durch Fett- und Bindegewebe ersetzt. Das hat zwangsläufig Folgen für die Ausbildung und Bereitstellung von T-Lymphozyten.

Der Thymus schrumpft im Laufe des Lebens

Gründe für die Überbeanspruchung
Hinzu kommt, dass die Kräfte der Thymusdrüse im Laufe der Jahre auch überbeansprucht werden. Der Einzelne merkt das gar nicht – er kann ja lange Zeit sozusagen aus dem Vollen schöpfen. Dies jedoch führt dazu, dass die Kräfte und Fähigkeiten der Thymusdrüse sich ganz allmählich erschöpfen. Für die Überbeanspruchung gibt es viele Gründe, einige gewichtige seien pauschal genannt: Da ist – wieder einmal – unsere moderne, hektische Lebensweise bei gleichzeitigem

Überlastung führt zu Erschöpfung der Thymusdrüsen

Umweltbelastungen und ungesunde Lebensweise schwächen das Immunsystem

Mangel an ausgleichender Entspannung. Da sind die zunehmenden negativen Belastungen aus der Umwelt, man denke nur an den immer noch anwachsenden »Elektrosmog«, der ständige negative Reize ausübt. Da sind manche Therapien und viele Medikamente, die sich schädlich auf das Immunsystem auswirken, etwa Strahlentherapie, Antibiotika, Psychopharmaka, Zytostatika. Und da sind nicht zuletzt die notwendigen Mikronährstoffe für eine ausreichende und angepasste Funktion des Thymus und des Immunsystems, die häufig nicht ausreichend zugeführt werden.

In der Immunopause nimmt die Anfälligkeit zu

Immunopause: Der Thymus ist geschwächt und damit das ganze Abwehrsystem

Dann tritt um das 40. bis 45. Lebensjahr ein Zustand ein, den der vormalige Chefarzt der Schwarzwald Privatklinik Obertal, Dr. Hermann Geesing, »Immunopause« genannt hat (der Begriff hat sich inzwischen in der Fachwelt eingebürgert). Immunopause heißt: Die Produktion der Thymuspeptide hat nun so stark nachgelassen, dass ihre Wirkungen für das Immunsystem ganz deutlich vermindert sind. Es kommt nicht von ungefähr, dass viele chronische Krankheiten gerade in dieser Zeit entstehen oder sich manifestieren: das Immunsystem ist nun nicht mehr in der Lage, diese Krankheiten abzuwehren. Auch die Anfälligkeiten gegen Infektionen aller Art nehmen zu, die allgemeine Abwehrschwäche breitet sich aus und zeitigt Folgen. Man erlebt es dann immer wieder, dass Menschen fragen: »Warum eigentlich? Ich war doch bisher nie krank!« »Schuld« ist die Immunopause.

Ein aufschlussreiches Experiment mit Mäusen

Es stellt sich also die Frage: Was lässt sich dagegen tun? Zunächst sei an ein Experiment erinnert, das der Immunexperte Ivan Roitt Anfang der Achtzigerjahre durchführte. Es gibt eine eindrucksvolle Antwort, auch wenn es sich »nur« um ein Tierexperiment handelte. Roitt setzte Mäuse starken Röntgenstrahlen aus und stellte fest, dass die Lymphozyten der Mäuse danach nicht mehr die Fähigkeit hatten, sich zu teilen. Dadurch verlor das Mäuse-Immunsystem jegliche Wirksamkeit. Nun injizierte Roitt den Versuchstieren junge Knochenmarkzellen. Tatsächlich normalisierte sich die Lymphozytenzahl und die Tiere schienen sich zu erholen. Aber ihr Immunsystem erkannte dennoch keine Krankheitserreger. Der Grund dafür: Die Lymphozyten hatten kein »Wissen« und griffen statt der Krankheitserreger die eigenen roten Blutkörperchen an. Jetzt tat Professor Roitt den entscheidenden Schritt: Er injizierte den Tieren Thymusextrakt. Und tatsächlich, jetzt funktionierte das Mäuse-Immunsystem wieder korrekt. Denn die vorher fehlende »Ausbildung« der Lymphozyten wurde dadurch nachgeholt.

Thymusextrakt stärkt die Abwehrkräfte

Fehler des Immunsystems lassen sich korrigieren

»Das ist die bahnbrechende Erkenntnis«, schreibt Dr. Geesing in seinem Buch *Gegen Viren wehren,* »eine der wichtigsten der letzten Jahre in der Medizin. Fehler, Irritationen des Immunsystems lassen sich korrigieren, indem man dem Organismus die fehlenden Faktoren der Thymusdrüse zuführt.«

Als Roitt diese Experimente unternahm, hatte man schon einige Erfahrungen mit dem »Gesamtthymusextrakt«, meist abgekürzt »THX«, gemacht. Der schwedische Thymusforscher Dr. Elis Sandberg war als Erster auf den Gedanken gekommen, Extrakte aus Kalbsthymus therapeutisch zu nutzen.

Von außen zuführen, was die Drüse nicht mehr selbst leistet

Die Idee von damals liegt der Therapie auch heute noch zugrunde: von außen zuführen, was die geschwächte bzw. erschöpfte menschliche Thymusdrüse von sich aus nicht mehr zu leisten vermag. Zum besseren Verständnis kann man, allerdings mit gewichtigen Einschränkungen, die Zufuhr von Thymosand®-Peptiden mit der Zufuhr von Insulin beim Diabetiker vergleichen. Auch beim Diabetiker ist eine Drüse erschöpft, die Bauchspeicheldrüse, die das Hormon Insulin nicht mehr genügend produziert. Das Insulin lässt sich von außen zuführen, indem es aus der tierischen Bauchspeicheldrüse isoliert gewonnen oder heute auch gentechnisch hergestellt wird. Sowohl Insulin als auch Thymosand®-Peptide sind pharmakologisch wirksame Peptide, die darüber hinaus keine schädigenden Substanzen, Zellbestandteile oder gar Zellen enthalten.

Thymosand®-Peptide geben dem Immunsystem, was ihm fehlt

Zwei gewichtige Unterschiede sind aber anzumerken. Thymosand®-Peptide müssen nicht täglich gegeben werden, sondern es genügen Behandlungszyklen in der Regel im Abstand von sechs bis zwölf Monaten. Während Insulin ein einziges Peptid ist, bestehen die Thymosand®-Peptide aus einer Vielzahl von Thymuspeptiden, die auch als Thymosine bezeichnet werden.

Die Behandlung mit Thymosand® erfolgt zyklisch

Thymosand® – ein naturidentisches Immuntherapeutikum

In den Siebzigerjahren begannen die Ärzte der Schwarzwald Privatklinik Obertal (früher Schwarzwald Sanatorium Obertal) mit der Entwicklung einer eigenen immunmodulierenden Therapie mit Thymosand®. Seit 1977 wird diese Therapie mit Thymosand®-Peptiden klinisch eingesetzt. Thymosand® unterscheidet sich grundlegend von den so genannten Thymusextrakten und Thymuspräparaten. Es ist ein standardisiertes, naturidentisches Immuntherapeutikum. Das bedeutet: Thymosand® enthält die wichtigen immunregulatorischen Wirkstoffe der Thymusdrüse in gleich bleibender Konzentration bei gleich bleibender Aktivität, in höchster Reinheit und ohne Konservierungsstoffe.

Keine Angst vor BSE bei Thymosand®-Peptiden

Nachdem jeder die allgemeine Verunsicherung auf dem Lebensmittelsektor selbst aus nächster Nähe miterlebt hat, ist die Frage berechtigt, wie es um die Sicherheit des Arzneimittels Thymosand® bestellt ist, da der Ausgangsstoff dafür der Kalbsthymus ist. Im Gegensatz zum Lebensmittelsektor haben die Verantwortlichen im Arzneimittelbereich alle Maßnahmen ergriffen, damit Arzneimittel sicher bleiben.

Optimale Sicherheit des Immuntherapeutikums
Unser eigenes Pharmaunternehmen hat noch mehr getan: Es hat einen neuen Standard in der Prionen- und Virussicherheit von Arzneimitteln gesetzt. Deshalb gilt Thymosand® nach dem aktuellen Stand der wissenschaftlichen Erkenntnisse als sicher. Mit dem bereits 1988 entwickelten und 1990 international patentierten VirVal®-Verfahren konnte anhand des mit BSE nahezu identischen Scrapie-Krankheitserregers (Prionen) bewiesen werden, dass mithilfe des zur Thymosand®-Produktion eingesetzten Verfahrens der seriellen Ultrafiltration unter Beibehaltung der immunbiologischen Aktivität eine komplette Abreicherung und damit eine Entfernung von Viren und Prionen gewährleistet ist. Aus diesem Grund ist Thymosand® sowohl im Hinblick auf bekannte und unkonventionelle Viren ebenso sicher wie

gegen die für Scrapie und BSE verantwortlichen Prionen. Außerdem übertrifft die Sicherheit von Thymosand® die vom Bundesinstitut für Arzneimittel und Medizinprodukte aufgestellten Anforderungen an Arzneimittel aus biologischem Material tierischen Ursprungs.

Keine Verfütterung von Tiermehl an die Spendertiere

Dieses so genannte VirVal®-Verfahren stellt aber nur eine Komponente am Ende einer langen Sicherheitskette dar. Denn die Spendertiere sind keine Nutzkälber, sondern Zuchtkälber, die aus einer geschlossenen Herde stammen und für die ein Herdbuchnachweis vorliegt. Auf diese Weise können die Muttertiere lückenlos bis Anfang der Achtzigerjahre zurückverfolgt werden. Die Fütterung erfolgt mit durch Pflanzenfette angereicherter Milch. Aus diesem Grund stellt BSE weder für die Immun-Therapie mit dem Arzneimittel Thymosand® eine Gefährdung dar noch für den Verzehr des Kalbfleisches der Zuchttiere, von denen das Organ entnommen wurde.

Immunmodulation hin zum Normalen und Gesunden

Thymosand® wirkt gezielt gegen die zugrunde liegende Störung des Immunsystems

Im Organismus bewirkt Thymosand® eine Immunmodulation (von lateinisch modulare = einrichten, regeln). Immunmodulation bedeutet: Veränderung der Immunantwort durch verschiedene Substanzen im Sinne einer positiven Unterstützung. Konkret gesagt führt die Immunmodulation zu einer gezielten Verbesserung der Abwehrkräfte hin zum Normalen und Gesunden. Gezielte Verbesserung kann dreierlei bedeuten: Liegt eine Immundefizienz vor, so werden die geschwächten körpereigenen Abwehrkräfte gestärkt, sodass Infektionen leichter geheilt werden können. Bestehen übermäßige Immunreaktionen, so werden diese gehemmt. Für unser Thema von besonderer Bedeutung ist die dritte Möglichkeit: Autoimmunprozesse, bei denen Immunzellen körpereigenes Gewebe als fremd erkennen und angreifen, werden gebremst, indem die Thymuspeptide die falsche Immunantwort korrigieren; das ist zum Beispiel bei der chronischen Polyarthritis der Fall.

Die spezifischen Wirkungen von Thymosand®
Die folgenden spezifischen Wirkungen der Therapie mit Thymosand® seien herausgehoben:

- Im Knochenmark werden angepasst mehr von den unterschiedlichen weißen Blutkörperchen produziert, die benötigt werden.
- Im Thymus wird zumindest eine teilweise Regeneration seiner so überaus wichtigen Funktionen für das zelluläre Immunsystem bewirkt.
- Die Lymphozyten aus dem Knochenmark entwickeln sich unter Einwirkung von Thymosand®-Peptiden zu vollwertigen aktiven T-Lymphozyten.
- Die Steuerungszentren von Hypothalamus und Hypophyse, die wichtigen Schaltstellen des Hormonsystems, werden ebenfalls beeinflusst, und auf diesem Weg werden die Funktionen und das Zusammenspiel des Nervensystems, der Psyche und des Immunsystems harmonisiert im Sinne der Psycho-Neuro-Endokrino-Immunologie.
- Die Reaktion der T-Lymphozyten wird verbessert, wenn mit der Immunopause der Thymus als Ausbildungsstätte zunehmend ausfällt.
- Es werden auch die Fresszellen (Makrophagen) vor Schädigungen durch Stress aller Art geschützt, sodass auch wichtige Bestandteile der unspezifischen Immunabwehr in ihrer Funktion verbessert werden.

Thymosand® wirkt auf ganz unterschiedliche Teilbereiche des Abwehrsystems

Harmonisierung und Reaktivierung

Insgesamt handelt es sich also bei der immunmodulierenden Therapie mit Thymosand®, um eine Harmonisierung des Immunsystems und um eine Reaktivierung der körpereigenen Abwehr- und Ordnungskräfte. Aus langjähriger Erfahrung (in Obertal wurden schon weit über eine Million Thymus-Injektionen verabreicht) hat sich die Anwendung von Thymosand® am besten im Rahmen eines Therapiezyklus bewährt. Das heißt: Bei der ersten Behandlung werden 15 bis 20 Injektionen in individuell angepasster Dosierung in den Gesäßmuskel oder unter die Haut gegeben. Nach etwa sechs Monaten wird die Behandlung mit acht bis zehn Injektionen fortgesetzt. Sie wird, wenn notwendig, so oft wiederholt, bis das Therapieziel erreicht ist.

Die Intervall-Therapie mit Thymosand® hat sich bewährt

Die klinische Besserung ist auffallend

Unerwünschte Nebenwirkungen sind äußerst selten und waren bisher in keinem Fall bedenklich. Nicht beherrschbare Nebenwirkungen traten weder in der Therapie noch im Rahmen von Studien auf. Verschiedene wissenschaftliche Studien haben die positive Wirkung von Thymuspeptiden eindeutig nachgewiesen.

Die Wirksamkeit von Thymuspeptiden ist wissenschaftlich nachgewiesen

Im Rahmen von Verlaufsbeobachtungen in den letzten 25 Jahren wurden deutliche klinische Verbesserungen festgestellt, und die Lebensqualität der Patienten stieg auffallend. Ein Aspekt sei dabei hervorgehoben. Unter der Thymosand®-Therapie konnten nach und nach die Kortikoid-Dosierungen häufiger reduziert und teilweise abgesetzt werden. NSAR mussten nur in manchen Fällen weiterhin zusätzlich verordnet werden.

Mit der Thymosand®-Therapie gelingt es, die Dysregulation des Immunsystems aufzuheben oder zumindest ausschlaggebend zu verringern. So gelingt es denn auch, die gefährliche Immunopause auszugleichen und wenn auch nicht gänzlich zu vermeiden, so doch zumindest um viele Jahre hinauszuschieben. Chronisch rheumatische Erkrankungen verschlechtern nicht nur die Lebensqualität, sondern können auch die Lebenszeit verkürzen. Die immunmodulierende Therapie mit Thymosand®-Peptiden verbessert die Lebensqualität und wirkt vorbeugend gegen vorzeitiges Altern.

Gestiegene Lebensqualität mit Thymosand®

Um die Erfolge der Thymosand®-Therapie zu dokumentieren, erhalten unsere Patienten an der Schwarzwald Privatklinik Obertal von uns einen so genannten »Immun-Pass«, in dem alle Fortschritte genauestens festgehalten werden.

Homöopathie

Ähnliches mit Ähnlichem heilen

Seit Bestehen unserer Klinik hat die Homöopathie einen hohen Stellenwert unter allen genutzten Therapien, obwohl sie nicht zu den klassischen Naturheilverfahren gezählt wird.

Samuel Hahnemann entdeckte 1796 das Simile-Prinzip »Ähnliches möge durch Ähnliches geheilt werden« und führte diese als Homöopathie (homöo = gleiches; pathos = Leiden) bezeichnete Therapieform 1807 in Deutschland ein. Das zu verordnende Medikament wird jeweils individuell nach dem Beschwerdebild des Patienten ausgewählt. Dabei gilt entsprechend dem homöopathischen Arzneimittelbild das Homöopathikum als angezeigt, das beim Gesunden in hoher Konzentration das gleiche Symptomen-Spektrum (Arzneimittelbild) verursachen würde wie das, über welches der Patient klagt.

Ähnliches mit Ähnlichem heilen

Dieser Grundgedanke ist noch heute der wichtigste in der Homöopathie. Im Grunde muten diese Gedanken, so alt sie auch sind, höchst modern an. Ist die Auswahl des Homöopathikums korrekt, bewirkt es im Organismus eine Korrektur der Fehlregulationen, eine Mobilisierung der Selbstheilungskräfte und damit eine Aktivierung der Ordnungs- und Abwehrkräfte.

Der Körper wird zur Selbstheilung angeregt

Das passt also genau in das Bild von den Wirkkräften des Immunsystems. So verwundert es nicht, dass auch Thymosand® als Homöopathikum in Form von Thymorell® in speziellen Fällen in der Therapie von entzündlich rheumatischen Erkrankungen angewandt wird.

Spezielle schrittweise Verdünnung (Potenzierung)

Schon Paracelsus (1493–1541) wusste: »Alle Dinge sind Gift. Allein die Dosis macht, dass ein Ding kein Gift ist.« Diesen Lehrsatz machte sich Hahnemann zu Eigen. Um die erwünschten Wirkungen zu erzielen, genügen kleinste Dosen des Heilmittels, so winzige Dosen, dass sie selbst nahezu unschädlich sind. Um diese minimalen Dosen zu erzeugen, bedient man sich einer speziellen Verdünnungsmethode, die Potenzierung genannt wird. Für sie gelten sehr strenge Vorschriften, denn die Potenzierung verstärkt die Wirkung durch energetische Umwandlung. Die Ausgangssubstanz (Urtinktur) wird, soweit erforderlich nach Zerkleinern oder Auflösen, aus Pflanzen, tierischen Stoffen, Mineralien oder Chemikalien gewonnen. Die weitere Verdünnung (Potenzierung) erfolgt schrittweise, durch eine genau vorgeschriebene Verschüttelung der Urtinktur mit einem flüssigen Verdünnungsmittel wie Weingeist, destilliertem Wasser oder Glyzerin oder durch eine Verreibung der Ursubstanz mit einem pulverförmigen Verdünnungsmittel wie Milchzucker. Z. B. wird ein Teil

Wirkung trotz extremer Verdünnung der Heilmittel

Urtinktur mit neun Teilen Verdünnungsmittel durch Schütteln oder Verreiben vermischt. Damit entsteht die Potenz D1 (D steht für Decem = 10). Wird die Potenz D1 wiederum im Verhältnis 1:10 verdünnt, so erhält man die Potenz D2 mit einer Verdünnung im Verhältnis 1:100. So geht es weiter: D3, D4, D5 ... bis zu D100 und mehr. Erfolgt eine Verdünnung im Verhältnis 1:100, entsteht die Potenz C1 (C steht für Centum = 100) usw.

Eine Frage, die immer wieder gestellt wird, lautet: Können denn so stark verdünnte Arzneimittel überhaupt noch etwas bewirken? Darauf haben homöopathische Ärzte die verschiedensten Antworten gefunden. Die wohl einfachste besteht in einem Vergleich mit den Konzentrationen von im Körper selbst gebildeten Wirkstoffen, die wir heute mithilfe modernster Technik messen können. Wir wissen heute, welche entscheidenden Einflüsse und Wirkungen derartige Stoffe wie Hormone, Zytokine, Neuropeptide u.a. auf unseren Organismus ausüben. Deren Konzentrationen entsprechen in vielen Fällen denen homöopathischer Arzneimittel, und trotzdem sind sie wirksam. Die wichtigste Antwort aber ist ganz sicher die: Dass homöopathische Arzneimittel tatsächlich helfen und heilen, ist in ungezählten Fällen und aktuellen Studien bewiesen. Immer mehr Ärzte haben bereits die Homöopathie in ihr Therapiekonzept aufgenommen.

Die Erfahrung und aktuelle Studien geben der Homöopathie Recht

Akupunktur – Tradition seit mehr als 3000 Jahren

Unvergleichlich älter als die Homöopathie ist die Akupunktur. Man darf davon ausgehen, dass sie seit mehr als 3000 Jahren in ununterbrochener Tradition ausgeübt wird. Ihre Ahnherren sind chinesische Ärzte.

Urheber sind die Chinesen

Viele Generationen haben seither an ihrer Verbesserung und Verfeinerung gearbeitet. Und sie ist heute noch eine wichtige Therapie im Repertoire der traditionellen wie auch der modernen chinesischen Medizin. Das hängt mit dem Verständnis von Gesundheit und Krankheit zusammen: Gesundheit ist Harmonie, und Krankheit ist Disharmonie. Die Chinesen gehen von der Überzeugung aus, dass Gesundheit im Wesentlichen von der Harmonie der Lebensenergie, Qi genannt, abhängt, die ständig durch den Organismus strömt. Solange die Energie ungestört fließen kann, ist der Mensch gesund. Wird der Energiestrom gehemmt oder gar unterbrochen, kommt es zu Disharmonien und der Mensch wird krank.

Wenn das Qi ungestört fließt, ist der Mensch gesund

Lebensenergie strömt durch den Körper

Den harmonischen Fluss der Lebensenergie kann man, so die chinesische Lehre, durch Akupunktur beeinflussen. Das Qi fließt in bestimmten Bahnen (Meridianen) durch den ganzen Körper. Auf diesen Bahnen befinden sich die Akupunkturpunkte, die sich durch besondere Sensibilität auszeichnen und zur Wiederherstellung der Harmonie genutzt werden. Auch druckschmerzhafte Punkte (Ashi-Punkte) oder Segmente müssen mitbehandelt werden. Dies ist besonders wichtig, wenn Akupunktur bei entzündlich rheumatischen Erkrankungen eingesetzt wird. Das Setzen der Akupunkturnadel oder der Injektionsnadel in individuell, je nach Disharmonie, ausgewählte Akupunkturpunkte wirkt regulierend und harmonisierend. Solche krankheitsverursachenden Disharmonien sind beispielsweise zu viel Energie (Fülle-Syndrom), wie bei lokalen oder systemischen Entzündungen, oder zu wenig Energie (Leere-Syndrom).

Zu viel oder zu wenig Energie: beides macht krank

Die chinesischen Ärzte haben bis heute erfolgreich an dieser Therapiemethode festgehalten. Erst seit relativ kurzer Zeit wird die Akupunktur auch in anderen Teilen der Welt, so auch bei uns seit 25 Jahren, erfolgreich eingesetzt. Heute hat sie einen festen Platz als zusätzliche Methode in unseren Therapiekonzepten, besonders bei Schmerzsyndromen. Die anfängliche Ablehnung oder doch große Skepsis ist längst einer breiten Zustimmung gewichen. Ähnlich wie bei der Homöopathie haben zunächst Erfolge in der Praxis dafür gesorgt. Endgültig etablieren konnte sich die Akupunktur jedoch erst, als moderne Forschungsarbeiten ihre Wirksamkeit bestätigten. Einer der Beweise ist zum Beispiel die Tatsache, dass Akupunktur auch bei Patienten als schonende Narkose wirksam genutzt werden kann.

Besonders Schmerzen sprechen auf Akupunktur an

Harmonisierung als Voraussetzung für die Gesundung

Auf den Meridianen liegen insgesamt mehrere hundert solcher Akupunkturpunkte, die genau definiert sind. Wenn man die Akupunkturnadel an einem solchen Punkt in die Haut sticht, führt das zu einer Veränderung des elektrischen Potenzials an dieser Stelle und löst einen Reiz aus. Dieser Reiz wird über den Meridian zum Gehirn geleitet, wird dort umgesetzt und zu dem Organ geleitet, an dem er wirken soll. Die Chinesen sagen: Das Qi, also die Lebensenergie, beginnt im Bereich dieses Organs oder Organsystems wieder korrekt zu strömen; nach westlicher Auffassung findet eine Harmonisierung statt, die die Voraussetzung der Gesundung ist. Alle Teile des Körpers, ob Organe oder Organsysteme, ob Bindegewebe, Muskeln, Gelenke oder Nervensystem, können so mit Heilreizen stimuliert werden. Auch Schmerzen lassen sich damit gut beeinflussen.

Die Nadel löst einen Reiz aus, der zum Gehirn und von da zu dem kranken Organ weitergeleitet wird

Sanotrop-Therapie: wirksam und einzigartig

Die Sanotrop-Therapie verbindet Homöopathie und Akupunktur

Homöopathie und Akupunktur sind zwei bewährte Heilmethoden, die beide als ganzheitliche Therapieverfahren verstanden werden können und zusammen eine noch bessere Wirkung erzielen als einzeln angewandt. Während die Homöopathie schonend Ähnliches mit Ähnlichem heilt und Hilfe zur Selbsthilfe gibt, dient die Akupunktur sowohl der Gesunderhaltung als auch der Wiederherstellung der Gesundheit: Zum einen fördert sie die Fähigkeit des Körpers, eine ausgeglichene und harmonische Innenwelt aufrechtzuerhalten, zum anderen hilft sie bei Erkrankungen, die Ausdruck einer gestörten Innenwelt sind, die Gesundheit wiederzugewinnen. In der Schwarzwald Privatklinik Obertal haben die Ärzte die »Sanotrop-Therapie« entwickelt, in der die beiden Therapien miteinander kombiniert werden in einer speziellen Form der Homöopunktur. So erzielt man mit der Sanotrop-Therapie einen einzigartig heilenden Kombinationseffekt.

Die Begriffe »Sanotrop-Therapie« und »Homöopunktur« haben bisher wohl nur die wenigsten gehört. Wie ihr Name schon sagt (sano kommt von sanus = gesund; trop = auf etwas ausgerichtet sein, in diesem Fall auf die Gesundheit), dient die Sanotrop-Therapie der Rückgewinnung der Gesundheit und nicht nur der Bekämpfung der Symptome.

Homöopathische Heilmittel werden in ausgewählte Akupunkturpunkte injiziert

Das Wort Homöopunktur verbindet Homöopathie und Akupunktur, d. h., es werden organspezifische Homöopathika (Sanotropika) in individuell ausgewählte Akupunkturpunkte oder ausgewählte Hautsegmente im Rahmen der Sanotrop-Therapie injiziert. Die Sanotrop-Therapie ermöglicht eine nachhaltige Aktivierung und Harmonisierung aller körpereigenen Organsysteme und deren Funktion und stabilisiert die Zellgesundheit.

Die Sanotropika enthalten in der Regel die Potenzen D4, D8 und D12. Deswegen werden sie als Potenzakkord bezeichnet. Diese spezielle homöopathische Zubereitung hat den Vorteil, dass sie sowohl bei akuten als auch bei chronischen Erkrankungen wirksam ist und die so genannte Erstverschlimmerung zu Beginn der Therapie weniger heftig verläuft.

Wirksam bei akuten und chronischen Krankheiten

Der überwiegende Teil der homöopathischen Arzneien wird aus Pflanzen gewonnen; es werden aber auch tierische und anorganische Substanzen verwendet. Die pflanzlichen Sanotropika stammen aus ökologischem Landbau, das heißt, sie enthalten keine unerwünschten Pestizide, Herbizide oder sonstige Gifte, die zu unerwünschten Gesundheitsstörungen führen können. Dies spielt im Rahmen der Homöopathie eine noch größere Rolle als in der sonstigen medikamentösen Therapie, da hier Wirkungen durch winzig kleine Wirkstoffmengen erzielt werden und schon kleinste Mengen unerwünschter Substanzen zu den als hochwirksam angesehenen »Hochpotenzen« extreme Fehlregulationen verursachen können.

In Rahmen der entzündlich rheumatischen Erkrankungen werden unter anderem die folgenden Sanotropika eingesetzt, wobei jedes spezifisch auf ein bestimmtes Organ oder Organsystem wirkt: Articurell® (Gelenke), Cortirell® (Nebennieren), Hepatorell® (Leber), Renorell® (Nieren), Berberell® (Muskeln), Maflurell® (retikuloendotheliales System), Thymorell® (Immunsystem), Nuvorell® (Magen).

Für jedes Organsystem gibt es ein spezifisches Sanotropikum

Miburell® und Dularell® sind Spezifika, die einzeln oder zusammen auch mit lokalen Betäubungsmitteln

Akupressur kann vom Patienten selbst jederzeit durchgeführt werden

im Rahmen der Heilanästhesie eingesetzt werden, das heißt zur Heilung und Schmerzlinderung.

Nach der Sanotrop-Therapie
Die Akupunktur hat noch eine sanfte Schwester: die Akupressur. Sie wurde ebenfalls im Fernen Osten entwickelt und wird heute auch im Westen praktiziert, meist von speziell geschulten Therapeuten. Bei der Akupressur werden keine Nadeln gestochen, sondern die entsprechenden Punkte mit dem Finger gedrückt. Der Reiz und damit die Stimulation sind natürlich erheblich geringer, doch haben sie ebenfalls eine gewisse sanfte Wirkung. Die Technik ist ganz einfach. Wenn die individuell richtigen Punkte ausgewählt sind, kann die Akupressur auch jeder bei sich selbst anwenden. In unserer Klinik werden die Patienten angeleitet, die Akupressur nach dem Klinikaufenthalt auch zu Hause anzuwenden und so, zusammen mit den weiterhin im Intervall verabreichten Sanotropika, den Therapieerfolg zu stabilisieren.

Enzymtherapie

Enzyme sind unverzichtbar für unseren Stoffwechsel

Enzyme sind unentbehrliche Helfer in jeder einzelnen Zelle des Körpers. Sie ermöglichen, beschleunigen und steuern alle lebenserhaltenden Prozesse und werden deshalb auch »Biokatalysatoren« genannt. Ein gesunder Mensch verfügt über vielfältige funktionstüchtige Enzyme, die z. B. Stoffwechselprozesse beschleunigen, die bei der relativ geringen Temperatur des Körpers sonst zu langsam ablaufen würden. Ein kranker Mensch hat häufiger weniger funktionstüchtige Enzyme und benötigt deshalb eher mehr davon, um schneller wieder gesund zu werden – oder um besser mit der Krankheit leben zu können. Bei unzureichender Produktion und Aufnahme müssen Enzyme häufiger gezielt und höher dosiert in Form von Dragees oder Kapseln zugeführt werden. Hier gilt es, diese in einer magensaftresistenten Zubereitung herzustellen, um die Wirksamkeit der Enzyme während der Passage durch den Magen zu erhalten.

Enzyme werden nicht nur vom menschlichen Körper produziert, sondern auch von Pflanzen. Über Nahrungsmittel nehmen wir diese pflanzlichen Enzyme auf. Unser Körper kann pflanzliche Enzyme aus Obst und Gemüse nutzen, sofern diese nicht übermäßig erhitzt wurden. So enthält z. B. Ananas das Bromelain und Papaya das Papain. Auch tierische Enzyme werden genutzt, so das Trypsin und das Chymotrypsin der Bauchspeicheldrüse von Tieren. Bromelain, Papain und Trypsin sind Eiweiß spaltende (proteolytische) Enzyme. Werden die Nahrungsmittel allerdings gekocht, sind die meisten Enzyme infolge des Erhitzens nicht mehr aktiv und damit nicht mehr so wirksam.

Mit der Nahrung nehmen wir pflanzliche und tierische Enzyme auf

Eine systemische Enzymtherapie vermag die körpereigene Abwehr anzuregen und die Entzündungsmechanismen so zu beschleunigen, dass Krankheitsprozesse schneller abklingen. Besonders Proteasen werden in der Therapie entzündlich rheumatischer Erkrankungen mit Erfolg eingesetzt. Bei entzündlich rheumatischen Erkrankungen zirkuliert eine erhöhte Anzahl von Immunkomplexen im Blut, die durch Antigen-Antikörper-Reaktionen entstehen. Immunkomplexe können zerstörerisch auf die Gelenkinnenhaut einwirken. Eiweiß spaltende Enzyme sind in der Lage, krankheitsfördernde Immunkomplexe aufzulösen und zu entfernen.

Eiweiß spaltende Enzyme wirken entzündungshemmend

Enzymkombinationen sind wirksam bei akuten und chronischen Entzündungen. Enzyme lindern nicht nur die Schmerzen, die Morgensteifigkeit und Schwellung der Gelenke, wie Studien belegen, sondern lösen auch das von Immunkomplexen gebildete Fibrin. Ohne das sie umgebende Fibrin sind die Immunkomplexe leichter zu erkennen und abzubauen.
Enzyme haben außerdem einen regulierenden Einfluss auf die Ausschüttung von Zytokinen wie Interleukine (IL) und den entzündungsfördernden Tumornekrosefaktor (TNF). Dadurch kommt es zu einer antientzündlichen Wirkung.

Manchmal sind Ozon-Injektionen hilfreich

Ozon-Behandlung

Ozon-Behandlungen in Form von Injektionen sind bei entzündlich rheumatischen Erkrankungen in manchen Fällen erfolgreich: als antientzündliche, immunmodulierende und Knorpelzellen aktivierende Therapie direkt ins Gelenk oder als Anreicherung von Eigenblut, das dann in den Muskel rückinjiziert wird.

Phytotherapie: vielfältige Wirkung von Pflanzen

Hilfreiche Heilkräuter

Heilkräuter helfen auch bei rheumatischen Erkrankungen

Auch gegen Rheuma sind Heilpflanzen gewachsen, deren natürliche Wirkstoffe sowohl im Rahmen der alternativen wie auch einer ergänzenden Therapie genutzt werden. Zum Einsatz kommen vor allem:

Ackerschachtelhalm/Zinnkraut stärkt das Bindegewebe durch seinen Gehalt an Kieselsäure und wirkt antientzündlich durch Flavonoide.

Ätherische Öle in Form von Salben oder flüssigen Zubereitungen (Linimente) mit gefäßerweiternder und durchblutungsfördernder Wirkung, wie Arnikaöl, Eukalyptusöl, gereinigtes Terpentinöl, Kiefernnadelöl, Pfefferminzöl, Wacholderbeeröl sowie Kampfer. Über die lokale Wirkung hinaus werden auch reflektorisch tiefere Körperabschnitte erreicht.

Arnika wirkt besonders bei Muskelrheumatismus abschwellend und antientzündlich.

Birkenblätter auch gegen Gicht

Birkenblätter werden in der Volksmedizin auch bei Rheuma und Gicht eingesetzt. Mehrmals täglich 2 g fein geschnittene Birkenblätter mit 150 ml kochendem Wasser übergießen, 10 Minuten ziehen lassen, dann trinken.

Brennnesseln eignen sich zur äußeren und inneren Anwendung

Brennnesseln wirken antientzündlich, schmerzstillend und abschwellend, unter anderem durch den wichtigen Inhaltsstoff der Kaffeoylapfelsäure. Entzündungsfördernde Enzyme wie die Cyclooxygenasen und bestimmte Lipoxygenasen werden nachweisbar gehemmt. Die Endung -ase weist immer auf ein Enzym hin.
Bei Entzündungen 2 g Tee mit 150 ml heißem Wasser übergießen, 10 Minuten ziehen lassen und dann trinken. 3 bis 5 Tassen täglich.
Auch Brennnessel als Salat bzw. Therapie mit 50 g Brennnesselmus-Gemüse täglich wirkt Entzündungen entgegen.
Zur Durchblutungsförderung und bei Schmerzen empfiehlt sich die lokale Einreibung mit Brennnesselspiritus in der Verdünnung 1:10.

Grüner Tee verbessert russischen Studien zufolge nicht nur die Lebensqualität von Patienten mit chronisch entzündlichen rheumatischen Erkrankungen, sondern

Grüntee schmeckt und ist gesund

bessert insgesamt auch die Lebensqualität durch seinen Gehalt an Polyphenolen wie z. B. Catechin (ca. 80–170 mg/g Tee).

Eukalyptusöl wirkt bei rheumatischen Beschwerden durchblutungsfördernd.

Frische Fichtenspitzen sind wirksam bei Muskel- und Nervenschmerzen. Dazu 200–300 g Fichtenspitzen mit 1 l heißem Wasser aufbrühen, 5 Minuten ziehen lassen und dann ins Badewasser geben. Der Aufguss kann auch direkt in Form von Umschlägen angewandt werden.

Fichtennadelöl als 20–30%ige Salbe oder als Badezusatz (5 g Öl/Vollbad) wirkt durchblutungsfördernd und antirheumatisch.

Kamille: alkoholische Auszüge sind besonders wirksam

Kamillenblüten wirken über fast alle ihre Inhaltsstoffe antientzündlich, z. B. als Tee bei Magen- und Darmstörungen und zur Vorbeugung von Magengeschwüren. Für die Teezubereitung eignen sich besonders wässrig alkoholische Auszüge von Kamillenblüten, da sie einen höheren Anteil an ätherischen Bestandteilen haben. Zubereitung: 2–3 Teelöffel Kamillenblüten(-Auszug) mit 150 ml kochendem Wasser übergießen, 10 Minuten abgedeckt ziehen lassen und dann trinken. 3–6 Tassen täglich. Außerdem wirken sie muskelentspannend. Äußerlich werden sie in Form von Umschlägen angewandt.

Lärchenterpentin enthält Terpene wie α- und β-Pinen, die durchblutungsfördernd wirken.

Paprika, spanischer Pfeffer und Cayennepfeffer enthalten Capsaicin, das auf der Haut leicht brennt und die-

se vermehrt durchblutet. Zusätzlich wirkt es über die Hemmung der schmerzfördernden Substanz P weit über die eigentliche Hautreaktion hinaus schmerzreduzierend.
Pro Tag sollten nicht mehr als 10 g der Droge verwendet werden. Zur lokalen Anwendung eignen sich im Verhältnis 1:10 verdünnte Tinktur oder Salbe.

Pfeffer fördert die Durchblutung

Stiefmütterchen wurde in der Volksmedizin auch bei rheumatischen Erkrankungen eingesetzt. Sie enthalten Salizylsäure und deren Abkömmlinge, die antientzündlich wirken.
Zubereitung: 1 g fein geschnittene Blüten und Blätter mit 150 ml kochendem Wasser übergießen, 10 Minuten ziehen lassen, dann abseihen und trinken.

Teufelskralle, eine Staude aus Afrika, wirkt antientzündlich und schmerzstillend. Hauptbestandteile sind Bitterstoffe wie die Harpagoside aus der Wurzel der Pflanze.

Weidenrindenextrakt enthält die antientzündlich wirkenden Salizylate und hat in den letzten Jahren wieder an Bedeutung gewonnen. Die Tagesdosis sollte 60–120 mg Salizylate enthalten.

Weihrauch mit seinen Boswelliasäuren wirkt ebenfalls antientzündlich und ist in Kapselform erhältlich.

In der Naturheilkunde werden bei rheumatischen Beschwerden Wirkstoffkombinationen wie Mistel und Buschmeister (Miburell®) sowie Bittersüß, Kanadische Blutwurz und Giftsumach (Dularell®) mit ausgezeichnetem Erfolg eingesetzt, auch im Rahmen einer therapeutischen Heilanästhesie (Lokalanästhesie) oder einer Neuraltherapie mit Lidocain oder Procain.

In Kombination sind manche Wirkstoffe noch effektiver

Andere Kombinationen enthalten Zitterpappel, Goldrute und Esche, aber auch Frauenmantel, Schachtelhalm und Stechpalme kommen zum Einsatz.

Kräuter in Form von Tee
Es folgen einige Rezepte für Rheumatees, die erfahrungsgemäß gute Wirkung zeigen:

Diese Rheumatees sind wirksam, zeigen aber in der Regel keine unerwünschten Nebenwirkungen

Rheumatee 1:
Zutaten: 20 g Weidenrinde, 20 g Brennnesselkraut, 20 g Bittersüß, 20 g Birkenblätter, 20 g Klettenwurzeln, 20 g Ackerschachtelhalm
Zubereitung: 1–2 Teelöffel der Mischung mit einer Tasse kochendem Wasser übergießen, 5–10 Minuten abgedeckt ziehen lassen, dann abseihen und trinken; kurmäßig 3-mal täglich eine Tasse.

Rheumatee 2:
Zutaten: 25 g Wacholderbeeren, 25 g Ackerschachtelhalm, 25 g Brennnesselkraut, 25 g Löwenzahnwurzel und -kraut, 20 g Hagebutte
Zubereitung: 1–2 Teelöffel der Mischung mit 150 ml kochendem Wasser übergießen, 5–10 Minuten abgedeckt ziehen lassen, dann abseihen und trinken; kurmäßig 3-mal täglich eine Tasse.

Rheumatee 3:
Zutaten: 10 g Scharfgabenkraut, 10 g Schachtelhalmkraut, 10 g Weidenrinde, 10 g Birkenblätter, 10 g Löwenzahnwurzel mit -kraut
Zubereitung: 2 Teelöffel der Mischung mit 150 ml kochendem Wasser übergießen, abgedeckt 5–10 Minuten ziehen lassen, dann abseihen und trinken; kurmäßig 2-mal täglich eine Tasse.

Orthomolekulare Therapie

Nahrung als Medizin

Die orthomolekulare Therapie steht für die positive Beeinflussung und Verbesserung von krankhaften Prozessen durch Nutzung von Stoffen, die natürlicherweise im Körper vorkommen. Diese werden in Form von Nahrungsbestandteilen wie Vitaminen, Mineralstoffen, Spurenelementen, sekundären Pflanzenstoffen, aber auch Fetten, bestimmten Kohlenhydraten, Enzymen u. a. zugeführt.

Bei entzündlich rheumatischen Erkrankungen wird die orthomolekulare Therapie eingesetzt, um die überschießend entzündlichen Reaktionen zu vermindern und damit Schäden zu verhindern. Bei bereits bestehenden Schäden sollten diese so weit wie möglich gemindert werden, wie z. B. bei der entzündungsbedingt auftretenden Knochenentkalkung (Osteoporose).

Aggressive Sauerstoffradikale schaden dem Organismus

Bei vielen Erkrankungen, so auch bei entzündlich rheumatischem Geschehen, kommt es zu einer erhöhten Belastung des Organismus durch hochaktive zerstörerische Substanzen (aggressive Radikale), die folgenschwere Schäden anrichten können. In jeder Sekunde unseres Lebens sind wir auf eine regelmäßige Energiezufuhr angewiesen. In unserem Körper gewinnen wir die Energie zum Leben mithilfe von Sauerstoff. Ein Teil des Sauerstoffs wird dabei nicht optimal genutzt, und es entstehen aggressive Sauerstoffradikale, die normalerweise durch die vielfältigen antioxidativen Schutzfaktoren unschädlich gemacht werden. Freie Radikale dringen auch von außen in den Körper ein, allein mehrere Billiarden mit einem einzigen Zug aus einer Zigarette. Unter Sonneneinstrahlung fallen sie verstärkt an und auch immer dann, wenn Chemikalien, Schwerme-

Rheuma fördert die Entstehung freier Radikale

talle, Ozon und andere Schadstoffe aus der Umwelt, Genussmittel wie Alkohol und bestimmte Arzneimittel im Körper abgebaut werden. Schon im normalen Stoffwechsel kann es bei unzureichender Versorgung mit antioxidativ wirkenden Schutzfaktoren zur Radikalenbelastung kommen. Doch im Rahmen von rheumatischen Entzündungsreaktionen entstehen solche aggressiven Entzündungsradikale vermehrt. Durch ihre oxidative Wirkung zerstören sie zuerst die Membranen von Zellen, schädigen diese nachhaltig und verändern auch das Erbmaterial im Zellkern.

Zum Schutz vor freien Radikalen braucht der Körper verschiedene Vitamine, Spurenelemente und Pflanzenstoffe

Jeder Mensch kann sich gegen Schäden durch Entzündungsradikale und Radikale überhaupt erfolgreich wehren, denn die Natur hat ihn mit vielfältigen Schutzfaktoren ausgestattet. Dazu gehört vor allem ein antioxidatives und schadstoffentgiftendes Enzymsystem, das mithilfe aktivierender Spurenelemente wie Selen, Zink, Kupfer und Mangan wirkt. Schutz bieten aber auch die Vitamine A, C, D und E und β-Carotin sowie die sekundären bioaktiven Pflanzenstoffe wie Flavonoide, Polyphenole, Proteasehemmer und Phytoöstrogene.

Omega-3-Fettsäuren (Eicosapentaensäuren), die im Fischöl besonders der Meeresfische vorkommen, verhindern die Bildung entzündungsfördernder Faktoren. Die Anzahl der entzündlichen schmerzhaften und geschwollenen Gelenke bei Rheumatikern geht zurück, die Kraft nimmt zu und die Morgensteifigkeit ab.

Orthomolekulare Schmerzbeeinflussung
Mit Vitamin E, K und dem Vitamin-B-Komplex (Novirell B®) sowie Omega-3-Fettsäuren lassen sich Entzündungen und Schwellungen reduzieren.

Allzu häufig werden diese wichtigen Mikronährstoffe mit der üblichen Ernährung nicht ausreichend aufgenommen. Das kann bei bereits bestehenden Erkrankungen schlimme Folgen haben. Umso mehr gilt es, bei Patienten den Zellschutz durch ausreichend aktive Schutzfaktoren zu optimieren. Ein Schwerpunkt des Zellschutzes ist die von uns Ärzten in der Schwarzwald Privatklinik Obertal entwickelte »Vital-Plus-Therapie«; sie ist für die Anwendung später daheim in Eigenregie bestens geeignet. Mit ihr werden dem Körper die antioxidativen Vitamine und essenziellen Spurenelemente, die für die neutralisierenden Enzyme wichtig sind, in der richtigen Menge und Zusammensetzung zugeführt: Die Zellen sind wieder ausreichend gegen die Angriffe der freien Radikale und anderer schädlicher Substanzen geschützt.

Unsere Ernährung enthält oft zu wenig der schützenden Mikronährstoffe

Die Therapie wird in unserer Privatklinik mit Infusionen und/oder Injektionen begonnen, um möglichst rasch den Zellschutz wieder aufzubauen, den Mangelzustand an Vitaminen und Spurenelementen auszugleichen und eine natürliche Reserve der wichtigen Mikronährstoffe aufzubauen. Dadurch wird ein dauerhafter Schutz gegen freie Radikale und übermäßige Entzündungsreaktionen erreicht. Unverzichtbar ist, dass diese Behandlung vom Patienten daheim fortgesetzt wird, damit nicht wieder neue Lücken an Vitaminen, Mineralstoffen und Spurenelementen entstehen. Bei erhöhter Entzündungsaktivität ist eine zusätzliche Zufuhr von Antioxidanzien unabdingbar.

Für dauerhaften Schutz muss die Therapie zu Hause in Eigenregie fortgesetzt werden

Psychotherapie

Hilfe zur Selbsthilfe wird erst möglich, wenn der Betroffene aus der Verzweiflung und teils auch dem

Den inneren Arzt aktivieren

Selbstmitleid herausfindet und sich nicht weiter blockiert, indem er denkt: Mir kann doch niemand helfen. Denn diese Haltung verhindert jede Gesundung. Schon Hippokrates (460–375 v. Chr.) meinte, Heilung brächte allein der innere Arzt, der in jedem Menschen wohne. Unter diesem Gesichtspunkt kann jeder chronisch Kranke mit psychotherapeutischer Hilfe lernen, besser mit sich und der Erkrankung umzugehen. Aus der Krankheit resultierendes Minderwertigkeitsgefühl, reaktive depressive Verstimmungen, Abhängigkeitsgefühl und Empfindungsstörungen sollten psychotherapeutisch aufgearbeitet werden. Die psychologischen und psychotherapeutischen Schritte im Rahmen rheumatischer Erkrankungen betreffen, neben der Gesprächstherapie, die positive Psychotherapie und vor allem Entspannungsverfahren wie Autogenes Training oder Progressive Muskelentspannung. Auch Meditation und das Training der bildlichen Vorstellungskraft durch Visualisierung können hilfreich sein. Maßnahmen, die dem Erlernen einer besseren Krankheits- und Stressbewältigung sowie der Schmerzdistanzierung dienen, haben günstige Wirkungen und sollten nicht fehlen.

Auch die Seele leidet

Körper und Seele beeinflussen sich gegenseitig

Wenn es dem Körper schlecht geht, nimmt auch die Psyche Schaden. Andererseits können sich auch seelische Störungen negativ auf das körperliche Wohlbefinden auswirken. Es ist kein Geheimnis, dass Rückenschmerzen und Muskelverspannungen oft ihre Ursache in einer angespannten Lebenslage, in Stress und Zukunftssorgen haben. Gerade bei chronischen rheumatischen Erkrankungen können psychische Belastungen zwar die Erkrankung nicht auslösen, doch wesent-

lich verstärken. Denn Psyche und Körper beeinflussen sich als untrennbare Einheit gegenseitig.
Der Leidensdruck, der oft bei der Diagnosestellung Rheuma einsetzt und zeitweise verdrängt wird, bricht immer wieder durch und führt oft in tiefe Verzweiflung und soziale Isolation. Daher ist es oberstes Gebot, dass der Patient sein psychisches Gleichgewicht wiederfindet, um gefasst und gut informiert objektiv seine Lage zu beurteilen und sich von Selbstmitleid zu befreien. Nur auf dem Weg über eine realistische Einschätzung der eigenen Situation wird er die nötige positive Lebenseinstellung finden, die er braucht, um trotz Krankheit ein Höchstmaß an Lebensqualität zu retten und schließlich seine Beschwerden positiv zu beeinflussen.

Innere Harmonie gibt die nötige Kraft, um die Krankheit zu meistern

Hilfe von außen

Nur wenige sind innerlich so gefestigt und stark, dass sie diesen schwierigen Prozess der Ausbalancierung und Harmonisierung ihrer Seelenlage aus eigenen Kräften schaffen. Die meisten Menschen brauchen in dieser schwierigen Situation die psychische Unterstützung und Begleitung ihres Arztes. Das offene Gespräch kann Wunder wirken. Manchmal ist es ratsam, sich einem Psychotherapeuten oder Psychologen anzuvertrauen, um innere Konflikte, Sorgen um Familie und Arbeitsplatz sowie Probleme mit dem Selbstwertgefühl aufzuarbeiten. Auch die Gemeinschaft mit anderen Betroffenen in Selbsthilfegruppen tut in schwierigen Krankheitssituationen gut. Organisationen wie die Deutsche Rheuma-Liga, die Bechterew-Vereinigung und Selbsthilfegruppen für Erkrankte mit Lupus erythematodes oder mit dem Fibromyalgie-Syndrom leisten wichtige Unterstützung durch Information, Therapie-Angebote und Expertenrat.

Es ist legitim, sich seelische Hilfe von außen zu holen

Ein wichtiger Schritt: sich entspannen lernen

Als sinnvoll und hilfreich erweisen sich in Zeiten der psychischen Belastung und Problembewältigung Entspannungstherapien wie das Autogene Training, die Progressive Muskelentspannung nach Jacobsen oder Yoga. Diese Maßnahmen führen zu einer Regulation und Normalisierung aller Körpersysteme.

Beim Autogenen Training nimmt der Patient durch Autosuggestion unter anderem Einfluss auf die Atmung, die Herzfunktion und den Spannungszustand der Gefäße.

Die Progressive Muskelentspannung ist ein aktives Verfahren, bei dem einzelne Muskelgruppen bewusst angespannt und wieder entspannt werden, um das harmonische Spiel der Körpersysteme wieder anzuregen. So wie auf die bewusste Anspannung eines Muskels die Entspannung folgt, sollen Körper und Psyche wieder lernen, sich nach Stresssituationen zu entspannen. Durch die Übungen wird die positive Körperwahrnehmung gesteigert.

Yoga bringt Körper, Seele und Geist in Einklang

Die Beherrschung des Körpers durch die Kraft des Willens steht im Mittelpunkt der Yoga-Philosophie. Aus einer Grundposition heraus werden verschiedene Körperhaltungen eingenommen und eine Zeit lang beibehalten. So soll ein harmonisches Gleichgewicht von körperlichen, psychischen und geistigen Energien erzielt werden.

Helfen kann auch die Vorstellung von einer langsamen Reise durch den eigenen Körper (Visualisierung). In Gedanken wandert der Patient vom Scheitel bis zur Sohle und zurück. Er verweilt in Schmerzregionen und stellt sich zum Beispiel vor, wie ein verspannter Muskelstrang durch wärmendes, sprudelndes Wasser gelockert oder ein entzündetes Gelenk in einem Gebirgsquell angenehm gekühlt wird.

Nur wenn diese Maßnahmen aus Überzeugung und ohne Vorbehalte konsequent durchgeführt werden, sind sie erfolgreich. Denn gegen innere Vorbehalte sind selbst die besten Therapeuten und die bewährtesten Heilmethoden machtlos.

Stress ist ein schlechter Begleiter

Nicht Arbeitsüberlastung und Probleme machen krank, sondern die Art und Weise, wie der Mensch mit ihnen umgeht. Stress ist in manchen Situationen hilfreich, um wacher und leistungsfähiger zu sein. Ein wenig sollte jeder gefordert werden oder sich selbst fordern, um auch die nötige Selbstbestätigung und Selbstachtung zu gewinnen. Dauerstress dagegen macht krank. Oft ist dieser ungesunde Stress auch selbst gemacht. Falsche Planung, die Unfähigkeit, Nein zu sagen, eine zu große Unterwürfigkeit, aber auch Selbstüberschätzung können in die verhängnisvolle Sackgasse führen, die Stress heißt. Negativer Stress oder besser das schlechte Management großer Anforderungen zehrt jedoch bald die physischen und psychischen Kräfte auf und führt unweigerlich in die Krankheit. Dauerstress macht krank!

Ungesunder Stress ist oftmals hausgemacht

Was passiert bei Stress im Körper?

Zeitdruck, Ängste, Wut, wie sie der Alltag jedem beschert, lassen im Körper die Alarmglocke schrillen. Es wird sozusagen der Notstand ausgerufen, um Höchstleistungen zu ermöglichen. Verstärkt werden im Organismus jetzt die Stresshormone Adrenalin und Noradrenalin ausgeschüttet, um den Menschen, wie seit Urzeiten, auf zwei Möglichkeiten vorzubereiten: Flucht oder Kampf. Das Herz pumpt auf Hochtouren, die Leber gibt Zuckerreserven für größere Muskelkraft frei, alle Sinne werden wacher, während Verdauung und

Stress versetzt den Körper in einen Alarmzustand

Dauerstress schwächt das Immunsystem

Immunsystem auf Sparflamme schalten. Von Kopf bis Fuß ist der Körper jetzt für eine schnelle Reaktion gerüstet. Das ist der Punkt, an dem es kritisch wird. Denn anders als unsere Keulen schwingenden Vorfahren der Steinzeit kann sich der moderne Mensch in der Regel jetzt nicht durch Kampf oder Flucht abreagieren. Die Folge: Der Stress schlägt auf Magen, Herz, Psyche und den Bewegungsapparat. Häufiger Stress schwächt die Körperabwehr und fördert entzündliche Prozesse.

Schädliche Sauerstoffradikale können nicht mehr neutralisiert werden und greifen an. Das Gleichgewicht des Körpers ist gründlich gestört. Kein Wunder, dass der Mensch schließlich kummergebeugt auch an Rückenschmerzen, Verspannungen, klassischen rheumatischen Beschwerden also, leidet. So können psychische Belastungen und seelische Einflüsse, denen der Mensch nicht entkommen kann, den verschiedensten rheumatischen Erkrankungen den Boden bereiten.

Die Behandlung stressbedingter Krankheiten fängt bei der Psyche an

Das Schlimmste aber ist, dass sich der Teufelskreis bald schließt: Krankheit und Schmerz erzeugen neuen Stress, der wiederum das Leiden verstärkt. Besonders Muskel- und Sehnenstrukturen sind stressanfällig, und über sie pflanzt sich die rheumatische Krankheit von Muskelgruppe zu Muskelgruppe fort und erreicht Wirbel und Gelenke. Der Weg zu einer Besserung führt jetzt oft allein über die Psyche. Das heißt, der Mensch muss zuerst lernen, mit dem Druck, dem er im Alltag ausgesetzt ist, fertig zu werden. Konkret bedeutet das, er muss lernen:

- sich nicht zu viele Verpflichtungen aufzuladen oder aufladen zu lassen,
- Aufgaben an andere abzugeben,
- sich nicht zu sehr in Probleme hineinzusteigern,
- nach möglichen Lösungen zu suchen,

- über seine Probleme zu sprechen,
- Rat anzunehmen.

Entspannungsverfahren lindern Stressreaktionen

Unterstützen können diesen oft schwierigen Lernprozess die bereits erwähnten Entspannungsübungen wie z. B. Muskelrelaxation, Autogenes Training und Yoga. Mit der Stressbewältigung ist der erste Therapieschritt getan. Jetzt kann auch eine gezielte körperliche Behandlung der rheumatischen Beschwerden mit dauerhaftem Erfolg durchgeführt werden.

Physiotherapien

Die Physiotherapie wird auch als physikalische Therapie bezeichnet. Darunter wird eine ganze Reihe von Behandlungen verstanden, die mithilfe bestimmter Reize eine gewünschte positiv wirkende Reaktion erreichen (Reiz- und Reaktionstherapie) sowohl zur Vorbeugung und Therapie von rheumatischen Erkrankungen als auch zur Wiederherstellung (Rehabilitation).

Voraussetzung für Physiotherapie ist eine gründliche Untersuchung des Bewegungsapparates

Vor Beginn der Physiotherapie muss der Zustand des Stütz- und Bewegungsapparates genauestens festgehalten werden, ein Vorgang, der häufig als Physio-Check bezeichnet wird. Erfasst werden dabei alle Einschränkungen und Abweichungen des normalen Bewegungsumfangs wie auch das Schmerzmuster. Dabei werden unter anderem Dauerzwangsfehlstellungen von Gelenken (Gelenkkontrakturen), Ausweichbewegungen und Hinkmechanismen erfasst. Verkümmerte Muskelgruppen, aber auch Kraftminderung und Disharmonien der Muskulatur, schmerzhafte Regionen, druckschmerzhafte Punkte insgesamt (Triggerpunkte) sowie auch schmerzhafte Sehnenansätze und knotige

Muskelverhärtungen werden registriert. Erst dann beginnt die Physiotherapie.

Die Physiotherapie wird seit altersher bei Rheuma angewendet

Schon seit Jahrhunderten gehören Bewegungstherapien, Wärmeanwendungen, auch als Thermalbäder, und so genannte Ausleitungstherapien, die z. B. mittels Schwitzen, Schröpfen oder Aderlass der Ausscheidung schädlicher Körpersäfte dienen, zur Therapie rheumatischer Erkrankungen.
Erkenntnisse über die Resorption von Schwefel über die Haut und die Kenntnis über die Zusammensetzung der Grundsubstanz des schwefelhaltigen Knorpels führten zur Anwendung von Schwefelbädern. Heute weiß man, dass dadurch keine nennenswerten Erhöhungen der Schwefelkonzentration im Körper erreicht werden. Und doch schwört mancher darauf, dass Schwefelbäder helfen. Auch das ganze Spektrum der Kneipp-Anwendungen ist bis heute in manchen Fällen hilfreich, besonders weil im Rahmen dieses Ansatzes zusätzlich eine Änderung der Lebensführung gefordert wird.

Eine optimale Therapie rheumatischer Erkrankungen ist ohne die moderne Physiotherapie neben der medikamentösen und/oder operativen nicht denkbar. Die Qualität des Stütz- und Bewegungsapparates wird nicht nur durch erbliche Faktoren bestimmt, sie kann auch durch ausreichende Bewegung und angemessene Belastung im Alltag optimiert werden, so z. B. auch im Rahmen einer Bewegungstherapie.

Die Physiotherapie wird unterteilt in aktive und passive Verfahren. Zu den aktiven zählt man alle Formen der Bewegungstherapie im Trockenen wie im Wasser. Aber auch das neurophysiologische Training, die Ergotherapie und der Heilsport gehören zu dieser Gruppe. Passive Verfahren sind z. B. Massagen, Elektrostimulation und Ultraschallbehandlungen, durch die es zu einer passiven Bewegung – beispielsweise Druck und Entlastung – kommt. Weitere passive Verfahren sind Elektrotherapien einschließlich Magnetfeldtherapie und Lichttherapie, alle Formen der Wasseranwendung (Hydrotherapie) wie Badekuren, Trinkkuren, Therapien mit Meerwasser oder Heilquellen, Wärme- und Kälteanwendungen sowie Klimatherapie.

Aktive Bewegungstherapie: Regelmäßigkeit ist Trumpf

Täglich ausreichend individuell angepasste Bewegung ist das A und O für jeden Gesunden und erst recht für Rheumatiker. Denn nur Bewegung trainiert das stabilisierende Muskelkorsett und sorgt für den Erhalt eines optimalen Gelenkschutzes und damit einer optimalen Gelenkfunktion mit gesundem Knorpel. Nur regelmäßige Bewegung erhält die Beweglichkeit. Sie bringt auch den Kreislauf in Schwung, sodass der Blutstrom Knochen, Muskeln und Gelenke verstärkt mit Sauerstoff und Nährstoffen versorgt. Natürlich sollten die Übungen immer der individuellen Verfassung des Betroffenen entsprechen.

Angemessene, regelmäßige körperliche Bewegung ist unverzichtbar

Verschiedene Techniken werden eingesetzt:
Übungen mit Hilfsmitteln wie z. B. das Standfahrrad, Bälle oder Bänder. Die Therapie kann auch im Schlingentisch oder im Wasser durchgeführt werden. Je nach der Ausgangssituation und dem Ziel, das angestrebt wird, werden Übungen durchgeführt, die den Muskel in seiner Länge nicht verändern, aber anspannen (isometrische Übungen), oder Übungen, die den Druck im

Die Krankengymnastik kennt viele Methoden

Muskel nicht verändern, aber seine Länge (isotonische Übungen). Die Übungen dienen besonders der Aktivierung der Muskeln und Muskelgruppen und deren Zusammenspiel.
Weitere Techniken beseitigen Haltungsstörungen, beheben Muskelverkürzungen, lösen Blockierungen (manuelle Therapie) und verbessern die Ausdauer, um nur einige zu nennen.

Für jeden Patienten findet sich die individuell geeignete Technik und Belastung

Erhaltung und Verbesserung der Gelenkfunktion sowie Aufbau und Gleichgewicht der Muskulatur sollen durch die physiotherapeutischen Maßnahmen gleichermaßen gefördert werden. Die Anwendungen richten sich nach dem individuellen Krankheitszustand und reichen von einer schmerzfreien Lagerung des Gelenks in der Akutphase über isometrische Anspannungsübungen und Dehnungen bis zum Ausdauertraining der Muskeln. Schritt für Schritt werden zunächst passive Übungen in aktive Bewegungsabläufe umgewandelt. Auch Behandlungen im Schlingentisch und Gehschulung gehören je nach Funktionsstörung zu den physiotherapeutischen Grundstufen. Immer wieder werden zwischen den Übungen die Muskeln gelockert.

Zur Verbesserung der Muskelkraft eignen sich besonders isometrische Anspannungsübungen, die gegen einen festen Widerstand ausgeführt werden. Bewegungsbäder und Wassergymnastik werden hier von den Patienten gern als abwechslungsreiche Maßnahmen akzeptiert. So streng der Begriff Krankengymnastik auch klingen mag, sie kann durchaus Spaß bereiten! Selbst ältere Menschen können, wie sich immer wieder zeigt, durch regelmäßiges Training noch beachtliche Muskelkraft dazugewinnen.

Immer häufiger wird heute auch in der Therapie rheumatischer Erkrankungen individuell angepasst eine medizinische Trainingstherapie durchgeführt, mit optimal auf die individuelle Belastbarkeit und die persönlichen Erfordernisse einzustellenden Trainingsgeräten. Nach optimal angepasster Einstellung führt der Trainierende die Übungen nach gründlicher Anleitung selbstständig durch.

Das Ziel ist selbstständiges Trainieren des Patienten

Werden kranke Gelenke zu wenig belastet, bildet sich die Muskulatur rasch, doch nicht gleichmäßig zurück. Es entsteht ein Ungleichgewicht zwischen gesunden und geschwächten Muskelgruppen, oft kommt es auch zur Verkürzung einzelner Muskelstränge. Gezieltes regelmäßiges Training einzelner Muskelgruppen und Dehntraining können hier mit der Zeit wieder einen Ausgleich schaffen.

Beispiele für Dehnübungen

Zum Dehnen der rückwärtigen Beinmuskulatur wird zum Beispiel die Ferse bei leicht gestrecktem Bein auf die Bettkante oder einen Stuhl gestützt und bei aufrechter Körperhaltung für 10 Sekunden nach unten gedrückt. Danach Lockern des Beines und Beinwechsel. Mit jedem Bein 4-mal durchführen.

Dehnübungen wirken der Verkürzung von Muskelsträngen entgegen

Für denjenigen, der diese Übung nicht durchführen kann, ist es hilfreich, im Liegen bei relativ gestreckten Beinen die Fußspitzen nach oben zu ziehen und die Spannung in den Kniekehlen etwa 5 Sekunden zu halten und dann zu entspannen. Diese Übung sollte morgens und abends jeweils 5-mal wiederholt werden.

Muskelaufbau und Muskeltraining stehen auch bei allen rheumatischen Gelenk- und Wirbelsäulenleiden im

Vordergrund. Dehnübungen sind besonders beim Morbus Bechterew wichtig, um dem Rundrücken entgegenzuwirken. Die Voraussetzungen für eine erfolgreiche krankengymnastische Behandlung sind immer Ausdauer, Regelmäßigkeit, exakt eingestellte Geräte und vor allem erfahrene Physiotherapeuten.

Dabeibleiben ist wichtig

Jeder wird nur so viel physiotherapeutische Anwendungen erhalten können wie notwendig ist, um nach angemessener Anleitung und Zeit einen großen Teil der Therapie wie Übungen, Umschläge, Wickel, Bäder und Güsse selbstständig durchführen zu können. So gilt generell, dass die Übungen regelmäßig selbstständig durchzuführen sind. Nach einer Zeit der Eigenübungen erscheint es sinnvoll, diese zu überprüfen und gegebenenfalls eine Neuanleitung zu geben.

Akute Entzündungen und Schmerzschübe können zu einer Bewegungspause zwingen. Bei Entzündungen bringen oft Kältebehandlungen mit Stickstoff oder auch mit sehr kalter Luft und gegebenenfalls auch Eis- oder Kältepackungen vor und während der Bewegung Linderung.
Zwischen entzündlichen Schüben können milde Wärmeanwendungen die Beweglichkeit fördern.

Trainieren bedeutet nicht Leistungssport betreiben

Hand aufs Herz, wann haben Sie das letzte Mal Sport getrieben oder sich bewusst angepasst bewegt? Sie sollten unbedingt »trainieren«, auch wenn dies vorerst nur in regelmäßigem zusätzlichen Gehen besteht und Sie die Chance zum Spitzenathleten längst verpasst haben. Meiden sollten Sie bei aller Bewegungsfreude als Rheumatiker auch Sportarten und Einzelübungen, die zu einer für Sie übermäßigen Belastung von Gelenken,

Muskeln, Sehnen und Bändern führen, wie besonders Wettkampfspiele, Sprünge oder einige Kraftsport-Übungen. Sehr gelenkfreundlich sind hingegen angepasste Ausdauersportarten wie Rückenschwimmen, Radeln oder Ski-Langlauf. Aber auch Gehen, wenn möglich auch zügig (neudeutsch: Walking), bezieht viele Muskelgruppen in den Bewegungsablauf ein und kräftigt sie. Schließlich zählen zu den weiten Möglichkeiten, sich sinnvoll und gesund zu bewegen, spezielle gymnastische Übungen, die eigens für Rheuma-Patienten entwickelt und erprobt wurden.

Gelenkfreundliche Sportarten bevorzugen

Ein paar einfache und wirksame Übungen:
Werden Sie aktiv und üben Sie für mehr Beweglichkeit von Schultern, Hüften, Fußgelenken, Händen und Fingern! Ein paar Minuten am Tag genügen, denn hierbei kommt es nicht auf Rekorde, sondern auf Regelmäßigkeit an. Die beschriebenen einfachen Übungen können im Stehen oder Sitzen ausgeübt werden. Bei Beschwerden und im Zweifel führen Sie diese Übungen nur nach Rücksprache mit dem Arzt durch.

Lieber täglich ein paar Minuten als einmal wöchentlich eine Stunde üben

Übung 1: Freiheit für Arme und Schultern
Stellen Sie sich ganz bequem mit flachen Schuhen und leicht gespreizten Beinen hin oder setzen Sie sich bequem auf einen nicht zu weichen Stuhl. Die Füße stehen nebeneinander auf dem Boden. Achtung, es geht los! Schwingen Sie die Arme seitlich vor und zurück, erst in die gleiche Richtung, dann entgegengesetzt. Ganz locker bleiben! Spüren Sie, wie das die Schultern löst?

Übung 2: Fit von der Ferse bis in die Zehen
Stützen Sie die Arme leicht in die Hüften, wenn Sie stehen. Im Sitzen legen Sie die Hände flach auf die

So werden Ihre Füße beweglich

Oberschenkel. Jetzt die Füße kräftig auf dem Boden abrollen, von den Spitzen über den Ballen bis zur Ferse und zurück. Vorsicht, überstrecken Sie nicht die Zehen! Jetzt spüren Sie, wie das Blut durch die Füße strömt und sie erwärmt. Sie können die Füße auch einander entgegengesetzt bewegen. Das ist im Stehen etwas schwieriger. Wenn Sie bei der Übung gleichzeitig mit den Händen über die Oberschenkel streichen, können Sie die Wirkung noch etwas verstärken.

Übung 3: Mobilisierender Hüftschwung

Setzen Sie sich bequem hin, denn jetzt trainieren Sie Po und Hüften! Heben Sie die rechte Hüfte an und verlagern Sie dabei das Gewicht auf den linken Gesäßknochen. Die Gesäßmuskeln werden beim Anheben kräftig angespannt und erst wieder beim Aufsetzen gelöst. Jetzt heben Sie die linke Hüfte an. Das ist noch nicht alles. Schieben Sie jetzt die Hüften abwechselnd vor. Als nächsten Schritt schließen Sie an jedes Vorschieben der Hüfte die Anhebe-Übung an. Runden Sie die Übungen schließlich mit einer fließenden Radfahrbewegung der Hüften ab: vorschieben, anheben, rückwärts absetzen, andere Seite! Koordination und Rhythmus sind gefragt.

Der Hüftschwung tut auch Ihrem Po gut

Übung 4: Entlastung für den Rücken

Setzen Sie sich an einen Tisch, die rechte Körperseite ist der Tischkante zugewandt! Ihr rechter Unterarm ruht rutschfest auf der Tischfläche. Ein Handtuch unter dem Arm hilft dabei. Bewegen Sie jetzt den Oberkörper vor und zurück, in gleichmäßigem Rhythmus, so schnell oder langsam, wie Sie mögen. Runden Sie den Rücken beim Vorwärtsbeugen und machen Sie ihn bei der Rückwärtsbewegung wieder gerade. Beim Rückenrunden rollen Sie jetzt die Füße auf die Fersen, beim Aufrichten zu den Zehen. Wird Ihnen warm? Dann legen Sie den linken Arm auf den Tisch und trainieren die linke Körperseite.

Entspannung für den Rücken

Drehen Sie sich jetzt ganz der Tischfläche zu und legen Sie die verschränkten Arme auf den Tisch. Jetzt dürfen Sie den Kopf auf die Arme legen. Schieben Sie die Arme so weit nach vorn, bis Sie die Dehnung im Rücken spüren. Ziehen Sie dann die Arme wieder zum Rumpf und runden dabei den Rücken.

Übung 5: Mehr Fingerspitzengefühl durch Bewegung

Legen Sie den Unterarm auf die Tischplatte und schieben Sie unter die flache Hand als Hilfe eine weiche Rolle, z. B. eine aufgerollte elastische Binde.

Steife Finger haben keine Chance

Spreizen Sie den Daumen seitlich ab und strecken Sie nacheinander jeden Finger: zuerst den Mittelfinger, dann den Ringfinger, den Zeigefinger und den kleinen Finger. In umgekehrter Richtung führen Sie den Bewegungszyklus wieder zurück zum Mittelfinger.

Der Mittelfinger bleibt jetzt als Achse fest auf der Tischplatte, während Sie nacheinander die anderen Finger abspreizen.

Legen Sie jetzt die Unterarmkante auf den Tisch und schieben Sie die Verbandsrolle unter das Handgelenk. Mit den End- und Mittelgelenken der Finger formen Sie jetzt eine Kralle. Die Grundgelenke bleiben dabei so gestreckt wie möglich. Führen Sie jetzt den Daumen bis an das Grundgelenk des kleinen Fingers und wieder zurück.

Legen Sie jetzt beide Unterarme auf den Tisch und die Fingerspitzen aneinander, als wollten Sie einen Ball umfassen. Strecken Sie nacheinander die einzelnen Fingerpaare, während die übrigen in der Rundung verweilen.

Legen Sie die Hände mit den Handflächen aufeinander. Die Finger sollten möglichst gestreckt sein. Beugen Sie die Finger im Grundgelenk, sodass die Fingerspitzen sich weiter berühren wie auch die unteren Handkanten. Die Daumen werden jetzt zwischen die Hände genommen. Dann wieder in die Ausgangsstellung zurückgehen und die Übung wiederholen.
Legen Sie den rechten Unterarm auf den Tisch, die Hand ist entspannt. Berühren Sie mit dem Daumen nacheinander alle Fingerkuppen. Dann die gleiche Übung mit der linken Hand ausführen.

Manuelle Therapie und Automobilisation gegen Schmerz und Verspannung

Gelenkblockaden müssen vor der manuellen Therapie genau abgeklärt werden

Die Wiederherstellung der Gelenkbeweglichkeit, besonders im Wirbelsäulenbereich, und das Lösen von Blockaden sind die erklärten Ziele der manuellen Therapie. Dazu müssen zunächst Muskelverspannungen gelöst und Schmerzen beseitigt werden. Da die Blockierung von Wirbeln oder peripheren Gelenken zunächst eine gewisse berechtigte Schutzreaktion des Körpers darstellen kann, muss vor jeder manuellen Therapie unbedingt eine sehr gründliche ärztliche Untersuchung und gegebenenfalls eine röntgenologische Kontrolle erfolgen. Die Ursache der Gelenkblockierung ist dabei sicher abzuklären, um etwaige entzündliche Erkrankungen, Verknöcherungen, Osteoporose, Bandscheibenvorfälle oder Tumoren auszuschließen. In diesen Fällen sollte keine manuelle Behandlung erfolgen.
Zweite Vorbedingung ist, dass die Behandlung ausschließlich von einem speziell ausgebildeten und geübten Therapeuten durchgeführt wird. Durch kräftige manuelle Impulse versucht er, das Bewegungsspiel in den gestörten Gelenken wiederherzustellen.

Eine sanftere Art der Manualtherapie ist die Mobilisation, bei der durch Zug und Druck der Gelenkteile gegeneinander die Gelenkfunktion wieder voll hergestellt werden soll.

Eine schonende Möglichkeit der Mobilisation blockierter peripherer Gelenke sowie auch im Bereich der Wirbelsäule und der Kreuzbein-Darmbein-Gelenke ist die Automobilisation, bei der der Patient unter Anleitung die Blockierung schonend selbst lösen lernt und diese nach Anleitung auch daheim weiter anwenden kann. Natürlich ist das langfristige Ziel, wieder einen so guten Muskelhalt zu erreichen, dass keine neuen Blockierungen auftreten.

Man kann lernen, blockierte Gelenke selbst zu mobilisieren

Angezeigt ist die manuelle Therapie bei:

- Blockierung der Kreuzbein-Darmbein-Gelenke (besonders durch Automobilisation),
- Kopfschmerz, der von den Halswirbeln ausgeht (vorher Röntgenkontrolle), auch hier eher durch Automobilisation,
- Schiefhals, nur bei gewissen Formen (vorher Röntgenkontrolle),
- akutem Rückenschmerz durch Blockierung von Rippen und Wirbelgelenken,
- Periarthropathien, in manchen Fällen.

Ergotherapie erleichtert den Alltag

Bei Erkrankungen des Stütz- und Bewegungsapparates mit Fehlfunktionen der Gelenke und Muskelstörungen kann mithilfe der Ergotherapie durch eine spezielle Beschäftigungs- und Arbeitstherapie wieder eine größtmögliche Selbstständigkeit erreicht werden.

Ergotherapie erhöht die Selbstständigkeit von Patienten

Aktive Krankengymnastik und Ergotherapie (griech. ergon = Tätigkeit, Leistung) ergänzen sich in der physika-

Beschäftigungstherapie hilft den Alltag meistern

lischen Behandlung von Funktionsstörungen des Bewegungs- und Stützapparates. Geübt werden im Zuge der Behandlung immer wieder Fertigkeiten, die der Alltag dem Patienten abfordert und die aufgrund der rheumatischen Beschwerden nur mühsam oder gar nicht möglich sind. So leiden viele Rheumatiker gerade unter Funktionseinschränkungen der Finger- und Handgelenke, was eine starke Verminderung der Lebensqualität und Behinderung in Beruf und Freizeit bedeuten kann. Wichtige Maßnahmen der Ergotherapie sind daher:

- Gelenkschutz-Training und Beratung zum Erlernen eines korrekten ökonomischen Kräfteeinsatzes bei richtiger Körperhaltung,
- Selbsthilfe-Training, um eine weitgehende Selbstständigkeit des Patienten im Alltag zu erreichen,
- Funktionstraining der erkrankten Gelenke (z. B. Feinarbeiten wie Flechten, Kneten, Zeichnen),
- berufsorientiertes Training, dessen Ziel die Wiedereingliederung des Patienten in den beruflichen Arbeitsprozess ist.

Auch der Umgang mit Hilfsmitteln will gelernt sein

Hinzu kommen, besonders im Rahmen der Rehabilitation, die Hilfsmittelversorgung und Hilfsmittelgebrauchsschulung, die Patientenschulung und die Beratung, teils auch der Angehörigen.

Wärme entspannt und fördert die Durchblutung

Wärme erweitert die Gefäße und lässt das Blut kraftvoll durch den Körper strömen. Muskeln lockern sich, Verkrampfungen werden gelöst, Schmerzen lassen nach. Gleichzeitig profitieren auch innere Organe durch die bessere Sauerstoff- und Nährstoffzufuhr und der gesamte Stoffwechsel wird angeregt. Wärmetherapie kann auf bestimmte Körperregionen angewandt werden, in Form von heißen Umschlägen, Wickeln, Heublumensäcken, Fango- und Moorpackungen. Aber auch durch Rotlichtbestrahlung, Heißluft oder Hochfrequenz-Therapie kann dem Körper von außen Wärme zugeführt werden. Bäder mit Heilkräuterzusätzen, Sole, Schwefel oder Moor durchfluten den gesamten Körper mit wohliger Wärme und lassen den Organismus auch durch die Badezusätze profitieren, die zum Teil durch die Poren von der Haut aufgenommen werden. Wärme ist bei allen nichtentzündlichen Erkrankungen hilfreich und teils auch bei entzündlichen Erkrankungen zwischen den Krankheitsschüben. Bei der Polyarthritis sind Wärmeanwendungen nur im inaktiven nichtentzündlichen Stadium ratsam. Begleitende lokale und radikalere Wirbelsäulen-Syndrome und vor allem Muskelverspannungen sprechen gut auf Wärme an.

Wärmeanwendungen entspannen, lindern Schmerzen und wirken durchblutungsfördernd

Kälte lindert Entzündungen und Schmerzen

Überwärmende, entzündliche Krankheitsprozesse werden durch Aufbringen von Eispackungen, Kühlgel, Kältespray gedämpft. Kältetherapeutische Maßnahmen eignen sich daher besonders für alle örtlichen Entzündungen, akute rheumatische Weichteilbeschwerden, Zerrungen und Prellungen. Noch intensiver wirkt die Ganzkörper-Kältebehandlung (Kältekammer). Jede Kältetherapie – sehr intensiv mit Stickstoff oder sehr kalter Luft (Kryotherapie) – führt zu einer Blockierung der Schmerzrezeptoren und lässt so den Schmerz abebben. Dazu muss der Kältereiz einige Zeit einwirken, denn ein kurzer Kältereiz führt zu einer reflektorischen Erwärmung, die in diesen Fällen nicht erwünscht ist. Bei

Kälte empfiehlt sich bei Entzündungen, Zerrungen und Prellungen

akuten Nervenwurzelreizungen des Rückenmarks schwellen die Nervenwurzeln durch die Kälteeinwirkung ab, die Schmerzen werden gelindert. Die Folge ist eine bessere Beweglichkeit, die nach mehrfacher Anwendung auch über längere Zeit erhalten bleiben kann. Patienten mit Morbus Bechterew und anderen entzündlichen Gelenkbeschwerden profitieren von der Kryotherapie. Auch schmerzhafte Muskelansätze, sei es im Rahmen von entzündlich rheumatischen Erkrankungen oder z. B. beim Fibromyalgie-Syndrom, sprechen positiv auf die Kryotherapie an.

Mit Strom gegen Dauerschmerz

Elektrotherapie lässt den Schmerz ermüden

Unterschiedliche Stromformen und Frequenzen werden vor allem zur Behandlung und Linderung chronischer rheumatischer Schmerzen eingesetzt. So bewirkt die Galvanisation, eine Behandlung mit konstant fließendem Gleichstrom, oft eine deutliche Schmerzlinderung und Verbesserung des Gewebestoffwechsels in erkrankten Körperregionen. Diese Therapieform wird auch im Stangerbad angewandt, einem Vollbad mit gleichzeitiger Gleichstrom-Behandlung. Gleichstrom kann auch Medikamente in tiefere Gewebelagen wandern lassen. Diese Kombination von Elektro- und Pharmakotherapie wird als Iontophorese bezeichnet.

Reizstrom-Behandlung lässt den Schmerz »einschlafen«

Die Reizstrom-Therapie, bei der Muskelfasern direkt und die dazugehörigen Nerven indirekt gereizt werden, besteht aus nieder- und mittelfrequenten Wechselströmen, die im rhythmischen Wechsel unterbrochen werden. Eine besondere Form der Reizstrom-Therapie stellt die transkutane elektrische Nervenstimulation (TENS) dar, die verhindert, dass Nervenschmerz-Impulse an das zentrale Nervensystem weitergeleitet werden. Muskelpartien werden dabei gekräftigt und schmerzleitende Nervenfasern ermüden unter mehrfachem Einsatz des Stromes, sodass der Schmerz buchstäblich einschläft. Für einen nachhaltigen Therapieerfolg ist eine längere Behandlung erforderlich.

Wechselströme mit mindestens einer Million Schwingungen pro Sekunde werden bei der Hochfrequenz-Therapie eingesetzt, um Energie in Wärme umzuwandeln und eine verbesserte Durchblutung und Schmerzlinderung zu erreichen. Sie kommen bei Abnutzungserkrankungen wie auch bei Sekundär-Arthrosen bei entzündlichen Gelenkerkrankungen zur Anwendung.

Bei lokalen Schmerz- und Reizzuständen wird auch häufig Ultraschall eingesetzt, der zu einer Wärmeentwicklung in den behandelten Regionen führt und mit dessen Hilfe Lokaltherapeutika besser wirken.
Gegenanzeigen für alle elektrotherapeutischen Verfahren sind akute Entzündungen, Hautdefekte, Sensibilitätsstörungen, metallische Implantate im Anwendungsgebiet und Herzschrittmacher.

Bei akuten Entzündungen und Hautschäden muss auf Elektrotherapie verzichtet werden

Massagen lockern, dehnen und entspannen
Allein der Gedanke an die klassische Massage mit den streichenden, knetenden oder klopfenden manuell ausgeführten Techniken ist angenehm. Einen wirklichen anhaltenden Besserungseffekt kann die Massage jedoch nur in Verbindung mit aktiver Bewegung und der erforderlichen medikamentösen Therapie bringen. Lokal bewirkt die Massage ein Lösen von Muskelverhärtungen, die Förderung der Gewebeerneuerung und eine verbesserte Durchblutung.

Massage wirkt dauerhaft nur in Kombination mit Körpertraining und Pharmakotherapie

Mit der Bindegewebsmassage werden Reflexzonen im Bindegewebe (Dermatome) aktiviert und in den Gewebeschichten der Haut Verquellungen aufgespürt und gelockert.
Mit dem Druckstrahl werden bei der Unterwassermassage ganze Muskelgruppen behandelt und Verspannungen gelöst. Für Patienten mit Herzschwäche scheidet diese Anwendung aufgrund einer möglichen Kreislaufbelastung allerdings aus.

Die Lymphdrainage baut Schwellungen ab

Bei Wassereinlagerungen in jeder Form, wie sie nach Gelenkoperationen auftreten können, aber auch bei entzündlichen Schwellungen, leistet die Lymphdrainage gute Dienste. Mit vorsichtigen Pump- und Sauggriffen aktiviert der Masseur bei dieser Methode den Lymphfluss.

Bäderkuren lindern Beschwerden

Die natürlichen Heilmittel Wasser, Moor, Mineralquellen, Schlamm, Thermen und Klimaeffekte waren vor der Entwicklung der modernen medizinischen Therapeutika die einzigen Mittel zur Behandlung rheumatischer Beschwerden. Eine besondere Form sind die Kneipp-Kuren. Auch heute kommt der Balneotherapie besonders bei der Behandlung chronischer Rheumaleiden große Bedeutung zu. Während der Bäderkur wird versucht, vorhandene Funktionsreserven aufzubauen und körperliches und psychisches Wohlbefinden zu stabilisieren. Dabei werden dem Rheumatiker während des Kuraufenthaltes in entspannter Atmosphäre von erfahrenen Therapeuten wichtige Informationen und Hilfestellungen zur Anpassung der Gewohnheiten an eine gesunde Lebensweise vermittelt.

Die moderne Bäderkur basiert auf einer ganzheitlichen Sichtweise der Medizin

Das Fundament der Bäderkur ist ein ganzheitliches Prinzip, das sich aus Anwendungen, Information, Gesundheitsanleitungen, geeigneter Ernährung und Bewegung zusammensetzt.

Selbsthilfe für den Alltag

Wenn Wind und Wetter krank machen

Es gibt kein schlechtes Wetter, nur schlechte Kleidung! Das gilt für Rheumatiker wie für Gesunde. Nur sind Rheumatiker etwas empfindlicher. Kälte, Nässe, Zugluft sind für sie Gift, wenn sie sich nicht entsprechend schützen. Sie sind zudem oft extrem wetterfühlig und spüren heranziehende Schlechtwetter-Fronten und Kälteeinbrüche manchmal lange, bevor die Meteorologen die Wetterlage melden können. Aber auch warme Sommertage können für Rheumatiker belastend sein. Ein offenes Autofenster, der Zugwind bei flotter Radelpartie, klimatisierte Luft auf schweißnasser Haut – all das macht empfindliche Muskeln und Sehnen krank. Und schon setzt sich ein unheilvoller Mechanismus in Gang. Die Muskeln verhärten sich und belasten die Sehnen übermäßig. Gereizt reagieren die Sehnen wieder auf die Muskulatur, sodass diese sich weiter verspannt. Meist sind diese Muskelverspannungen auf einzelne Körperregionen begrenzt, doch das bedeutet wenig. Wie bei einer Kettenreaktion können die Beschwerden an benachbarte Muskel-Sehnen-Gruppen weitergegeben werden.

Rheumatiker sind oftmals wahre Wetterpropheten

Besonders witterungsabhängig sind Menschen, die im Freien arbeiten und bei Regen, Wind und Kälte ihren Beruf ausüben. Werden sie rheumakrank, hilft meist nur ein Berufswechsel. Rat und Hilfe bieten hier Krankenkassen, Arbeitsämter, Rentenversicherer oder auch die Deutsche Rheuma-Liga.

Dem Wetter angepasste Kleidung ist ein Muss

Da Rheumatiker stärker als Gesunde auf die Tücken von Kälte, Nässe, Wärme und Wind ansprechen, sollten sie sich auch durch ihre Kleidung besonders schützen. Ein Spaziergang durch den Regen schadet kaum, wenn ein dichter Regenmantel den Körper schützt und die Füße trocken bleiben. Zu starke Abkühlung, aber auch Überwärmung sollten vermieden werden. Unterkühlung führt, wie bereits erwähnt, zu einer Verspannung und Reizung der Muskeln. Wird der Körper zu warm und luftdicht verpackt, erweitern sich die Blutgefäße und es kommt unter der dicken Pelle zum Wärmestau. Am geeignetsten sind locker sitzende Kleidungsstücke aus Naturfasern oder modernen Mikrofasern, die sich am besten dem Umgebungsklima anpassen. Und noch ein Tipp: Tragen Sie lieber zwei leichtere Pullover übereinander als einen dicken. Sie geraten bei Wärme weniger ins Schwitzen, weil Sie ein Kleidungsstück rechtzeitig ausziehen können.

Auf den richtigen Schuh kommt's an

Zur gesunden Bewegung gehört auch das richtige Schuhwerk

Rheumatiker brauchen wegen ihrer besonderen Empfindlichkeit nicht zu Stubenhockern zu werden. Bewegung an frischer Luft tut auch ihnen gut und stärkt ihre Abwehrkräfte. Ganz entscheidend ist für sie das Schuhwerk, das sie beim Spaziergang oder bei Spiel und Sport tragen. Wasserdicht, nicht zu eng und nicht zu groß, nicht zu hochhackig und nicht zu flach sollten die Schuhe sein. Von entzündlichen rheumatischen Erkrankungen sind Fuß- und Sprunggelenke häufig betroffen und verändern dadurch ihre natürliche Form. Besonders bei Übergewichtigen kommt es zu einer Absenkung des Fußgewölbes und zur Entwicklung von Spreiz- oder Plattfüßen. Da sich Veränderungen des Fußes wiederum auf tragende Gelenke und vor allem auf die Wirbelsäule auswirken, müssen Mängel an den Füßen durch geeignetes Schuhwerk rechtzeitig ausgeglichen werden. Achten Sie daher bei der Wahl Ihrer Schuhe mehr auf Bequemlichkeit und Zehenfreiheit als auf modische Trends, die zwar schön sein, aber die Blutzirkulation beeinträchtigen und kranke Knochen noch kränker machen können. Gummisohlen dämpfen oft besser Stöße und Erschütterungen ab und schonen damit Wirbel und Bandscheiben. Wenn Sie Einlagen tragen, lassen Sie sich auf jeden Fall von orthopädischem Fachpersonal beraten. Denn ein durch die Hilfsmittel zu enger Schuh schadet mehr, als er nutzt.

Rheuma ist auch eine Frage der Haltung

Sitz gerade, Kind! Mach nicht solchen Katzenbuckel! Fast jeder hat diese wohl gemeinte Ermahnung in seiner Kindheit gehört, ohne sie zu verstehen. Eine schlechte Haltung führt zu vorzeitigem Verschleiß und das bedeutet: Bandscheibenschaden, Verspannungen, Arthrosen und bei entzündlich rheumatischen Erkrankungen zusätzliche Probleme. Die Form von Wirbelsäule, Brustkorb und Becken prägt die Haltungsstruktur. Muskeln, Sehnen, Bänder und Nerven geben den Ausschlag, ob ein Mensch aufrecht oder krumm geht, steht oder sitzt. Fehlhaltungen sind in jungen Jahren noch aktiv beeinflussbar und müssen daher korrigiert werden, bevor Knochengerüst, Muskeln und Sehnen durch eine unnatürliche Schiefe zu stark beansprucht werden und schlimme Abnutzungserscheinungen entwickeln. Es ist daher durchaus sinnvoll, gerade bei Kindern auf die richtige Höhe von Stühlen und Arbeitstischen, auf geeignetes, falls nötig orthopädisches, Schuhwerk und auf gutes Sehvermögen zu achten. Wer schlecht sieht, verspannt und macht automatisch

Haltungsfehler sollten rechtzeitig korrigiert werden

einen Katzenbuckel bei der Arbeit oder nimmt eine unnatürliche und unbequeme Haltung ein, die der Rücken krumm nimmt. Moderne Computer-Arbeitsplätze schrauben die Anforderung an eine korrekte aufrechte Haltung und den richtigen Abstand zum Bildschirm noch höher, will der Benutzer nicht frühzeitig wegen degenerativer Erscheinungen am Bewegungsapparat aus dem aktiven Leben ausscheiden.

Ergonomie am Arbeitsplatz ist kein Luxus

Rückenleiden zählen zu den häufigsten und aus volkswirtschaftlicher Sicht teuersten Erkrankungen. Jede fünfte Frühberentung wird durch Rückenprobleme verursacht und Rückenschmerzen sind mit 30 Prozent der häufigste Grund für Krankmeldungen.
Meist treten die Beschwerden in der unteren Halswirbelsäule und in der unteren Lendenwirbelsäule auf. Das sind die Abschnitte der Wirbelsäule, die sich im Laufe der Evolution des Menschen am stärksten zurückgebildet haben. Ausgesprochene Schwachpunkte und besonders starken Verschleißerscheinungen ausgeliefert sind die Bandscheiben, die ihre Funktion als Polster zwischen den Wirbelkörpern verlieren und so dem Leiden Tür und Tor öffnen. 60 Prozent der Frauen und 80 Prozent der Männer weisen bereits mit 50 Jahren degenerative Wirbelsäulenveränderungen auf. Einseitige Belastung, falsches Heben und berufsbedingte Überbeanspruchung sind nicht selten die Ursachen, die zu vorzeitigem Bandscheibenverschleiß führen.

Richtiges Heben und Tragen schont den Rücken

Versuchen Sie nie, schwere Gegenstände aus dem aufrechten Stand heraus anzuheben, sondern gehen Sie immer dazu in die Knie. Benutzen Sie lieber zwei Taschen, um Ihre Einkäufe nach Hause zu tragen, und verteilen Sie das Gewicht gleichmäßig auf beide Seiten. Besser ist es immer, schwere Lasten zu schieben und zu ziehen, anstatt sie zu tragen. Oder benutzen Sie einen Rucksack!

Auch Probleme tun dem Rücken weh

Haltung ist aber auch eng mit der psychischen Verfassung eines Menschen verbunden. Sorgen, Minderwertigkeitsgefühle oder Angst bedrücken und fördern eine gebeugte unnatürliche Haltung, die zu Muskelverspannungen und Schmerz führt.

Die innere Haltung lässt sich manches Mal an der Wirbelsäule ablesen

Der Volksmund kennt diese Zusammenhänge, indem er jemanden z. B. als halsstarrig oder hartnäckig bezeichnet. Ein anderer »lässt sich hängen« und verliert jeden muskulären Halt, der Nächste dagegen »bewahrt Haltung« und lässt nichts und niemanden an sich heran.

Eine gesunde positive Einstellung zum Leben und zu den Mitmenschen wirkt daher ganz entscheidend an einer guten Haltung und an einem gesunden Rücken mit. Auch an dieser Stelle muss wieder auf die heilsame Wirkung gymnastischer entspannender Übungen und eines offenen Gesprächs mit dem Arzt oder Psychotherapeuten verwiesen werden.

Eingetretene Fehlhaltungen sind kaum noch zu korrigieren und äußern sich oft als Seitwärtsverbiegung (Skoliose) oder als Buckel (Kyphose). Die traurige Folge können erhebliche Rückenschmerzen sein, die meist nur noch symptomatisch zu behandeln sind.

Sitzen und liegen Sie dynamisch!

Wir alle sitzen zu viel, oft zu weich und selten gerade. Sitzmöbel sollten über einen Lendenwulst verfügen, der die Lendenwirbelsäule abstützt. Der Beruf, die modernen Arbeitstechniken, manchmal auch Krankheit und Alter, drängen uns zu oft in eine ungesunde Sitz-

Achten Sie auf richtiges Sitzen

Öfter mal die Position wechseln, tut dem Rücken gut

haltung. Durch die erzwungene Passivität verlagern sich die Gewichtsverhältnisse des Körpers ungünstig. Knochenstrukturen verlieren an Stabilität und Muskeln bilden sich zurück. Auch wenn es schwer fällt, sollten Sie öfter am Tag Ihre Position verändern. Stehen Sie zwischendurch bei der Arbeit immer mal wieder auf, versuchen Sie, Arbeitsgänge im Stehen zu erledigen, und vergessen Sie nicht, ab und zu ein paar Schritte zu gehen! Und wenn Sie schon längere Zeit sitzen müssen, dann sitzen Sie wenigstens dynamisch! In der Praxis bedeutet dies, dass Sie immer wieder einmal die Füße auf dem Boden abrollen, die Beine anheben, die Arme strecken und pendeln lassen und die Schultern bewegen. Oder rutschen Sie ab und zu von einer Pobacke auf die andere, mehr nach vorne und dann wieder nach hinten. Sich zwischendurch recken, strecken und räkeln fördert die Dynamik.

Wie man sich bettet …

Schließlich sollten Sie auch darauf achten, dass Sie sich gut betten. Eine zu weiche Matratze tut Ihrem Rücken wenig Gutes. Glatt und federnd sollte die Unterlage sein. Ein kleines, nicht zu fülliges Kopfkissen ist für Ihre Halswirbel besser als dicke Daunen. In Seitenlage können Sie die Füße eventuell mit einem Kissen zwischen den Kniegelenken abstützen.

Hilfsmittel machen das Leben leichter

Viele Rheumatiker haben Angst davor, sich bei alltäglichen Verrichtungen helfen zu lassen. Sie fürchten, dadurch ein Stück Selbstständigkeit zu verlieren, und übersehen dabei, dass ihnen gerade kleine praktische Hilfen ein gutes Maß an Selbstständigkeit bewahren können. Viele Patienten sind in ihrer Bewegungsfreiheit stark eingeschränkt, sodass ihnen selbst Routinetätigkeiten unendlich schwer fallen. Neben der Gelenkschutzberatung Ihres Arztes sollten Sie deshalb die technischen Hilfsmittel in Anspruch nehmen, die Ihnen viele Handgriffe erleichtern. Je nach Art der rheumatischen Funktionseinschränkungen können das Aufstehen, das Ankleiden und Handgriffe in Küche und Bad Schwierigkeiten bereiten. Für all diese Tätigkeiten stehen heute eine Reihe praktischer Hilfsmittel eigens für Rheumatiker zur Verfügung.

Hilfsmittel sind dazu da, in Anspruch genommen zu werden

6 Ernährung für Rheumatiker

Die Suche nach einer Rheumadiät ist so alt wie die Geschichte der rheumatischen Erkrankungen selbst. Immer wieder wurde über die sehr positiven Behandlungserfolge durch unterschiedliche Diäten berichtet. Im Folgenden wird beschrieben, welche Nahrungsmittel für Rheumakranke besonders geeignet sind und warum. Im Rezeptteil finden Sie eine Reihe von Anregungen, die zeigen, dass gesunde Ernährung auch sehr gut schmecken kann.

Bereits Hildegard von Bingen wusste um den Zusammenhang zwischen Ernährung und Gesundheit

Schon Hildegard von Bingen (1098–1179) meinte: »Alles, was du isst und trinkst, stärkt oder schwächt deine Gesundheit und deine Vitalität, genauso wie die positiven oder negativen Gedanken deine Seele belasten oder stärken.« Die Hildegard-Diät beruht auf der Nutzung der Grünkraft und Lebensenergie, wie sie in der Natur verborgen liegt, und der Kenntnis vom Heilwert der Lebensmittel. Diese Sichtweise erscheint heute in einer Zeit, in der trotz der Kenntnis der positiven Wirkung einer vorwiegend pflanzenbetonten Kost mit ihren schützenden sekundären Pflanzenstoffe ernährungsbedingte Erkrankungen immer noch zunehmen, sehr modern. Die »Hildegard-Rheumakur« umfasste das Entgiften, Entschlacken und Regenerieren. Sie empfahl dem Rheumatiker viel Wasser aus Regionen mit Sandboden und Brottrunk zu trinken, die Rheuma-

Suppe aus Kalbsfüßen sowie den Dinkel als das beste Getreidekorn. Tee und Kräuter waren auch für sie wichtige Heilmittel. Als »Rheumapulver« erhielten die Rheuma-Patienten 60 Teile Selleriesamen, 20 Teile Weinraute, 15 Teile Gewürznelken, 10 Teile Steinbrech und 5 Teile Muskatnuss. Von dieser Mischung sollten täglich 1–3 Teelöffel eingenommen werden.
Der visionäre Ursprung der Hildegard-Therapie und ihre mehr als dreißigjährige erfolgreiche Anwendung an Tausenden von Patienten lässt noch heute viele Menschen ihre Lebensweise danach ausrichten.

Sekundäre bioaktive Pflanzenstoffe

Rheumadiäten gab es zu allen Zeiten

Viele der Diäten, die im Laufe der Jahrhunderte bei rheumatischen Erkrankungen teils mit Erfolg eingesetzt wurden, waren pflanzenbetont. Trotz mangelndem wissenschaftlichen Grundlagenwissen wurde die Ernährung eigentlich immer als ein wichtiger Gesundheitsfaktor angesehen. 1695 hieß es in dem Buch *Das adlige Landleben*: »Mehr beißen durch den Fraß als durch das Schwert ins Gras.«

Pflanzen enthalten hoch wirksame Stoffe, die Entzündungen hemmen und die Abwehr stärken

Heutzutage ist es wissenschaftlich erwiesen, dass Kräuter und andere pflanzliche Nahrungsmittel hoch wirksame, so genannte sekundäre bioaktive Pflanzenstoffe enthalten, die antientzündlich und immunmodulierend wirken. Sie werden deshalb als »sekundär« bezeichnet, weil die Vitamine vor ihnen entdeckt wurden und deshalb als »primär« angesehen werden.

Aus diesem Grund wird mit der Umstellung auf eine kalorienangepasste vorwiegend pflanzliche Kost die

Küche sozusagen zu einer Apotheke. Die verschiedenen bioaktiven pflanzlichen Substanzen wirken auf ganz unterschiedliche Weise:

Antientzündlich wirkende Substanzen/ Nahrungsmittel

Polyphenole wirken entzündungshemmend

Polyphenole, besonders die mehr als 4000 Flavonoide und Phenolsäuren, können entzündliche Reaktionen deutlich abschwächen und teils vollständig hemmen. Phenolsäuren und Flavonoide wirken auch schmerzreduzierend und antioxidativ, das heißt als Radikalefänger.
Phenolsäuren finden sich vorwiegend in den Randschichten von Pflanzen wie Obst, Gemüse und Salaten. Flavonoide sind in Brombeeren, Himbeeren, in Walnüssen, Weißkohl, Rotkohl, Grünkohl, Auberginen, Weizenvollkorn, Radieschen, aber auch in Tee und Kaffee zu finden. Flavonoide hemmen die Freisetzung von Arachidonsäure aus bestimmten weißen Blutkörperchen und damit die Entzündung.
Auch bestimmte Pilze wie Porlinge wirken antientzündlich.

Sulfide finden sich in Zwiebelgewächsen, Brokkoli und Grünkohl

Sulfide beeinflussen den Arachidonsäure-Stoffwechsel. Die Arachidonsäure ist Ausgangsprodukt der Prostaglandine, die Entzündungen ankurbeln. Sulfide greifen hemmend und damit antientzündlich ein. Sie sind besonders reichlich enthalten in Knoblauch, Zwiebeln, Lauch, Brokkoli und Grünkohl.

Auch Gewürze wie Rosmarin und Gelbwurz wirken antientzündlich.

Immunmodulierend wirkende Substanzen/ Nahrungsmittel

Saponine, enthalten in allen Hülsenfrüchten, in Weizen, Gerste, Knoblauch und Zwiebel finden.

Carotinoide, als Farbstoffe enthalten in grünem, gelbem und orangem Gemüse/Obst wie Möhren, Tomaten, Spinat, Kürbis, Grünkohl, Brokkoli und Aprikosen.

Polyphenole, enthalten in den Randschichten von Pflanzen wie Brombeeren, Himbeeren, in Walnüssen, Grünkohl, Weizenvollkorn, Radieschen und Weißkohl, aber auch in Tee und Kaffee.

Sulfide, enthalten in Knoblauch, Zwiebeln, Lauch, Brokkoli und Grünkohl.

Phytinsäure, enthalten in Getreiderandschichten.

Ballaststoffe helfen bei Störungen des Zuckerstoffwechsels

Ballaststoffe, unlösliche wie Zellulose, Kleie und Faserstoffe; lösliche Ballaststoffe wie Pektin (Apfel) und Inulin (Chicorée). Ballaststoffe glätten auch das Blutzuckerprofil und wirken damit erhöhten Blutzuckerwerten entgegen. Besonders angezeigt bei Zuckerstoffwechselstörung unter Kortison (Steroid-ausgelöster Diabetes mellitus).

Fermentierte Lebensmittel wie Sauermilchprodukte, milchsauer eingelegtes Gemüse, Sauerkraut.

Radikalefänger

Antioxidanzien schützen vor freien Radikalen

Carotinoide, Polyphenole, Proteasehemmer (in Hülsenfrüchten, Kartoffeln, Getreide und Soja), Phytoöstrogene (in Leinsamen und Soja), Sulfide und Phytinsäure, die alle antioxidativ wirken und deshalb helfen, freie Entzündungsradikale unschädlich zu machen und damit die negativen Auswirkungen durch diese aggressiven Moleküle auf unseren Körper vermindern.

Arachidonsäurearme Kostformen

Zu viel Arachidonsäure heizt Entzündungsprozesse an

Wie bereits beschrieben (siehe Seite 73), kommt es bei den Autoimmunerkrankungen fälschlich zur überschießend entzündlichen Zerstörung körpereigenen Gewebes (Autoaggression). Immer spielen dabei Entzündungsvermittler (Mediatoren) wie Prostaglandine und Cyclooxigenasen eine Rolle. Ausgangspunkt der körpereigenen Produktion dieser Entzündungsmediatoren ist eine bestimmte Fettsäure, die Arachidonsäure, die in den körpereigenen Zellen aus Linolsäure selbst hergestellt werden kann und dann vorwiegend dem Aufbau der Zellmembranen dient. Die Arachidonsäure wird aber auch zum Schutz vor Infekten relativ kontrolliert für die Produktion der notwendigen Entzündungsmediatoren genutzt. Eine zu hohe Aufnahme dieser Fettsäure geschieht nur über tierisches Fett und kann dann zusätzlich Entzündungen anfachen oder bestehende verstärken. Die zusätzliche Aufnahme von Arachidonsäure über die Nahrung sollte bei entzündlich rheumatischen Erkrankungen unter 100 mg pro Tag liegen.
So drängt sich die Erkenntnis auf, dass eine an tierischen Fetten arme Ernährung antientzündlich wirken kann.

Auf Fleisch und Wurst sollte weitgehend verzichtet werden

Fleischlos, doch nicht rein vegetarisch!

Wenn bei hoher Entzündungsaktivität sinnvollerweise kein Fleisch und besonders keine Wurst und tierisches Fett gegessen wird, dann sollten neben pflanzlichen Produkten auch fettarme Milchprodukte (fettarme

Milch enthält kleine Mengen an Arachidonsäure) und Seefisch verzehrt werden. Nicht nur Osteoporose-Patienten müssen großen Wert auf eine kalziumreiche Ernährung durch Milchprodukte legen. Seefisch liefert hochwertiges Eiweiß und enthält neben ausreichend Jod und Eisen auch die antientzündlich wirkenden und positiv immunmodulierenden Omega-3-Fettsäuren. Besonders reich an Omega-3-Fettsäuren sind Makrele (2,6 g/100 g), Thunfisch (2 g/100 g), Sardine (1,4 g/100 g), Hering (1,6–3,2 g/100 g), Lachs (1,5 g/100 g) und Heilbutt (0,9 g/100 g).

Seefisch ist reich an immunmodulierenden Omega-3-Fettsäuren

Pflanzliche Erzeugnisse sollten geschickt kombiniert werden, um auch ausreichend schützende sekundäre antientzündliche, antioxidative und immunmodulierende Pflanzenstoffe über die Ernährung aufzunehmen (fünf Portionen Obst und Gemüse täglich), nach dem Motto: essen nach Farben. Grün, rot, orange, gelb und violett, alles ist äußerst nützlich. Getreidekörner, besonders Dinkel, sind sowohl fein gemahlen, gebacken oder gekocht empfehlenswert, Nüsse, Kartoffeln, Weizenkeime und Haferflocken gelten als zuverlässige Lieferanten wichtigen Makro- und Mikronährstoffe. Getreide mit Milch oder Brot mit Bohnen optimiert die Eiweißaufnahme und lässt Fleisch nicht vermissen. Abwechslung und Ausgewogenheit sind daher auch für Esser, die sich lacto-pisco-vegetabil (mit Milch, Fisch und Pflanzen) ernähren, Pflicht. Diese Kost kann auch der Übersäuerung in den Entzündungsregionen entgegenwirken. In manchen Fällen sind zusätzlich Mineralstoffgemische wie Minerell® erforderlich, um der Übersäuerung entgegenzuwirken.

Die beste Ernährungsform für Rheumatiker: lacto-pisco-vegetabil

Genauso wichtig ist es, ausreichend zu trinken, um den gesunden Stoffwechsel zu unterstützen und die Ausleitung von Giftstoffen und Schlacken anzuregen.

Rheumakranken fehlt oft Vitamin C und E sowie Zink, Kupfer und Selen

Vitamin E und C – ein Bündnis gegen Entzündungen

Wie häufig bei entzündlichen rheumatischen Erkrankungen in Entzündungsregionen wie Gelenken nachgewiesen, besteht ein Mangel an antioxidativen und antientzündliche Schutzfaktoren, so besonders an Vitamin E und C. Diese braucht der Körper, um seine wertvollen antioxidativen Fähigkeiten zu regenerieren und voll zu entwickeln, und so bilden beide eine wertvolle Einheit. Die verstärkte Aufnahme beider Vitamine, eventuell durch zusätzliche Gaben in Form von Tocorell® und Ascorell®, kann Rheumatikern helfen, Schmerzmittel und nichtsteroidale Medikamente zu reduzieren. Die Aufnahme therapeutisch wirksamer Vitamin-E-Mengen über die Nahrung allein ist mit einer hohen Kalorienaufnahme verbunden. Aber auch die Versorgung mit den Spurenelementen Zink, Kupfer und Selen kommt bei Rheumatikern oft zu kurz und sollte durch eine ausgewogene, am besten vollwertige Ernährung gesichert werden.

Im Zweifelsfall sollte die Nahrung mit Aminorell® und Antioxirell® ergänzt werden.

Jedes Kilo zu viel belastet Rücken und Gelenke

Runter mit dem Übergewicht!

Bei allen entzündlich rheumatischen Erkrankungen sollte unabhängig von anderen Argumenten jede Überlastung des Stütz- und Bewegungsapparates vermieden werden. Und Übergewicht bedeutet Überlastung.

Abnehmen ist ein heißes Thema und ein schwieriges Problem für den, der zu viel wiegt. Jedes Kilo, das über das Normalgewicht hinausgeht, belastet Wirbelsäule und Gelenke und verschlimmert den rheumatischen Krankheitszustand. Deshalb gilt für Rheumatiker noch mehr als für gesunde Übergewichtige: Abnehmen! Das Traumgewicht in einer oder wenigen Wochen erlangen? Vorsicht bei abenteuerlichen Schlankheitsdiäten! Sie schaden der Gesundheit mehr, als sie nutzen, weil es sich kaum um eine ausgewogene Ernährung handelt und die sauer vernichteten Pfunde dank dem berühmten Jojo-Effekt bald wieder doppelt und dreifach auf Hüften, Bauch und Po erscheinen! An Hunger- und Entbehrungskuren gewöhnt sich der Organismus nämlich so rasch, dass er die Rückkehr zu normaler Ernährung übel nimmt und prompt die nun aus seiner Sicht überflüssigen Kalorien als Fett ansetzt.

Vorsicht bei Crash-Diäten

Mit Erfolg dauerhaft Kilos zu verlieren, gelingt nur mit einer kalorienkontrollierten Kost. Die empfohlene Ernährung bei entzündlich rheumatischen Erkrankungen ist eigentlich, in noch etwas kalorienreduzierter Form, auch für die Gewichtsabnahme geeignet. Wichtig ist die optimale Fettzufuhr wie oben beschrieben. Eine an Ballaststoffen reiche Kost verlängert das Sättigungsgefühl, sodass Sie weniger Heißhunger verspüren. Und bewegen Sie sich, so viel Sie können, dann stellt sich auch der Erfolg ein. Ihr Arzt oder ein Ernährungsberater wird Ihnen nützliche Tipps für eine gesunde Abnehmkost mit auf den Weg geben.

Ausgewogene Ernährung ist Trumpf

Bringen Sie zu viel auf die Waage?
Klarheit verschafft Ihnen Ihr BMI (Body Mass Index oder Index der Körpermasse).

> Sie errechnen ihn so:
> Teilen Sie die Kilogramm Ihres Körpergewichts durch Ihre Körpergröße (Meter) im Quadrat.
> *Beispiel*: Bei einer Größe von 1,80 m und einem Gewicht von 110 kg rechnen Sie:
> 110 : 3,24 (1,80 m x 1,80 m = 3,24) = 33,95.

Ein BMI von 20 bis 25 gilt als normal.
Ein BMI von 25 bis 30 gilt als Übergewicht. Abnehmen muss aber nur, wer zusätzliche Gesundheitsprobleme hat. Ein BMI von über 30 (wie in unserem Beispiel) gilt als Adipositas. Jeder, der einen BMI über 30 hat, muss abnehmen.
Grob berechnen können Sie Ihr Normalgewicht auch mit der Formel: Körpergröße in Zentimetern minus 100. Im Falle unseres Beispiels wären das 180 cm – 100 = 80 kg.

Fastenkur – hilfreicher Einstieg in die Rheumatherapie

Heilfasten ist keine Nulldiät

Nachgewiesenermaßen nutzt Heilfasten der Entschlackung und Entgiftung des Körpers. Viele Menschen fühlen sich danach wie neu geboren. Bei entzündlich rheumatischen Erkrankungen kann das Heilfasten wahre Wunder bewirken. Allerdings: das totale Fasten – auch als Nulldiät bezeichnet – ist nicht angezeigt. Zu groß ist der Muskelverlust und die zusätzliche Gefahr bei mangelnder Mikronährstoffversorgung besonders im Hinblick auf die antientzündlichen, antioxidativen und immunmodulierenden Mikronährstoffe. Eine solche Radikalkur führt nämlich nicht zu dem erwünschten Abbau von Fett, sondern greift auch Körpereiweiß an. Besonders die Skelettmuskulatur würde davon in Mitleidenschaft gezogen, und es gehen auch wertvolle Strukturproteine zum Beispiel der Leber oder des Herzens verloren.
Der große Nutzen, den das Heilfasten auch bei Rheuma hat, ist unter Berücksichtigung einer ausreichenden Substitution der antientzündlichen, immunmodulierenden und antioxidativen Schutzfaktoren auf zwei

Prinzipien zurückzuführen. Zum einen auf die Entlastung als eine zwangsläufige Folge vom Ausbleiben der Nahrung. Die Entzündungsaktivität lässt nach. Beim Heilfasten gewinnt der Körper anfangs das dringend benötigte Eiweiß, indem er hauptsächlich überalterte Zellen, krankes Gewebe und schädliche Ablagerungen abbaut und verwertet, weshalb Heilfasten auch als »Operation ohne Messer« bezeichnet wird. Dass dabei Übergewicht abgebaut wird, ist nicht unbedingt das eigentliche Ziel, jedoch eine sehr willkommene Nebenwirkung. Hinzu kommt noch eine positive Wirkung des Heilfastens auf die Psyche. Bereits der Entschluss dazu verschafft ein Gefühl der Genugtuung und das Gefühl, etwas Gutes für die Gesundheit zu tun. Bei Patienten mit entzündlich rheumatischen Erkrankungen gibt es am Ende des Heilfastens häufiger Tränen, da sie eigentlich aufgrund der so positiven Erfahrung das Risiko fürchten, sich wieder so »elend« wie vorher zu fühlen. Doch Fasten ist auf Dauer mit dem Leben nicht zu vereinbaren. Und jetzt, nach dem Fasten, erscheint eine Umstellung auf eine lacto-pisco-vegetabile Kost leicht und genussreich.

Beim Heilfasten räumt der Körper mit alten und kranken Zellen und Schadstoffen auf

Auch die Seele profitiert vom Heilfasten

Das Heilfasten in der Schwarzwald Privatklinik Obertal verläuft so:
Der erste Tag dient dem Vorfasten. Es wird zum Beispiel Reis gegessen, mit Gemüse, aber ohne Salz, um den Darm von Rückständen zu reinigen und die kommende Umstellung zu erleichtern.
Der zweite Tag beginnt mit dem Trinken einer lauwarmen Lösung von Bittersalz – durch das natürliche Abführmittel wird der Darm möglichst schonend und gründlich entleert. Die fettlöslichen mobilisierten Schadstoffe werden vermehrt über die Galle ausge-

schieden, angeregt durch das Bittersalz. Manche Patienten erhalten Bittersalz in kleinerer Menge über längere Zeit in individuell festgelegten Abständen. Falls erforderlich, werden Einläufe angewendet. Die Fastentherapie wird zusätzlich durch Laborkontrollen überwacht.

Die folgenden Fastentage werden nicht etwa von einer Nulldiät diktiert. Es gibt zu essen, und zwar im gewohnten Ablauf über den Tag, wenngleich in sehr kleinen Portionen. Auf dem Speiseplan stehen Gemüsesuppen, Quark oder Buttermilch, etwas Honig, Fastentee und Mineralwasser. Drei Liter sollten über den Tag verteilt getrunken werden. Um einen Mangel an Vitaminen, Mineralstoffen und Spurenelementen zu vermeiden, wird eine Substitution im Rahmen des Vital-Plus-Programms durchgeführt: breit gefächert, moderat und zur optimalen Zeit werden diese lebensnotwendigen Mikronährstoffe mit Antioxirell®, Vicoferell®, Minerell® und Aminorell® regelmäßig zugeführt.

Speiseplan für Osteoporose-Kranke

Wer von Osteoporose betroffen ist, benötigt besonders viel Kalzium und Vitamin D

Knochen brauchen Kalzium und Vitamin D, um neue Substanz aufzubauen und möglichst nichts von ihrer Masse einzubüßen. So ist die Osteoporose, der starke Verlust an Knochensubstanz, eigentlich eine Erkrankung des Knochenstoffwechsels. Neben Ihrer medikamentösen Therapie und viel Bewegung im Freien sollten Sie als Osteoporose-Patientin oder -Patient (Frauen sind häufiger betroffen als Männer) Ihre Mahlzeiten aus reichlich Milchprodukten und Vollwertkost zusammenstellen und viel kalziumreiches Mineralwasser trinken.

Diese Lebensmittel sollten Sie bevorzugen:

- frisches Obst, Gemüse (vorwiegend gekocht), Salate, Obst- und Gemüsesäfte, fünf Portionen täglich;
- Pflanzenöle, besonders Olivenöl;
- Nüsse, Sonnenblumenkerne und Weizenkeime zum Salat oder Obst, da die schützenden Farbstoffe (Carotinoide) in roher Form besser aufgenommen werden (diese Nahrungsmittel enthalten auch viel Vitamin E);
- Seefisch (zwei bis drei Mahlzeiten pro Woche);
- Milch, Joghurt, Käse, alles fettarm;
- vorwiegend Vollkornprodukte, auch fein gemahlen, gebacken oder gekocht;
- möglichst kein Fleisch, auf keinen Fall Wurst, wenn überhaupt Geflügel;
- kalziumreiches Mineralwasser (bei Osteoporose).

Vollwertige Kost mit viel fettarmen Milchprodukten ist für Osteoporose-Kranke geeignet

Diese Lebensmittel sollten Sie meiden:

- tierische Fette;
- zu viel Zucker und Weißmehl;
- zu häufig und zu viel alkoholhaltige Getränke;
- einseitige und radikale Diäten;
- auch bei Gicht: Fleisch und Wurst, Innereien;
- nur bei Gicht: Erbsen, Linsen, Bohnen im Übermaß.

Rezeptteil (nach Dipl.-Diät-Küchenmeister Robert Leucht)

Im Folgenden finden Sie in der Schwarzwald Privatklinik Obertal speziell für Rheumatiker entwickelte Anregungen und Rezepte, die Sie nach Belieben selbst zusammenstellen können.

Dabei wurde besonderer Wert darauf gelegt, Wurst

durch eine Vielzahl von gesunden Brotaufstrichen zu ersetzen. Gemüse und Beilagen, Salate und Saucen sowie Hauptgerichte ergänzen die Auswahl. Es werden nur wenige Beispiele für Fleischgerichte, hauptsächlich aus Geflügel und Kaninchen, mit wenig Arachidonsäure vorgestellt.

Sofern nicht anders angegeben, beziehen sich die Mengenangaben immer auf den verzehrfertigen Anteil der Nahrungsmittel, also z. B. Kartoffeln ohne Schale usw.

Suppen

Brokkolisuppe
Für 4 Portionen

ZUTATEN:
300 g Brokkoli
250 ml Wasser
1 kleine Kartoffel
1 EL Olivenöl
1 TL Hefeflocken
1 EL Weißwein
1 Prise geriebene Muskatnuss
1 Prise Meersalz

ZUBEREITUNG:
1. Den Brokkoli waschen. Den Strunk entfernen und in dünne Scheiben schneiden. Die Strunkteile in 250 ml Wasser ohne Salzzugabe zu einer Brühe auskochen.
2. Inzwischen die Kartoffel schälen. Dann einige schöne Röschen vom Brokkoli abteilen und beseite stellen. Den restlichen Brokkoli zusammen mit der Kartoffel in kleine Würfel schneiden.
3. Die Brühe von dem ausgekochten Brokkolistrunk in einen zweiten Topf passieren. In dieser Brühe die Kartoffel- und die Brokkoliwürfel weich köcheln lassen.

4. Dann das Ganze im Mixer oder mit einem Passierstab pürieren. Dabei nach und nach das Olivenöl und die restlichen Zutaten dazugeben.
5. In die pürierte Suppe die beiseite gestellten Brokkoliröschen geben und alles zusammen noch einmal ca. 3 Minuten köcheln lassen.

Grünkernsuppe mit Haselnüssen

Für 4 Portionen

ZUTATEN:

80 g Zucchini, 50 g Champignons
1 Zwiebel
2 EL Olivenöl
1 Hand voll glatte Petersilie, gehackt
80 g Grünkernschrot
50 g gehackte Haselnüsse
750 ml Gemüsebrühe
2 EL Joghurt
Meersalz und Pfeffer aus der Mühle
1 TL gekörnte Gemüsebrühe

ZUBEREITUNG:

1. Die Zucchini und die Champignons waschen, putzen und in Würfelchen schneiden. Die Zwiebel schälen, ebenfalls fein würfeln.
2. Das Olivenöl in einer Pfanne erhitzen und darin die Zucchini, die Champignons und die Petersilie 2 bis 3 Minuten andünsten, dann aus der Pfanne nehmen und beiseite stellen.
3. Den Grünkernschrot und die Haselnüsse im Bratensatz des Gemüses kurz anschwitzen, die Gemüsebrühe angießen und das Ganze 10 Minuten leicht köcheln lassen.
4. Nun das gedünstete Gemüse zurück in die Suppe geben und alles mit Salz und Pfeffer abschmecken.
5. Die Suppe auf vorgewärmte Tassen verteilen und jeweils einen Klecks Joghurt darauf geben.

Gurken-Joghurt-Suppe

Für 4 Portionen

ZUTATEN:
220 g Gurke
1 EL Olivenöl
1 EL Reismehl
750 ml Wasser, besser Gurkenbrühe
1–2 EL Weißwein
1 TL gekörnte Gemüsebrühe
Salz und Pfeffer aus der Mühle
150 g Joghurt
1 EL frisch gehackter Dill

ZUBEREITUNG:

1. Die Gurke waschen, schälen und raspeln. (Wenn die Schale gut gewaschen wurde, kann daraus eine Brühe für die Suppe gezogen werden. Dazu die Gurkenschalen mit 750 ml Wasser in einem Topf aufkochen und das Ganze ca. 20 Minuten köcheln lassen.)
2. Das Olivenöl in einem Topf erhitzen und die geraspelte Gurke darin anschwitzen. Den Topf von der Kochstelle nehmen, die Gurkenraspel mit dem Reismehl bestäuben, alles gut verrühren und mit dem Wasser oder, wenn vorhanden, der Gurkenbrühe auffüllen.
3. Nun die Suppe noch 3 bis 5 Minuten köcheln lassen. Danach das Ganze mit Weißwein, gekörnter Gemüsebrühe, Salz und Pfeffer abschmecken. Alles in einem Mixer oder mit dem Mixstab pürieren.
4. Die Suppe noch einmal gut erhitzen. Inzwischen den Joghurt mit einem Schneebesen glatt rühren und dabei den Dill zugeben.
5. Zum Schluss den Joghurt mit dem Dill unter die Suppe heben. Die Suppe sollte nun nicht mehr kochen, aber noch einmal gut erhitzt werden.

Karottencremesuppe
Für 4 Portionen

ZUTATEN:
400 g Karotten
1 kleine Zwiebel
1 EL Olivenöl
1 EL Reismehl
1 EL Weißwein
750 ml Wasser, besser Karottenbrühe
evtl. Fenchelsamen
Salz und Pfeffer aus der Mühle
100 g Joghurt oder 3 EL Sahne
1 EL frisch gehackte Petersilie oder Kerbel

ZUBEREITUNG:
1. Die Karotten waschen, schälen und raspeln. Die Zwiebel schälen und in feine Würfel schneiden.
2. In einer Pfanne das Olivenöl leicht erhitzen und die Zwiebelwürfel darin anschwitzen. Die Karottenraspel zufügen und alles zusammen 2 bis 3 Minuten dünsten. Nun das Gemüse mit dem Reismehl bestäuben und gut umrühren.
3. Das Ganze mit dem Weißwein ablöschen und Wasser oder Karottenbrühe angießen. Nach Belieben einige Fenchelsamen zugeben und so lange köcheln lassen, bis die Karottenraspel weich sind.
4. Nun die Suppe im Mixer oder mit einem Mixstab fein pürieren, mit Salz und Pfeffer aus der Mühle würzen.
5. Das Ganze erneut kurz aufkochen und Joghurt oder Sahne unterziehen, nochmals abschmecken, auf Suppentellern anrichten und mit Petersilie oder Kerbel garnieren.

Karotten-Kartoffel-Suppe
Für 4 Portionen

Zutaten:
2 Karotten
1 Kartoffel
1 Zwiebel
2 EL Weißwein
750 ml Gemüsebrühe
1 EL Olivenöl
80 g Joghurt
2 EL Kräuter, z.B. fein geschnittene glatte Petersilie
1 Prise geriebene Muskatnuss
Meersalz und Pfeffer aus der Mühle

Zubereitung:
1. Alle Zutaten in einen Topf geben und zusammen kochen, bis das Gemüse weich ist.
2. Vor dem Servieren mit Muskatnuss, Salz und Pfeffer abschmecken.

Maisrahmsuppe mit Austernpilzen und Bärlauch
Für 4 Portionen

Zutaten:
100 g Austernpilze
1 kleine Zwiebel
1 kleine Knoblauchzehe
2 EL Olivenöl
60 g Maisgrieß
750 ml Gemüsebrühe
4 Bärlauchblätter oder 1 Bund Schnittlauch
3 EL Sahne
Meersalz und Pfeffer aus der Mühle
1 Prise geriebene Muskatnuss

Zubereitung:

1. Die Austernpilze nicht waschen, sondern nur mit einem feuchten Küchentuch vorsichtig sauber tupfen, vom Strunk befreien und in Würfel schneiden. Die Zwiebel und den Knoblauch schälen und ebenfalls würfeln.
2. Das Olivenöl in einem Topf leicht erhitzen und die Pilz-, die Zwiebel- und die Knoblauchwürfel darin anschwitzen. Dann den Maisgrieß zufügen, ebenfalls kurz anbraten und die Gemüsebrühe angießen. Das Ganze ca. 15 Minuten leicht köcheln lassen.
3. Inzwischen den Bärlauch oder den Schnittlauch waschen, trockenschütteln und fein schneiden. Kräuter und Sahne unter die Suppe heben, und das Ganze mit Salz, Pfeffer und Muskatnuss abschmecken.

Petersilienschaumsuppe

Für 4 Portionen

Zutaten:

300 g Petersilienwurzeln
1 Hand voll glatte Petersilie
500 ml Wasser, evtl. 2 EL Sahne
1 Schalotte
2 EL Olivenöl
250 ml Milch
1 EL Reismehl
Meersalz und Pfeffer aus der Mühle
1 Prise geriebene Muskatnuss
1 TL Zitronensaft

Zubereitung:

1. Die Petersilienwurzeln waschen und schälen. Die glatte Petersilie ebenfalls waschen, trockenschütteln und die Blättchen von den Stielen zupfen. Die Schalen der Petersilienwurzeln und die Petersilienstiele zusammen mit 500 ml Wasser aufkochen und daraus eine Brühe ziehen. Eventuell mit 2 Esslöffel Sahne verfeinern.

2. Die geschälten Petersilienwurzeln in feine Stifte schneiden. Die Schalotten schälen und klein würfeln. In einem Topf das Olivenöl nicht zu stark erhitzen und Petersilienwurzelstifte und Schalottenwürfel darin anschwitzen. Die Brühe aus den Petersilienwurzelschalen- und stielen angießen und das Ganze ca. 10 Minuten köcheln lassen.
3. Wenn die Petersilienwurzelstifte und die Schalottenwürfel weich sind, die Suppe im Mixer oder mit dem Mixstab pürieren, dabei die Milch und 1 Esslöffel Reismehl dazugeben.
4. Die Petersilienblätter bis auf 1 Esslöffel zur Suppe geben und alles so lange pürieren, bis die Suppe glatt und hellgrün ist. Das Ganze mit Salz, Pfeffer, Muskatnuss und Zitronensaft abschmecken.
5. Zum Schluss die Suppe nur noch kurz erwärmen, nicht mehr stark erhitzen, da sonst der feine Kräutergeschmack und die frische Farbe verloren gehen. Die Suppe in vorgewärmte Teller geben, mit den restlichen Petersilienblättern garnieren.

Rote-Bete-Suppe mit Joghurt und Sonnenblumenkernen

Für 4 Portionen

ZUTATEN:

250 g Rote Bete
500 ml Gemüsebrühe, selbst gemacht
1 kleines Lorbeerblatt
1 Prise gemahlener Kümmel
$^{1}/_{2}$ Apfel
1 Spritzer Apfelessig
Meersalz und Pfeffer aus der Mühle
1 EL Reismehl
1 EL Olivenöl
4 EL Joghurt 3,5% oder saure Sahne
1 EL fein geschnittener Dill oder Fenchelgrün
1 EL Sonnenblumenkerne

ZUBEREITUNG:

1. Die Rote Bete waschen und klein raspeln. Die Gemüsebrühe in einen Topf geben, das Lorbeerblatt und 1 Prise Kümmel zufügen, alles zusammen aufkochen und die Rote-Bete-Raspel darin weich köcheln lassen.
2. Inzwischen den Apfel schälen. Das Lorbeerblatt aus dem Topf nehmen. Den halben Apfel in die Suppe reiben, mit Apfelessig, Meersalz und Pfeffer aus der Mühle würzen. Alles zusammen mit dem Reismehl und dem Olivenöl in einem Mixer oder mit dem Mixstab fein pürieren.
3. Die Suppe noch einmal erhitzen, in Suppentassen füllen, je 1 Esslöffel Joghurt oder Saure Sahne darauf geben, mit Dill oder Fenchelgrün und Sonnenblumenkernen bestreuen.

Tomatencremesuppe

Für 4 Portionen

ZUTATEN:

4 mittelgroße Tomaten
1 EL Olivenöl
1 Zwiebel
1 Knoblauchzehe
30 g geraspelte Karotte
2 EL Reismehl
2 EL Tomatenmark
1 Lorbeerblatt
1 EL frisches Basilikum, fein geschnitten
1 EL frischer Oregano, fein geschnitten
500 ml Gemüsebrühe
Meersalz und Pfeffer aus der Mühle

ZUBEREITUNG:

1. Die Tomaten über Kreuz einritzen, ca. 15 Sekunden mit kochendem Wasser überbrühen, abschrecken und

enthäuten. Das Fruchtfleisch vom Stielansatz befreien und in Würfel schneiden. Die Zwiebel und die Knoblauchzehe schälen, die Zwiebel fein hacken, den Knoblauch zerdrücken.
2. Das Olivenöl in einem Topf leicht erhitzen und die Zwiebel, den Knoblauch und die Karottenraspel darin anschwitzen. Alles mit dem Reismehl bestäuben und gut umrühren.
3. Das Tomatenmark, das Lorbeerblatt und die Kräuter zu den Karotten, umrühren und kurz mitgaren lassen. Als Nächstes die Tomatenwürfel dazugeben und die Gemüsebrühe angießen. Alles zusammen 15 bis 20 Minuten köcheln lassen.
4. Die Suppe mit Salz und Pfeffer aus der Mühle abschmecken. Dann alles im Mixer oder mit einem Mixstab pürieren und vor dem Servieren nochmals kurz aufköcheln lassen.

Weißkohlsuppe

Für 4 Portionen

ZUTATEN:

200 g Weißkohl
80 g Karotten
40 g Petersilienwurzel
1 große Zwiebel
60 g Lauch
2 EL Olivenöl
Kümmel
2 EL Weißwein oder 2 EL Wasser mit
  1 TL gekörnter Gemüsebrühe
600 ml Gemüsebrühe
1 Kartoffel
Meersalz
1 EL Sojasauce
2 TL Hefeflocken
1 EL frisch gehackter Liebstöckel

ZUBEREITUNG:

1. Den Weißkohl waschen und in feine kurze Streifen schneiden. Die Karotte und die Petersilienwurzel ebenfalls waschen, schälen und in Stifte schneiden oder grob raspeln.
2. Die Zwiebel schälen und in Ringe schneiden. Den Lauch putzen, waschen und in Streifen schneiden.
3. Nun in einen erhitzten Topf das Olivenöl geben und das vorbereitete Gemüse und den Kümmel hinzufügen. Alles miteinander ca. 5 Minuten dünsten, dann mit Weißwein ablöschen und die Gemüsebrühe angießen.
4. Die Kartoffel schälen und in die Suppe reiben. Alles ca. 20 Minuten leicht köcheln lassen. Zum Schluss mit Meersalz, Sojasauce, Hefeflocken und dem Liebstöckel abschmecken.

Frischkost & Salate

Petersilienwurzel- und Karottenfrischkost
Für 4 Portionen

ZUTATEN:
200 g Karotten
100 g Petersilienwurzel
140 g Apfel
1 EL Zitronensaft, frisch gepresst
1 EL Orangensaft
1 EL gehackte Haselnüsse
150 g Joghurt 3,5 %
Meersalz und Pfeffer aus der Mühle
1 Prise Senfpulver
1 EL Haselnussöl

ZUBEREITUNG:

1. Die Karotten, die Petersilienwurzel und den Apfel waschen und schälen.

2. Alles fein in eine Schüssel raspeln. Mit dem Zitronen- und Orangensaft marinieren. Die Haselnüsse und den Joghurt untermischen.
3. Mit Salz, Pfeffer und Senfpulver würzen. Zum Schluss das Öl unter die Frischkost mischen.

Sellerie-Frischkost mit Lauch und Apfel

Für 4 Portionen

ZUTATEN:
200 g Sellerie
120 g Apfel
100 g Lauch
75 g Joghurt 3,5%
2 EL Zitronensaft
2 TL Olivenöl
1 kleine Knoblauchzehe, gerieben
Meersalz und Pfeffer aus der Mühle

ZUBEREITUNG:
1. Sellerie und Apfel grob raspeln, Lauch in feine Streifen schneiden und alles in eine Schüssel geben.
2. Joghurt, Zitronensaft und Olivenöl zusammen mit Knoblauch, Pfeffer und Salz verrühren und unter die Frischkost mischen.
3. Vor dem Anrichten kurz durchziehen lassen.

Bunter Salat der Saison

Für 4 Portionen

ZUTATEN:
je 1 Kopf Friséesalat und Lollo rosso
100 g Champignons
1 Bund Radieschen, 200 g Salatgurke
100 g Sojabohnensprossen
2 EL fein geschnittene Salatkräuter nach Wahl

ZUBEREITUNG:

1. Die Salate putzen, waschen und trockenschleudern. Die Champignons unter fließendem Wasser säubern. Von den Radieschen das Grün entfernen. Die Salatgurke schälen, alles unter fließendem Wasser gut reinigen.
2. Radieschen, Champignons und Salatgurke in dünne Scheibchen schneiden. Die Sojabohnensprossen unter fließendem Wasser waschen.
3. Alle Zutaten zu einem Salat vermischen, die Salatkräuter zufügen und das Ganze mit einer Salatsauce Ihrer Wahl anmachen.

Eisbergsalat mit Orange
Für 4 Portionen

ZUTATEN:

1 Kopf Eisbergsalat
2 große Orangen
1 Zwiebel
1 Dose Artischockenherzen (ca. 210 g Einwaage)
100 g schwarze Oliven
1 kleine Knoblauchzehe
Meersalz und Pfeffer aus der Mühle
1 EL Obstessig
je 1 EL Zitronen- und Orangensaft
1 TL Senf
1 TL Ahornsirup
2 EL Olivenöl
1 EL Quark
1 EL fein geschnittener Liebstöckel

ZUBEREITUNG:

1. Den Eisbergsalat vierteln, den Strunk herausschneiden. Die Blätter voneinander trennen, waschen, gut abtropfen lassen und in breite Streifen schneiden.
2. Die Orangen und die Zwiebel schälen, vierteln, dabei das weiße Innere der Orange herausschneiden.

3. Die Zwiebel- und Orangenviertel nun in dünne Scheibchen schneiden. Danach die abgetropften Artischockenherzen in Viertel, besser Achtel teilen und zusammen mit Zwiebeln, Orangen, Oliven und Eisbergsalat vermischen.
4. Die Knoblauchzehe schälen, klein hacken oder in der Presse zerdrücken, anschließend mit einer Prise Salz auf einem Brett zu Mus zerreiben.
5. Den Knoblauch mit den übrigen Zutaten in einer Schüssel zu einer Salatsauce verrühren und den Salat damit marinieren.

Gurkensalat in Quarkdressing

Für 4 Portionen

ZUTATEN:
450 g Gurke
1 Zwiebel
1 Knoblauchzehe
1 EL Quark 20 %
2 EL Zitronensaft
1 EL Sahne
1 TL Senf
1 EL kaltgepresstes Olivenöl
Salz und Pfeffer aus der Mühle
evtl. 1 EL frisch geschnittener Dill,
Basilikum oder Minze

ZUBEREITUNG:
1. Die Gurken waschen und in dünne Scheiben hobeln oder schneiden.
2. Die Zwiebel und den Knoblauch schälen, die Zwiebel in kleine Würfel schneiden, den Knoblauch mit etwas Salz auf einem Brett verreiben.
3. Die Zwiebelwürfel und das Knoblauchmus mit den restlichen Saucenzutaten verrühren und über den Gurkensalat gießen.

Kohlrabi- & Karottenfrischkost mit Sauerkraut
Für 4 Portionen

ZUTATEN:
1 Kohlrabi
2 große Karotten
100 g Sauerkraut
1 großer Apfel
75 g Saure Sahne oder Joghurt 3,5%
1 TL Senf
2 EL Orangensaft
Salz
1 Msp. Currypulver
1 Prise frisch geriebener Ingwer
1 EL kaltgepresstes Walnussöl
50 g Walnusskerne
1 Kiwi zum Garnieren

ZUBEREITUNG:
1. Den Kohlrabi und die Karotten waschen, schälen und in eine Schüssel raspeln.
2. Das frische Sauerkraut in kurze Stücke schneiden, etwas auflockern und unter die Kohlrabi- und Karottenraspel mischen.
3. Die Saure Sahne oder den Joghurt mit Senf, Orangensaft, Salz, Currypulver, frisch geriebenem Ingwer und Öl zu einer Salatsauce verrühren.
4. Die Sauce unter die Frischkost mischen und auf vier Tellern anrichten.
5. Walnüsse grob hacken und über den Salat streuen. Zum Schluss die Kiwi schälen, achteln und den Salat damit garnieren.

Tomaten-Gurken-Salat

Für 4 Portionen

ZUTATEN:

1 Gurke
4 Tomaten
Salz und Pfeffer aus der Mühle
1 kleine Zwiebel
1 Knoblauchzehe
1 EL Quark
1 EL Obstessig
1 EL Zitronensaft
$^1/_2$ TL Blütenhonig
2 EL Olivenöl
evtl. 1 EL frisch gehacktes Basilikum, Minze oder Petersilie

ZUBEREITUNG:

1. Die Gurke waschen, schälen, der Länge nach halbieren und in Scheiben schneiden.
2. Die Tomaten waschen, ebenfalls halbieren, den Stielansatz entfernen und die Tomatenhälften in Scheiben schneiden. Mit den Gurkenscheiben mischen, leicht salzen und kurz ziehen lassen.
3. Die Zwiebel und den Knoblauch schälen, Zwiebel fein würfeln, Knoblauch zerdrücken.
4. In einer Schüssel Quark, Obstessig, Zitronensaft, Zwiebelwürfel, Knoblauch, Honig und Olivenöl miteinander verrühren.
5. Nun die Tomaten- und Gurkenscheiben mit ihrer Brühe in die Quarksauce geben und alles vorsichtig miteinander vermischen.
6. Nach Belieben den Salat mit frischem Kräutern wie Basilikum, Minze oder Petersilie bestreuen.

Salatsaucen

French Dressing
Für ca. 20 Portionen

ZUTATEN:
1 kleine Zwiebel
1 kleine Knoblauchzehe
1 TL Senf
1 TL Zitronensaft
1 Msp. Honig
1/2 Tasse Obstessig
reichlich klein geschnittene Salatkräuter wie z. B. Pimpernelle, Estragon, Borretsch, Schnittlauch, Sauerampfer, Ysop, Kresse, Liebstöckel und Petersilie
1/2 Tasse Gemüsebrühe
175 g Joghurt
Meersalz und Pfeffer aus der Mühle
1/2 Tasse kaltgepresstes Sonnenblumenöl

ZUBEREITUNG:
1. Die Zwiebel und den Knoblauch schälen, klein schneiden und zusammen mit Senf, Zitronensaft, Obstessig und Salatkräutern Ihrer Wahl vermischen bzw. in einem Mixer zerkleinern.
2. Je nach Geschmack die Gemüsebrühe, den Joghurt und Salz und Pfeffer aus der Mühle dazugeben.
3. Ganz zum Schluss das Sonnenblumenöl untermischen. Das Öl darf dem Dressing erst ganz kurz vor dem Servieren zugefügt werden, weil die Sauce sonst bitter wird!

Quark-Knoblauch-Sauce

Für 4 Portionen

ZUTATEN:
2 Knoblauchzehen
Salz und Pfeffer aus der Mühle
2 Tomaten
2 EL Zitronensaft
250 g Quark 20%
4 EL Sahne
1 EL Olivenöl

ZUBEREITUNG:
1. Den Knoblauch schälen, mit der Knoblauchpresse zerdrücken und mit etwas Salz fein zerreiben.
2. Die Tomaten über Kreuz einritzen, ca. 15 Sekunden mit kochendem Wasser überbrühen, abschrecken und enthäuten. Dann halbieren, von Stielansatz und Kernen befreien und das Fruchtfleisch in sehr kleine Würfel schneiden.
3. Alles mit Zitronensaft, Quark, Sahne und Olivenöl zu einer Sauce verrühren.

Fruchtige Salatsauce

Für 4–6 Portionen

ZUTATEN:
1 kleine Knoblauchzehe
Meersalz und Pfeffer aus der Mühle
1 EL Obstessig
je 1 EL Zitronen- und Orangensaft
1 TL Senf
1 TL Ahornsirup
2 EL Olivenöl
1 EL Quark
evtl. fein geschnittener Liebstöckel

ZUBEREITUNG:
1. Den Knoblauch abziehen und klein hacken oder in der Presse zerdrücken, anschließend mit einer Prise Salz auf einem Brett zu Mus zerreiben.
2. Knoblauchmus zusammen mit allen anderen Zutaten in eine Schüssel geben und das Ganze gut verrühren.

Hauptgerichte

Caponata (Auberginen süßsauer)
Für 4–6 Portionen

ZUTATEN:
600 g Auberginen
Salz und Pfeffer aus der Mühle
3 Stangen Staudensellerie
200 g milde, weiße Zwiebeln
1 große Dose geschälte Tomaten (ca. 800 g Einwaage)
50 g grüne Oliven ohne Stein
50–100 ml Olivenöl
1–2 EL Ahornsirup
2 EL Kapern
2 EL italienischer Weißwein, 5 EL Balsamicoessig
1 Bund Basilikum

ZUBEREITUNG:
1. Die Auberginen waschen, in 1 Zentimeter große Würfel schneiden, in ein Sieb legen, mit Salz bestreuen und etwa 1 Stunde ziehen lassen, damit ihm die Bitterstoffe entzogen werden.
2. Den Sellerei putzen, waschen und in 3 Zentimeter lange Stücke schneiden. Das zarte Grün der Sellerieblätter beiseite legen.
3. Die Zwiebeln schälen und in grobe Würfel hacken. Die Tomaten abtropfen lassen und klein schneiden, Tomatensaft anderweitig verwenden (zum Beispiel für eine Suppe oder Sauce). Die Oliven halbieren.

4. In einem breiten Topf 4 Esslöffel Olivenöl erhitzen und die Zwiebeln darin glasig dünsten. Die Selleriestücke zufügen und einige Minuten mitbraten. Das Ganze mit 1 Esslöffel Ahornsirup beträufeln, salzen und pfeffern. Tomaten, Oliven und Kapern einrühren und alles im offenen Topf ca. 15 Minuten bei mäßiger Temperatur garen. Ab und zu umrühren.
5. Inzwischen die Auberginenwürfel kurz abspülen und mit Küchenkrepp abtupfen. In einer Pfanne das restliche Olivenöl heiß werden lassen. Die Auberginenwürfel dazugeben, anbraten, bis sie leicht gebräunt sind, dann zum Gemüse in den Topf geben.
6. Das Ganze mit Weißwein und Balsamicoessig ablöschen und nochmals ca. 15 Minuten leise köcheln lassen.
7. Alles mit Salz, Pfeffer und eventuell noch etwas Essig abschmecken. Mit frischen Basilikumblättchen und gehacktem Selleriegrün bestreut servieren.

TIPP:
Dieses Gericht eignet sich auch lauwarm als Salat oder zusammen mit Brot und Reis als Vorspeise oder als Beilage zu kurz gebratenem Fleisch.

Geschmorte Hähnchenkeule
Für 4 Portionen

ZUTATEN:
250 g Schalotten, 120 g Champignons
4 Hähnchenkeulen
Meersalz und Pfeffer aus der Mühle
1 Prise edelsüßes Paprikapulver
2 EL Olivenöl
Küchenkräuter nach Wahl, z. B. Rosmarin oder Salbei, oder Kapern
125 ml Weißwein, 200 g Brokkoliröschen
abgeriebene Schale einer unbehandelten Zitrone
500 ml Gemüsebrühe

ZUBEREITUNG:

1. Die Schalotten schälen und in Sechstel oder Achtel schneiden. Die Champignons vorsichtig säubern und je nach Größe in Viertel oder Sechstel schneiden.
2. Die Hähnchenkeulen unter fließendem Wasser abspülen, trockentupfen und mit Salz, Paprika und Pfeffer aus der Mühle würzen. 2 Esslöffel Öl in einer Pfanne erhitzen und die Hähnchenkeulen darin von allen Seiten anbraten. Dann das Fleisch herausnehmen und die Schalotten und die Champignons im Bratensatz leicht anbräunen. Die Kräuter zufügen und ganz kurz mitbraten. Das Ganze mit dem Weißwein ablöschen. Wenn der Weißwein eingekocht ist, die abgeriebene Zitronenschale zugeben und alles mit dem Reismehl bestäuben. Gut verrühren, die Gemüsebrühe angießen und das Ganze kurz aufkochen lassen.
3. Nun die Hähnchenkeulen dazugeben und alles 20 bis 25 Minuten auf kleiner Stufe köcheln lassen.
4. 5 bis 8 Minuten vor Ende der Garzeit die Brokkoliröschen zufügen und mitköcheln.

Grüner Hering auf dem Lauchbett
Für 4 Portionen

ZUTATEN:
600 g Heringsfilet
Salz und Pfeffer aus der Mühle
2 EL Zitronensaft
350 g Lauch, 1 Knoblauchzehe
2 EL Olivenöl
2 EL Reismehl
125 ml Gemüsebrühe
125 ml Weißwein
etwas gekörnte Gemüsebrühe
125 g Sahne 18%
1 EL Senf
evlt. fein geschnittener Dill oder Kerbel

ZUBEREITUNG:

1. Die Heringsfilets unter fließendem Wasser abspülen, trockentupfen, dann salzen und mit dem Zitronensaft beträufeln. Das Ganze kurz ziehen lassen.
2. Den Lauch der Länge nach halbieren, unter fließendem Wasser gut waschen und quer zur Faser in 2 Zentimeter starke Streifen schneiden. Den Knoblauch abziehen und fein hacken.
3. Das Olivenöl in einem Topf erhitzen und die Lauchstreifen und den Knoblauch darin andünsten, mit dem Reismehl bestäuben und gut umrühren. Anschließend die Gemüsebrühe und den Weißwein angießen und alles 3 bis 5 Minuten köcheln lassen. Dabei salzen, pfeffern und etwas gekörnte Gemüsebrühe zufügen.
4. Wenn der Lauch fast weich ist, die Sahne und den Senf einrühren. Die vorbereiteten Fischfilets auf das Gemüse legen, mit einem Deckel abdecken, nach 1 Minute von der Kochstelle nehmen und den Fisch auf dem Lauch garziehen lassen.
5. Fisch und Gemüse auf Tellern anrichten und vor dem Servieren nach Belieben mit frischen Kräutern bestreuen.

TIPP:
Dieses Rezept eignet sich auch für andere Fischsorten.

Kaninchenragout
Für 4 Portionen

ZUTATEN:
1 Zwiebel
Kaninchenknochen
1 l Wasser
1 Lorbeerblatt
3 Wacholderbeeren
1 Zweig Rosmarin
einige Salbeiblätter
abgeriebene Zitronenschale von 1 unbehandelten Zitrone

4 Kaninchenkeulen (à ca. 150 g)
Meersalz und Pfeffer aus der Mühle
2 EL Olivenöl
120 g Schalotten
120 g Karotten
2 Knoblauchzehen
1 TL grüner Pfeffer
$^1/_2$ EL Tomatenmark
2–3 EL Weißwein
2 EL Reismehl
1 EL Senf
2 EL Joghurt 3,5%

ZUBEREITUNG:

1. Die Zwiebel schälen und in grobe Stücke schneiden. Das Kaninchenfleisch vom Knochen lösen, die Knochen zusammen mit Lorbeerblatt, Wacholderbeeren, Rosmarinzweig, Salbeiblättern und abgeriebener Zitronenschale in einem Topf mit 1 Liter Wasser aufkochen. Das Ganze ca. 1 Stunde köcheln und dabei auf die Hälfte einkochen lassen. Den so erhaltenen Fond beiseite stellen.
2. Die Kaninchenkeulen unter fließendem Wasser abspülen, trockentupfen, in Würfel schneiden, pfeffern und salzen. Das Olivenöl in einer Pfanne erhitzen und die Fleischwürfel darin von allen Seiten gleichmäßig anbraten.
3. Währenddessen die Schalotten und die Karotten schälen und in Scheiben schneiden.
4. Den Knoblauch abziehen, mit der Knoblauchpresse zerdrücken und auf einem Brett mit etwas Salz und dem grünen Pfeffer zu einer Paste zerreiben, dann beiseite stellen.
5. Die Karotten- und die Schalottenscheiben zu dem angebratenen Kaninchenfleisch geben. Alles miteinander noch einmal kurz anbraten. Das Tomatenmark zufügen und mitbraten. Mit dem Weißwein ablöschen, warten, bis die Flüssigkeit restlos eingekocht ist, dann mit einem

Drittel des beiseite gestellten Kaninchenfonds ablöschen. Ist auch diese Flüssigkeit eingekocht, erneut ein Drittel des Kaninchenfonds angießen.

6. Das Reismehl über das Ragout stäuben und unterrühren. Den Topf von der Kochstelle nehmen und den restlichen Fond zufügen. Topf wieder auf die Kochstelle stellen und alles so lange köcheln lassen, bis das Fleisch gar ist.
7. Das fertige Ragout mit der vorbereiteten Knoblauch-Pfeffer-Paste, Senf und Joghurt abschmecken und eventuell mit Salz und Pfeffer aus der Mühle nachwürzen.

Kohlstrudel

Für 4 Portionen

ZUTATEN:

1 Paket TK-Strudelteig
150 g Weißkohl oder Kohlrabi
1 Karotte
1 Zwiebel
1 Petersilienwurzel oder Sellerie
1 EL Olivenöl
Meersalz und Pfeffer aus der Mühle
1 Msp. Senfpulver
1 Msp. Currypulver
3–5 EL Wasser oder Gemüsebrühe
1 EL Reismehl
1 EL Weißwein
50 g gehackte Cashewnüsse

ZUBEREITUNG:

1. Den Strudelteig nach Packungsanweisung zubereiten und beiseite stellen.
2. Den Weißkohl oder Kohlrabi waschen bzw. schälen und in feine Streifen schneiden. Die Karotten schälen und raspeln. Die Zwiebel und die Petersilienwurzel oder den Sellerie ebenfalls schälen und klein schneiden.

3. In einem Topf das Olivenöl erhitzen und das vorbereitete Gemüse darin andünsten, dabei mit Meersalz, Pfeffer, Senf- und Currypulver abschmecken. Wasser oder Gemüsebrühe angießen und alles bei geringer Hitze 3 bis 5 Minuten zugedeckt dünsten. Danach mit dem Reismehl bestäuben und gut umrühren. Zum Schluss noch etwas Weißwein zufügen.
4. Inzwischen den Backofen auf 180 °C vorheizen. Die Cashewnüsse in einer Pfanne ohne Fettzugabe anbräunen. Den Strudelteig auf einem Tuch ausrollen. Zuerst die Cashewnüsse, dann das Gemüse gleichmäßig auf dem Teig verteilen.
5. Den Strudel aufrollen, auf ein Backblech legen und an den Enden einschlagen. Ca. 30 Minuten im Backofen backen.

Lachsschnitzel mit frischen Champignons

Für 4 Portionen

ZUTATEN:

4 Lachsfilets (à ca. 150 g)
3 EL Weißwein
1 EL Zitronensaft
250 g Champignons
1/2 Zwiebel
1 EL kaltgepresstes Olivenöl
3 EL Reismehl
2 EL Gemüsebrühe
Meersalz und Pfeffer aus der Mühle
1 EL frisch gehackte Petersilie

ZUBEREITUNG:

1. Das Lachsfilet unter fließendem Wasser abspülen und trockentupfen. Aus 1 Esslöffel Weißwein und dem Zitronensaft eine Marinade bereiten und den Fisch darin ca. 10 Minuten ziehen lassen.

2. Währenddessen die Champignons unter fließendem Wasser gründlich waschen und in Scheibchen schneiden. Die halbe Zwiebel schälen und würfeln.
3. 1 Esslöffel Reismehl auf einem flachen Teller verteilen und die Lachsfilets darin wälzen. Das Olivenöl in einer Pfanne nicht zu stark erhitzen und die Lachsfilets darin langsam garen. Den Fisch aus der Pfanne nehmen und warm stellen. Die Zwiebelwürfel und die Champignonscheibchen im Bratensatz leicht anbraten, dann unter Rühren ca. 3 Minuten köcheln lassen.
4. Champignon-Zwiebel-Gemüse mit dem restlichen Reismehl bestäuben und gut umrühren. Dann das Ganze von der Kochstelle nehmen, die Gemüsebrühe angießen und gut unterrühren.
5. Alles noch einmal leicht aufkochen lassen, mit dem restlichen Weißwein, Meersalz und Pfeffer aus der Mühle abschmecken.
6. Die Lachsschnitzel noch einmal kurz zu den Champignons in der Sauce geben. Zum Schluss die Petersilie unterrühren.

Lamm-Apfel-Pfanne mit Curryreis
Für 4 Portionen

ZUTATEN:
4 Portionen Naturreis (siehe Seite 288)
2 Lammhüften (à ca. 150 g)
2 Knoblauchzehen
Meersalz und Pfeffer aus der Mühle
1 EL Currypulver
1/2 EL edelsüßes Paprikapulver
3 EL Olivenöl
2 Zwiebeln
1 großer Apfel
1 rote Paprikaschote
100 g feine Erbsen (frisch oder TK-Ware)
1 TL frischer Koriander

ZUBEREITUNG:

1. Den Naturreis nach Rezept zubereiten und beiseite stellen.
2. Das Lammfleisch unter fließendem Wasser abspülen, trockentupfen und in gleich große Streifen schneiden. Dabei die groben Sehnen entfernen. Den Knoblauch abziehen und zerdrücken.
3. Das Fleisch mit dem Knoblauch, Pfeffer aus der Mühle und je einer Prise Curry- und Paprikapulver würzen, mit 1 Esslöffel Olivenöl bestreichen und kühl stellen.
4. Als Nächstes die Zwiebeln schälen und in Würfel schneiden, die Paprikaschote waschen, putzen, halbieren, vom Kerngehäuse befreien und ebenfalls in Würfel schneiden. Den Apfel schälen und würfeln.
5. Das restliche Olivenöl in einer Pfanne erhitzen und das Lammfleisch darin anbraten, danach in eine Porzellanschüssel geben und warm stellen.
6. Nun im Bratensatz des Lammfleisches nach und nach die Zwiebeln und die Paprika anschwitzen, mit dem restlichen Curry- und Paprikapulver bestäuben und alles gut verrühren. Jetzt den vorgegarten Naturreis hinzufügen und gut untermischen.
7. Wenn der Reis richtig heiß ist, noch die Apfelwürfel, die Erbsen und das Lammfleisch unterrühren, dabei nach Bedarf salzen.

TIPP:

Zu diesem Gericht passt sehr gut die Quark-Knoblauch-Sauce von Seite 268.

Putenschnitzel auf Caponata
Für 4 Portionen

ZUTATEN:
4 Portionen Caponata (siehe Seite 269)
1 EL Reismehl
4 Putenschnitzel (à ca. 130 g)
2 EL Olivenöl
Meersalz und Pfeffer aus der Mühle
1 Prise Currypulver
1 Prise Paprikapulver
evtl. 1 TL getrockneter Rosmarin

ZUBEREITUNG:
1. Die Caponata nach Rezept zubereiten und warm stellen.
2. Das Reismehl auf einen flachen Teller geben. Die Putenschnitzel unter fließendem Wasser abspülen, trockentupfen und im Reismehl wälzen. Die Pfanne erhitzen, das Olivenöl und die Putenschnitzel hineingeben. Das Fleisch von beiden Seiten langsam braten, dabei salzen, pfeffern und mit Curry- und Paprikapulver sowie nach Belieben mit Rosmarin würzen.
3. Die fertigen Schnitzel auf der Caponata anrichten.

Seezungenfilet mit Olivenöl und Tomate
Für 4 Portionen

ZUTATEN:
4 Seezungenfilets (à ca. 150 g)
Salz und Pfeffer aus der Mühle
Saft von $^1/_2$ Zitrone
5 EL trockener Weißwein
1 große Zwiebel
2 Knoblauchzehen
4 Tomaten
2 EL Reismehl
2 EL Olivenöl

1 TL getrockneter Thymian
250 ml Gemüsebrühe
200 g schwarze Oliven

ZUBEREITUNG:

1. Die Fischfilets unter fließendem Wasser abspülen und trockentupfen. Aus Salz, Pfeffer aus der Mühle, Zitronensaft und 2 Esslöffel Weißwein eine Marinade herstellen und den Fisch darin ca. 10 Minuten ziehen lassen.
2. Die Zwiebel und die Knoblauchzehen schälen, die Zwiebel würfeln, den Knoblauch zerdrücken. Die Tomaten waschen, vom Stielansatz befreien und in Würfel schneiden.
3. 1 Esslöffel Reismehl auf einen flachen Teller geben und den marinierten Fisch darin wälzen. Das Olivenöl in einer Pfanne nicht zu stark erhitzen und die Fischfilets darin von beiden Seiten kurz anbraten, dann aus der Pfanne nehmen und beiseite stellen.
4. Im Bratensatz die Zwiebelwürfel mit dem zerdrückten Knoblauch anschwitzen, danach Thymian und restliches Reismehl hinzufügen. Mit dem restlichen Weißwein ablöschen und mit der Gemüsebrühe auffüllen. Bis zum Abbinden des Mehls aufkochen lassen, anschließend den Fisch, die Oliven sowie die Tomatenwürfel dazugeben. Alles bei reduzierter Hitze noch 5 bis 8 Minuten leicht köcheln lassen.

Thunfisch-Paprika-Gulasch
Für 4 Portionen

ZUTATEN:
500 g Thunfischfilet
3 EL Zitronensaft
3 EL Weißwein
1 TL Sojasauce
1 rote Paprikaschote
1 grüne Paprikaschote

1 große Zwiebel
2–3 Knoblauchzehen
5 EL Olivenöl
1–2 EL Tomatenmark
1 Prise edelsüßes Paprikapulver
Meersalz und Pfeffer aus der Mühle
1 TL getrocknetes Basilikum
1 TL getrockneter Thymian
500 ml Gemüsebrühe
1 EL Reismehl

ZUBEREITUNG:

1. Das Thunfischfilet unter fließendem Wasser abspülen, trockentupfen und in Würfel schneiden. 1 Esslöffel Zitronensaft, 1 Esslöffel Weißwein und Sojasauce miteinander verrühren und die Thunfischwürfel darin 10 bis 15 Minuten marinieren.
2. Inzwischen die Paprikaschoten waschen, halbieren, vom Kerngehäuse befreien und in gleich große Rauten schneiden.
3. Die Zwiebel schälen und in Ringe schneiden. Den Knoblauch abziehen und zerdrücken.
4. Die Hälfte des Olivenöls in einer Pfanne erhitzen und darin die Zwiebelringe leicht anschwitzen. Die Paprikarauten dazugeben und alles miteinander ca. 3 Minuten dünsten.
5. Danach den zerdrückten Knoblauch und das Tomatenmark zufügen. Alles gut verrühren und nochmals 2 bis 3 Minuten dünsten.
6. Jetzt das Ganze mit dem Paprikapulver bestäuben, mit Salz, Pfeffer und den Kräutern würzen. Mit dem restlichen Weißwein, dem Zitronensaft und der Gemüsebrühe ablöschen. Zugedeckt noch ca. 5 Minuten köcheln lassen.
7. Inzwischen in einem Topf das restliche Olivenöl erhitzen. Den marinierten Thunfisch mit dem Reismehl bestäuben und im heißen Öl 2 bis 3 Minuten anbraten. Zwischendurch den Fisch wenden und leicht salzen. Dann den

Topf von der Kochstelle nehmen und das fertige Gemüse über den Fisch geben. Alles vorsichtig vermischen und den Thunfisch im heißen Gemüse garziehen lassen.
8. Das Ganze ein letztes Mal abschmecken, dann servieren.

Thunfischsteak auf Zitronen-Kapern-Sauce

Für 4 Portionen

ZUTATEN:
4 Thunfischsteaks (à ca. 150 g)
2 EL Zitronensaft
2 Zitronen
2 EL Kapern
2 EL Reismehl
1 EL Olivenöl
3 EL trockener Weißwein
250 ml Fisch- oder Gemüsebrühe (selbst gemacht)
2 EL frisch gehackter Estragon
Meersalz und Pfeffer aus der Mühle
2 EL Sahne 30 %

ZUBEREITUNG:
1. Den Thunfisch unter fließendem Wasser abspülen, trockentupfen und in dem Zitronensaft marinieren.
2. Die Zitronen schälen und die Filets herauslösen. Die Kapern klein hacken und zu den Zitronenfilets geben. Das Ganze beiseite stellen.
3. Den Backofen auf 80 °C vorheizen. Das Reismehl auf einen flachen Teller geben und die Fischsteaks darin wälzen.
4. In einer beschichteten Pfanne das Olivenöl erhitzen und den Thunfisch von beiden Seiten je 1 Minute anbraten. Dann zum Garziehen auf einer Platte in den Backofen geben.
5. Inzwischen für die Sauce das restliche Reismehl in der Pfanne leicht anschwitzen, mit Weißwein ablöschen und

mit der Gemüsebrühe auffüllen. Die Sauce gut umrühren und zum Köcheln bringen.

6. Nun die Zitronenfilets, die Kapern und den Estragon zufügen. Alles nochmals gut miteinander verrühren, mit Salz und Pfeffer würzen sowie mit der Sahne verfeinern.
7. Die Sauce auf vorgewärmte Teller oder eine Platte geben, die Thunfischsteaks darauf anrichten und mit den Zitronenfilets garnieren.

Beilagen & Gemüse

Brokkoligemüse
Für 4 Portionen

ZUTATEN:
800 g Brokkoli
250 ml Wasser
1 Prise geriebene Muskatnuss
Meersalz
2 EL Olivenöl

ZUBEREITUNG:
1. Brokkoli gut waschen, Strunk abschneiden und den Kopf in kleinere Röschen zerteilen.
2. Wasser in einen Topf füllen, den Brokkoli dazugeben und zugedeckt bei kleiner Stufe ca. 20 Minuten garen. Je nach Bedarf noch etwas Wasser nachgießen.
3. Mit Muskatnuss und Salz würzen und mit dem Olivenöl beträufeln.

TIPP:
Wenn eine Sauce zum Brokkoli gewünscht wird: Das Olivenöl mit $^1/_2$ Esslöffel Reismehl vermengen, damit die Garflüssigkeit, die eventuell mit etwas Wasser verlängert wurde, abbinden. Die Sauce mit etwas Meersalz, Weißwein und geriebener Muskatnuss abschmecken und über den angerichteten Brokkoli gießen.

Gefüllte Zucchini mit Hirsefüllung
Für 4 Portionen

ZUTATEN:
120 g Hirse
250 ml Wasser oder selbst gemachte Gemüsebrühe
2 große Zucchini
100 g gehackte und geröstete Pinien
2 große Tomaten
1 kleine Zwiebel
1 Knoblauchzehe
2 EL Olivenöl
1 EL Ricotta oder Quark
Meersalz und Pfeffer aus der Mühle
1 TL gemahlene Steinpilze
2 EL geriebener Greyerzer Käse

ZUBEREITUNG:
1. Hirse in ein Sieb geben und mit heißem Wasser abspülen. Dann mit 250 ml Wasser oder Gemüsebrühe 2 bis 3 Minuten aufkochen, dann zugedeckt weitere 10 bis 20 Minuten zugedeckt ziehen lassen.
2. In der Zwischenzeit die Zucchini waschen, der Länge nach halbieren, und mit einem Löffel das Fruchtfleisch so herauslösen, dass noch ungefähr eine 1 cm starke Hülle stehen bleibt. Die so vorbereiteten Zucchini werden in einem flachen Topf mit etwas Gemüsebrühe 8 bis 10 Minuten im Ofen bei 160 °C vorgegart. Geben Sie außerdem noch die Pinienkerne auf einem Blech mit in den Ofen. So können diese zur selben Zeit etwas Farbe nehmen.
3. Währendessen die Tomaten über Kreuz einritzen, ca. 15 Sekunden mit kochendem Wasser überbrühen, abschrecken, enthäuten und in Würfel schneiden. Die Zwiebel und den Knoblauch schälen und ebenfalls würfeln, das ausgelöste Zucchinifruchtfleisch klein hacken.

4. Olivenöl erhitzen und darin Zucchini-, Zwiebel- und Knoblauchwürfel anschwitzen. Die Tomatenwürfel zufügen und den Topf von der Kochstelle nehmen.
5. Nun den Ricotta bzw. Quark ebenfalls unter Rühren zufügen. Dann nach und nach die ausgequollene Hirse unterarbeiten.
6. Die Hirsefüllung jetzt noch mit Pfeffer, Salz und geriebenen Steinpilzen abschmecken, dabei die leicht gebräunten Pinienkerne und die Hälfte des geriebenen Käses zufügen.
7. Die Hirsefüllung in die Zucchinihälften einfüllen, den restlichen Käse darüber streuen und das Ganze im Ofen bei 160 °C ca. 20 Minuten überbacken.

TIPP:
Dazu passt z. B. eine Tomaten- oder Gemüse-Meerrettich-Sauce.

Gemüsepfanne
Für 4 Portionen

Zutaten:
4 EL Olivenöl
1 Fenchelknolle
1 Karotte
1 rote Paprikaschote
100 g Chinakohl
50 g Lauch
1 Knoblauchzehe
Pfeffer aus der Mühle
1 Prise geriebene Muskatnuss
1 Prise gemahlener Kümmel
1 Prise Currypulver
je 1 EL frisch gehackter Estragon und Petersilie

Zubereitung:

1. Das Olivenöl in einer Pfanne erhitzen, das Gemüse hinzufügen und knackig garen.
2. Das Ganze mit den Gewürzen und den Kräutern pikant abschmecken.

Karotten in Petersiliencreme

Für 4 Portionen

Zutaten:

650 g Karotten
1 Zwiebel
1 EL Olivenöl
250 ml Wasser
$^1/_2$ EL Reismehl
6 EL Sahne
2 EL gehackte Petersilie
Meersalz

Zubereitung:

1. Karotten waschen, schälen und in gleich große Stücke (Scheiben oder Stifte) schneiden. Zwiebel schälen und würfeln.
2. Olivenöl erhitzen und die Zwiebelwürfel darin anschwitzen, die vorbereiteten Karotten zufügen und kurz mitgaren.
3. Die Hälfte des Wassers angießen und das Ganze zugedeckt 8 bis 12 Minuten auf kleiner Stufe garen. Gegebenenfalls etwas Wasser nachgießen
4. Unterdessen das Reismehl mit dem restlichen Wasser glatt rühren.
5. Wenn die Karotten weich sind, den Topf von der Herdplatte nehmen, das vorbereitete Reismehl einrühren und alles miteinander vermengen. Zum Binden des Reismehls alles miteinander erneut aufkochen.
6. Zum Schluss Sahne und Petersilie zufügen und alles leicht salzen.

Tomaten-Curry mit Ingwer und Garnelen

Für 4 Portionen

ZUTATEN:
500 g Tomaten
280 g Tiefsee-Garnelen, geschält
1 EL Zitronensaft
4 Zwiebeln, 3 EL Olivenöl
60 g frische Ingwerwurzel
2 Knoblauchzehen
1 großer Apfel
1–2 EL Currypulver
125 ml trockener Weißwein
3 EL Sojasauce
1 Chilischote
Meersalz

ZUBEREITUNG:
1. Die Tomaten über Kreuz einritzen, ca. 15 Sekunden mit kochendem Wasser überbrühen, abschrecken, enthäuten und den Stielansatz entfernen. Dann das Fruchtfleisch in größere Würfel schneiden und beiseite stellen. Die Garnelen mit dem Zitronensaft marinieren und ebenfalls beiseite stellen.
2. Die Zwiebeln schälen, in grobe Würfel schneiden. In einem Topf das Olivenöl nicht zu stark erhitzen und die Zwiebelwürfel darin langsam anbräunen.
3. Währenddessen den Ingwer und den Knoblauch schälen, in feine Scheibchen schneiden und zu den Zwiebeln geben. Apfel schälen und zu den Zwiebeln raspeln. Das Ganze 2 bis 3 Minuten dünsten, mit Currypulver bestäuben und gut verrühren:
4. Alles mit dem Weißwein ablöschen, die Sojasauce und die Tomatenwürfel zufügen.
5. Alles miteinander 5 bis 7 Minuten leicht köcheln lassen. Inzwischen die Chilischote putzen, waschen und sehr fein würfeln. Dann zu dem Tomatencurry geben und mit Salz abschmecken.

6. Den Topf von der Kochstelle nehmen, die marinierten Garnelen in das Tomatencurry einrühren und zugedeckt ohne weiteres Kochen garziehen lassen.

> TIPP:
> Dazu passt am besten ein Basmatireis.

Topinambur-Walnuss-Rösti
Für 4 Portionen

ZUTATEN:
200 g Kartoffeln
50 g Topinambur (mit Schale)
40 g Lauch oder Lauchzwiebeln
2 Eier
2 EL Reismehl
Salz und Pfeffer aus der Mühle
je 1 Prise Curry- und Senfpulver
1 TL Zitronensaft
40 g Walnüsse
2 EL Walnussöl

ZUBEREITUNG:
1. Die Kartoffeln schälen und den Topinambur unter fließendem Wasser gut abbürsten. Dann beides in eine Schüssel raspeln.
2. Lauch oder Lauchzwiebeln putzen, in feine Streifen schneiden und zu den Kartoffel-Topinambur-Raspeln geben.
3. Die Eier verquirlen und nach und nach das Reismehl einrühren, mit Pfeffer, Salz, Curry- und Senfpulver sowie Zitronensaft würzen.
4. Die Walnüsse klein schneiden oder hacken und ebenfalls zur Röstimasse geben.
5. Nun kleinere Röstis formen und im Walnussöl ausbacken.

Naturreis
Für 4 Portionen

ZUTATEN:
160 g Naturreis
350–400 ml Wasser oder selbst gemachte Gemüsebrühe
1 kleines Lorbeerblatt, 1 EL Olivenöl
Meersalz, 1 TL gekörnte Gemüsebrühe

ZUBEREITUNG:
1. Den Vollkornreis in ein Sieb geben und unter fließend heißem Wasser gründlich waschen.
2. Nun in einem Topf 350 bis 400 ml Wasser oder Gemüsebrühe zusammen mit dem Reis und dem Lorbeerblatt zum Kochen bringen.
3. Einmal kurz durchrühren, dann den Reis zugedeckt auf kleinster Stufe ca. 20 Minuten köcheln lassen. Dabei nicht mehr umrühren.
4. Nach 20 Minuten den Topf von der Kochstelle nehmen und den Reis weitere 10 Minuten ausquellen lassen, dann das Lorbeerblatt entfernen.
5. Unter den gut ausgequollenen Reis das Olivenöl, 1 Prise Meersalz und die gekörnte Brühe geben.

Nudelteig
Für 4 Portionen

ZUTATEN:
400 g Dinkelvollkornmehl
4 Eier, Meersalz

ZUBEREITUNG:
1. Mehl in eine Schüssel geben. In die Mitte eine Mulde drücken und in diese die aufgeschlagenen Eier geben.
2. Nun alles zu einem festen Teig verkneten.
3. Den Teig ca. 30 Minuten ruhen lassen. Dann je nach Rezept weiter verarbeiten.

Backwaren

Dinkel-Vollkornbrot
Für 2 Brote

Zutaten für den Vorteig:
200 g Dinkelvollkornmehl
100 ml Buttermilch
75 ml lauwarmes Wasser
20 g Bäckerhefe
30 g Leinsamen
1 g Meersalz

Zutaten für den Hauptteig:
800 g Dinkelvollkornmehl
50 g Sonnenblumensamen
500 ml Leitungswasser
2 g Meersalz
evtl. Gewürze wie Nelkenpulver, gemahlener Piment, Koriander
Kokosfett für die Kastenformen

Zubereitung:
1. Aus den angegebenen Zutaten den Vorteig bereiten und 8 bis 16 Stunden ruhen lassen. Wenn vorhanden, 2 EL Ferment-Getreide dazugeben.
2. Für den Hauptteig alle dafür benötigten Zutaten vermischen, den Vorteig dazugeben und das Ganze gut miteinander verkneten. Gewürze nach Belieben unter den Brotteig mischen.
3. Den Teig 30 bis 40 Minuten gehen lassen. Dann noch einmal gründlich durchkneten, in zwei Hälften teilen und in zwei mit Kokosfett ausgestrichene Kastenformen füllen.
4. Nochmals ca. 30 Minuten gehen lassen. Inzwischen den Backofen auf 220 °C vorheizen.
5. Die Brote 60 bis 70 Minuten im Ofen backen, dabei die Temperatur allmählich auf 175 °C reduzieren.

Süße Pflaumen-Haselnuss-Brötchen
Für 12 Brötchen

ZUTATEN:
60 g Trockenpflaumen
150 ml Orangensaft
10 g Hefe
100 ml lauwarme frische Milch
150 g Dinkelvollkornmehl
1 EL Honig
20 g Butter
Salz
1 Prise gemahlene Vanille
80 g gehackte Haselnüsse, geröstet

ZUBEREITUNG:
1. Die Pflaumen wenn nötig entkernen, in kleine Würfel schneiden und 4 bis 5 Stunden in Orangensaft einweichen.
2. Die Hefe in der lauwarmen Milch auflösen, mit dem Dinkelmehl verrühren, zusammen mit Honig, Butter, einer Prise Salz und gemahlener Vanille zu einem weichen glatten Teig verarbeiten. Den Teig zugedeckt 30 bis 40 Minuten ruhen lassen.
3. Unter den gegangenen Teig die eingeweichten Pflaumen und die Hälfte der Nüsse kneten.
4. Aus dem Teig 12 Brötchen formen, die Oberseiten mit Milch bestreichen und mit den restlichen gehackten Haselnüssen bestreuen.
5. Die Brötchen in der Mitte einschneiden, auf ein zuvor gefettetes Backblech legen und nochmals 15 bis 20 Minuten gehen lassen. Inwischen den Backofen auf 200 °C vorheizen.
6. Brötchen 20 bis 25 Minuten im Ofen backen.

Quark-Ölteig für pikante Kuchenvarianten
Für eine Kuchenform von 26 cm Durchmesser

Zutaten:
150 g Dinkelvollkornmehl, fein gemahlen
Meersalz
3 EL Olivenöl, 80 g Quark
1 Msp. Honig

ZUBEREITUNG:
1. Das Dinkelmehl mit einer Prise Meersalz, Olivenöl, Quark und Honig zu einem Teig verkneten, dann ca. 30 Minuten kühl stellen.
2. Kuchenform mit dem Teig auslegen und beliebig weiterverwenden.

Walnussbrötchen
Für 12 Stück

ZUTATEN:
1 Würfel Hefe
200 ml lauwarmes Wasser
500 g Dinkelvollkornmehl
1 TL Honig
1 Zweig Zitronenthymian
200 g Walnüsse
Salz
2 EL Walnussöl

ZUBEREITUNG:
1. Hefe in das lauwarme Wasser bröckeln und mit 2 Esslöffel Mehl und dem Honig glatt rühren.
2. Das restliche Dinkelmehl in eine Schüssel geben und eine Mulde in die Mitte drücken. Den Zitronenthymian waschen, trockenschütteln und die Blättchen vom Stiel zupfen. Die Walnüsse klein hacken und zusammen mit dem Zitronenthymian auf dem Mehlrand verteilen.

3. Die glatt gerührte Hefe zusammen mit einer Prise Salz und dem Öl in die Mulde geben. Jetzt von außen nach innen die Zutaten zu einem Teig verkneten. Den Teig so lange bearbeiten, bis er sich völlig von der Schüssel löst.
4. Nun den Teig abgedeckt 30 bis 40 Minuten ruhen lassen. Das Teigvolumen sollte sich in dieser Zeit verdoppeln.
5. Danach den Teig noch einmal gut durchkneten, in 12 gleich große Stücke teilen und zu Brötchen formen. Jeweils in der Mitte leicht einschneiden und nochmals 20 Minuten gehen lassen. Inzwischen den Ofen auf 180 °C vorheizen.
6. Die Brötchen 15 bis 20 Minuten im Ofen backen.

Weizenbrötchen

Für 10 Stück

ZUTATEN:

125 ml lauwarmes Wasser
500 g Vollkornweizenmehl Type 1050
$^1/_4$–$^1/_2$ Würfel Hefe
1 Msp. Honig
250 ml lauwarme Buttermilch
1 EL Olivenöl
Meersalz
50 g Sesam, Mohn, Kürbis- oder Sonnenblumenkerne zum Bestreuen
evtl. etwas gemahlener Koriander und Kümmel

ZUBEREITUNG:

1. Lauwarmes Wasser mit 100 g Mehl, zerkleinerter Hefe und Honig zu einem Vorteig verkneten. Diesen 15 bis 20 Minuten an einem warmen Ort gehen lassen.
2. Nun die Buttermilch in den Vorteig rühren, nach und nach das restliche Mehl sowie die übrigen Zutaten einarbeiten.
3. Den so entstandenen Teig möglichst 10 Minuten per Hand oder mit den Knethaken eines Rührgerätes durch-

kneten, dann an einem warmen Ort erneut 20 bis 30 Minuten gehen lassen.

4. Den Teig nochmals kurz durchkneten, dann 10 Brötchen daraus formen und diese mit Sesam, Mohn, Kürbis- oder Sonnenblumenkernen bestreuen. Die ausgeformten Brötchen nochmals 8 bis 10 Minuten gehen lassen. Inzwischen den Backofen auf 170 °C vorheizen.
5. Die Brötchen auf ein Backblech legen und ca. 12 Minuten im Ofen backen.

Brotaufstriche

Avocado-Frischkäse-Aufstrich

Für ca. 10 Portionen à 30 g

ZUTATEN:

2 Avocados
2 EL Olivenöl
120 g Frischkäse
2 Schalotten, geschält
$^{1}/_{4}$ Zitrone, ausgepresst
Meersalz und Belieben Pfeffer aus der Mühle
evtl. fein geschnittener Schnittlauch

ZUBEREITUNG:

1. Avocado halbieren und den Kern herausnehmen, mit einem Suppenlöffel das Fruchtfleisch aus der Schale lösen.
2. Das Olivenöl unter den Frischkäse rühren. Schalotten in feinste Würfelchen schneiden.
3. Das Avocadofleisch durch ein Haarsieb streichen und unter den Frischkäse rühren. Schalottenwürfel und evtl. Schnittlauch zufügen und alles miteinander verrühren.
4. Nach Belieben mit Pfeffer aus der Mühle und Meersalz abschmecken.

Feigenaufstrich
Für ca. 40 Portionen à 30 g

ZUTATEN:
250 g getrocknete Feigen
500 ml Orangensaft
2–3 Kumquats oder abgeriebene Schale von
1–2 unbehandelten Orangen
300 g Haselnüsse, gemahlen
1 Prise Vanillemark
1 TL frisch gepresster Zitronensaft

ZUBEREITUNG:
1. Die getrockneten Feigen in kleine Stücke schneiden und über Nacht im Orangensaft einweichen. Möglichst kühl stellen.
2. Kumquats gut waschen, klein schneiden, im Orangensaft weich köcheln. Oder die abgeriebene Orangenschale zu den Feigen geben.
3. Nun die Früchte mit einem Pürierstab fein zerkleinern, dabei nach und nach die gemahlenen Haselnüsse, Vanillemark und Zitronensaft hinzufügen. Je nach gewünschter Konsistenz noch etwas Saft nachgießen.

> TIPP:
> Dieser Aufstrich lässt sich gut bevorraten, wenn Sie ihn im Kühlschrank aufbewahren.

Grünkernaufstrich
Für ca. 10 Portionen à 30 g

ZUTATEN:
200 g Grünkernschrot
500 ml Gemüsebrühe
1 Zwiebel, 1 Knoblauchzehe
5–6 EL kaltgepresstes Olivenöl
2 EL Butter

1 EL Liebstöckel, fein gehackt
1 EL Petersilie, fein gehackt
Meersalz und Pfeffer aus der Mühle

ZUBEREITUNG:

1. Grünkernschrot mit der Gemüsebrühe aufkochen, 3 bis 5 Minuten köcheln, danach 10 bis 20 Minuten ausquellen lassen.
2. Die Zwiebel und die Knoblauchzehe abziehen und fein hacken. 2 Esslöffel Olivenöl erhitzen und Zwiebel- und Knoblauchwürfel darin glasig braten, auskühlen lassen.
3. Den Grünkernschrot in einer Schüssel zusammen mit der Butter mithilfe eines Mixstabes geschmeidig mixen. Dabei restliches Olivenöl, Zwiebel, Knoblauch und fein geschnittene Kräutern zufügen. Mit Salz und Pfeffer aus der Mühle pikant abschmecken.

TIPP:
Kühl und verschlossen aufbewahrt, hält sich der Aufstrich 4 bis 5 Tage.

VARIANTE:
Neue Geschmacksvarianten ergeben sich, wenn Sie dem Aufstrich 1 bis 2 Esslöffel Tomatenmark oder 2 bis 3 Esslöffel Frischkäse oder Quark mit Kräutern zufügen.

Kastanien-Tofu-Aufstrich
Für ca. 20 Portionen à 30 g

ZUTATEN:
1 großer Apfel, 1 große Zwiebel
200 g TK-Kastanien, geschält
250 ml Gemüsebrühe
100 g Tofu
5 EL Haselnussöl
1 Prise Senfpulver
Meersalz und Pfeffer aus der Mühle

ZUBEREITUNG:

1. Apfel und Zwiebel schälen und in grobe Würfel schneiden.
2. Kastanien zusammen mit der Gemüsebrühe, den Zwiebel- und Apfelwürfeln in einem Dampfdrucktopf ca. 5 Minuten garen.
3. Tofu ebenfalls in Würfel schneiden, zusammen mit dem Haselnussöl zu den abgekühlten Kastanien geben und das Ganze mit einem Mixstab pürieren.
4. Mit Senfpulver, Salz und Pfeffer würzen.

Thunfisch-Tomaten-Aufstrich

Für ca. 40 Portionen à 30 g

ZUTATEN:

600 g vollreife Tomaten
1 große Zwiebel
1–2 Knoblauchzehen
3 EL Tomatenmark
300 g Thunfisch aus der Dose, abgetropft
2 EL Reismehl
1 TL getrocknetes Basilikum
1 TL getrockneter Oregano
Meersalz und Pfeffer aus der Mühle
3 EL Olivenöl

ZUBEREITUNG:

1. Die Tomaten über Kreuz einritzen, ca. 15 Sekunden mit kochendem Wasser überbrühen, abschrecken und enthäuten. Dann halbieren, den Stielansatz entfernen und das Fruchtfleisch in grobe Scheiben schneiden.
2. Die Zwiebel und den Knoblauch schälen und ebenfalls in Scheiben schneiden.
3. Das Olivenöl in einem Topf leicht erhitzen, Zwiebel und Knoblauch darin anschwitzen. Nun das Tomatenmark dazugeben und mit den Zwiebeln leicht Farbe nehmen lassen.

4. Dann den Thunfisch mit einer Gabel zerpflücken und zusammen mit den Tomaten zu den Zwiebeln geben. Alles zusammen 6 bis 10 Minuten dünsten.
5. Den Topf von der Kochstelle nehmen, das Ganze kurz abkühlen lassen und dann mit dem Reismehl bestäuben. Gut verrühren und erneut erhitzen, bis das Reismehl abgebunden hat. Das Ganze leicht abkühlen lassen.
6. Jetzt alles mit dem Mixstab oder in der Moulinette pürieren. Dabei die Kräuter, die Gewürze und das Olivenöl einarbeiten.

Tofu-Meerrettich-Aufstrich

Für ca. 18 Portionen à 30 g

ZUTATEN:

100 g Kartoffeln
1 großer Apfel
1 große Zwiebel
1 Knoblauchzehe
Meersalz und Pfeffer aus der Mühle
1 EL Meerrettich, gerieben
5 EL Olivenöl
2 EL Zitronensaft, frisch gepresst
200 g Tofu

ZUBEREITUNG:

1. Die Kartoffeln, den Apfel und die Zwiebel schälen und in gleich große Stücke schneiden, alles in einen Dampfdrucktopf geben und bis zum Druckaufbau auf der Kochstelle lassen.
2. Nun den Topf von der Kochstelle nehmen und das Ganze noch 5 Minuten im noch enthaltenen Hitzedruck weich werden lassen. Danach alles im geöffneten Topf auskühlen lassen.
3. Währenddessen den Knoblauch mit einer Presse zerdrücken und mit einer Prise Salz fein zerreiben. Nun den

ebenfalls fein geriebenen Meerrettich mit Knoblauch, Olivenöl, Zitronensaft, Salz und Pfeffer zu den gegarten Zutaten geben.
4. Tofu in kleinere Würfel schneiden, zu der Zwiebel-Meerrettich-Masse geben und alles mit einem Mixstab zu einer cremigen Masse pürieren.

Tomatenaufstrich

Für ca. 20 Portionen à 30 g

ZUTATEN:

450 g vollreife Tomaten
1 große Zwiebel
1–2 Knoblauchzehen
4 EL Olivenöl
1 Lorbeerblatt
2 EL Tomatenmark
2–3 EL Reismehl
Meersalz und Pfeffer aus der Mühle
1 TL getrocknetes Basilikum
1 TL getrockneter Oregano

ZUBEREITUNG:

1. Die Tomaten über Kreuz einritzen, ca. 15 Sekunden mit kochendem Wasser überbrühen, abschrecken und enthäuten. Dann halbieren, den Stielansatz entfernen und das Fruchtfleisch in grobe Scheiben schneiden.
2. Zwiebel und Knoblauch schälen und ebenfalls in Scheiben schneiden.
3. 2 Esslöffel Olivenöl im Topf leicht erhitzen, Zwiebel und Knoblauch darin anschwitzen. Nun das Tomatenmark dazugeben und mit den Zwiebeln leicht Farbe annehmen lassen.
4. Dann die Tomaten und das Lorbeerblatt zu den Zwiebeln geben und alles zusammen 6 bis 10 Minuten dünsten. Wenn der Saft der Tomaten ziemlich eingedickt ist, den Topf von der Kochstelle nehmen, das Lorbeer-

blatt entfernen, alles kurz abkühlen lassen und dann das Reismehl darüber streuen. Das Ganze einmal gut durchrühren und erneut erhitzen, bis das Reismehl abgebunden hat. Kurz quellen lassen.

5. Die Tomaten leicht abkühlen lassen, dann das Ganze mit einem Pürierstab zu Mus verarbeiten, dabei die Gewürze, die Kräuter und das restliche Olivenöl einarbeiten.

Anhang

Kontaktadressen

Deutsche Rheuma-Liga
Maximilianstr. 14
53111 Bonn
Tel. (02 28) 7 66 70 80

Deutsche Vereinigung Morbus Bechterew
Metzgergasse 16
97421 Schweinfurt
Tel. (0 97 21) 2 20 33

Lupus erythematodes Selbsthilfegemeinschaft
Ottostr. 15
42289 Wuppertal
Tel. (02 02) 55 92 94

Der Thymus ist das »Zentralorgan der Immunabwehr«. Er liegt beim Menschen direkt hinter dem Brustbein und vor den großen Blutgefäßen oberhalb des Herzens. Er besteht aus zwei Lappen, die wiederum aus kleineren Läppchen (Lobuli) zusammengesetzt sind. Ihr Gewebe ist in eine äußere Rindenzone und in eine zentrale Markzone unterteilt.
Die Thymusdrüse wurde lange Zeit als ein geradezu »unwichtiges« Organ, sogar als ein Relikt der Evolution angesehen, auf das man ebenso verzichten könne wie etwa auf den Wurmfortsatz des Blinddarms oder die Mandeln. Erst durch die Fortschritte der Immunologie wurde ihre wahre Bedeutung erkannt. Die Drüse ist

Die Sanotropika enthalten in der Regel die Potenzen D4, D8 und D12. Deswegen werden sie als Potenzakkord bezeichnet. Diese spezielle homöopathische Zubereitung hat den Vorteil, dass sie sowohl bei akuten als auch bei chronischen Erkrankungen wirksam ist und die so genannte Erstverschlimmerung zu Beginn der Therapie weniger heftig verläuft.
Der überwiegende Teil der homöopathischen Arzneien wird aus Pflanzen gewonnen; es werden aber auch tierische und anorganische Substanzen verwendet. Die pflanzlichen Sanotropika stammen aus ökologischem Landbau, das heißt, sie enthalten keine unerwünschten Pestizide, Herbizide oder sonstige Gifte, die zu unerwünschten Gesundheitsstörungen führen können. Dies spielt im Rahmen der Homöopathie eine noch größere Rolle als in der sonstigen medikamentösen Therapie, da hier Wirkungen durch winzig kleine Wirkstoffmengen erzielt werden und schon kleinste Mengen unerwünschter Substanzen zu den als hochwirksam angesehenen »Hochpotenzen« extreme Fehlregulationen verursachen können.

In Rahmen der entzündlich rheumatischen Erkrankungen werden unter anderem die folgenden Sanotropika eingesetzt, wobei jedes spezifisch auf ein bestimmtes Organ oder Organsystem wirkt: Articurell® (Gelenke), Cortirell® (Nebennieren), Hepatorell® (Leber), Renorell® (Nieren), Berberell® (Muskeln), Maflurell® (retikuloendotheliales System), Thymorell® (Immunsystem), Nuvorell® (Magen).
Miburell® und Dularell® sind Spezifika, die einzeln oder zusammen auch mit lokalen Betäubungsmitteln

Bei Erkrankungen des Stütz- und Bewegungsapparates mit Fehlfunktionen der Gelenke und Muskelstörungen kann mithilfe der Ergotherapie durch eine spezielle Beschäftigungs- und Arbeitstherapie wieder eine größtmögliche Selbstständigkeit erreicht werden.
Aktive Krankengymnastik und Ergotherapie (griech. ergon = Tätigkeit, Leistung) ergänzen sich in der physika-

Die natürlichen Heilmittel Wasser, Moor, Mineralquellen, Schlamm, Thermen und Klimaeffekte waren vor der Entwicklung der modernen medizinischen Therapeutika die einzigen Mittel zur Behandlung rheumatischer Beschwerden. Eine besondere Form sind die Kneipp-Kuren. Auch heute kommt der Balneotherapie besonders bei der Behandlung chronischer Rheumaleiden große Bedeutung zu. Während der Bäderkur wird versucht, vorhandene Funktionsreserven aufzubauen und körperliches und psychisches Wohlbefinden zu stabilisieren. Dabei werden dem Rheumatiker während des Kuraufenthaltes in entspannter Atmosphäre von erfahrenen Therapeuten wichtige Informationen und Hilfestellungen zur Anpassung der Gewohnheiten an eine gesunde Lebensweise vermittelt. Das Fundament der Bäderkur ist ein ganzheitliches Prinzip, das sich aus Anwendungen, Information, Ge-

Register

Abgeschlagenheit 96, 119, 122, 131
ACE-Hemmer 129
Ackerschachtelhalm 204
Aderlass 18
Akupressur 202
Akupunktur 184, 197–200
Alkohol 158, 160, 171, 210
Allergie 56, 67, 72, 177
Allopurinol 160
Aminorell® 246, 250
Amyloidose 109
Anamnese 82
Aneurysma 117, 137, 139
Angina pectoris 139
Ankylose 98
Antibiotika 43, 144, 147, 151, 153
Antigene 56, 57, 58, 66, 67, 68, 76, 84, 96, 112, 203
  HL- 77 f., 85, 103, 105, 108, 115, 119, 135
  mikrobielle 140
Antikörper (Immunglobuline) 57, 58, 63, 67, 68, 69, 73, 84, 118, 122, 138, 175, 203
Antimalariamittel 104, 125, 175
Antioxirell® 246, 250
Antirheumatika
  langsam wirkende 101, 104, 111, 115, 125
  nichtsteriodale (NSAR) 101, 104, 111, 115, 118, 125, 145, 153, 159, 161, 165, 168–173, 194
  Darreichungsformen 172 f.
  Nebenwirkungen 169 ff.
  Wechselwirkungen 170
Aortitis 109, 137
Aphthen 82, 116
Appetitlosigkeit 53, 82, 96, 122, 139, 151, 176
Arachidonsäure 169, 242, 244 f., 252
Arnika 205
Arteriitis cranialis 136
Arthralgien 96, 112, 119, 121, 129, 144, 146
Arthritis 15, 16, 18, 37, 40, 73, 90, 93, 94, 95, 98, 102 f., 106, 111, 117, 120, 136, 143, 146
  chronische 175
  Monarthritis 15, 40, 93, 96
  Oligoarthritis 93, 102 f., 117, 118, 152, 154
  parainfektiöse 42, 94, 145–155
  Polyarthritis 93, 102 f., 131, 227
  postinfektiöse 42, 94, 145–155
  psoriatica 44, 84, 103, 111–115, 148, 168
  reaktive 42, 75, 94, 145–155
  Reiz- 40, 95
  rheumatoide 78, 95–101
  systemische juvenile chronische 45, 168
  urica 158
  urica chronica (senile Gicht) 88
Arthrodese 180
Arthropathien
  enteropathische 94, 142 ff.
  Kristall- 94, 155–161
Arthrose 31, 37, 39, 41, 49, 51, 85, 95, 161, 168, 231
  Poly- 87,
  sekundäre 98, 108

Arthroskopie 86, 179
Ascorell® 246
Aspirin® 18, 169
Asthma 16, 141
Atem
-beschwerden 107
-muskulatur 134
-not 127, 131
Augen 38, 82, 90, 100, 116, 123, 134, 141, 154
-schmerzen 154
-störungen 120
-trockenheit 123 f.
Ausleitungstherapien 16, 218
Autoantikörper 73 f., 84, 119, 126, 130, 133, 145, 152
Autogenes Training 212, 214, 217
Autoimmunerkrankungen 11, 37, 43, 56, 73–79, 84, 91, 95, 105, 119, 122, 123, 125, 129, 130, 133, 138, 140, 142, 151, 152, 174, 244
Automobilisation 226f
Azathioprin 118, 122, 129, 130, 132, 138, 150
Azetylsalizylsäure 122, 169, 173
Azithromycin 151

Bäderkuren 232 f.
Baillou, Guilleaume de 16
Bakerzyste 97
Bakterien 19, 41, 62, 76, 84, 112, 133, 145, 177
Balanitis 150
Ballaststoffe 243, 247
Bänder 21, 27, 28, 31, 33, 35f, 38, 86, 93, 97, 223, 235
Bandscheiben 31, 34 f., 39, 50, 53, 226, 235, 236
Basistherapeutika 165, 166, 174–179
Nebenwirkungen 176 f.
Benzbromaron 160
Bewegungs
-einschränkung 13, 107, 129
-mangel 32, 33, 46, 47 f.
-therapie 19, 218
Bewusstseinsstörungen 137
Bienengift 18
Bindegewebe 13, 23, 24, 28, 31, 125, 129, 130, 157, 199
-entzündung siehe Kollagenosen
Bindehautentzündung 90, 123, 141, 148 ff., 154
Biotin 65
Birkenblätter 205
Bittersüß 207
Blasenpflaster 17
Blinddarm 60, 70
Blut
-armut (Anämie) 84, 89, 100, 176
-egel 17
-gerinnung 122
-körperchen, rote 25, 56, 189
-körperchen, weiße 25, 56 ff., 60, 64, 77, 97, 170, 176, 193, 242
-senkung 60, 83, 91, 99, 137 f., 149
-wurz, kanadische 207
B-Lymphozyten 56, 57, 58, 59, 63, 67
Body Mass Index (BMI) 247 f.
Borrelien 19, 43 f., 114, 150
Bradikinin 66
Brennnessel 18, 205
Bronchien, Bronchitis 16, 64, 124, 141
Brustkorbstarre 107
BSE 19, 191 f.
Buschmeister 207

Campylobacter jejuni 148, 152
Candida-Infektion 124
Carbamazepin 173
Carbonat 29
Cardanus 16
Carotinoide 65, 210, 243
Cayennepfeffer 206 f.
Ceftriaxon 151
Chemikalien 126, 196, 209
Chinin 17
Chlamydien 43, 148, 149
Chlorambucil 129, 150
Chlorid 29
Chloroquin 115, 175
Chondrokalzinose (Pseudo-Gicht) 40, 88, 94, 160 f.
Chorea minor 17
Colchicum, Colchicin 17, 118, 150, 159
Colitis ulcerosa 103, 142 f.
Computertomografie 86
COX-2-Hemmer 101, 111, 115, 118, 125, 145, 169, 171 f.
C-reaktives Protein 84, 99
Cullen 17
Cushing-Syndrom 166
Cyclooxigenase (COX) 169–172, 205, 244
Cyclophosphamid 118, 122, 129, 132, 150, 174
Cyclosporin A 118, 170, 174

Darm 16, 38, 42, 55, 65, 127, 177
 -bein (Os ilii) 34
 -beschwerden 144, 175
 -entzündung 90, 103, 142 f., 152, 176
 -flora 42, 65
 -infekte 43
Dehnübungen 221
Depressionen 136
Dermatomyositis 22, 132 ff.
Desensibilisierungs-Therapie 177
Diabetes 156, 167, 176, 190
 Steroid-ausgelöster 166 f.
Diagnostik 80–92
Diclofenac 159, 169
Differenzialdiagnose 81, 87
Diflunisal 173
Disharmonie 15, 20, 181, 183, 198
Disposition, genetische 95, 105, 115, 116, 126, 143, 145, 148, 152
Ditiazem 132
Doppeltsehen 137
Doxycyclin 151
D-Penizillamin 129, 175
Drüsen 123, 154
Dufy, Raoul 18
Dularell® 207
Dünndarm 143 f.
Durchfall 142, 144, 170, 176

Eigenblutbehandlung 62, 204
Einreibungen 17
Eisen 56, 65, 84, 99
 -stoffwechselstörung 161
Elektrotherapie 219, 230 f.
Empedokles 14 f.
Endokarditis 147
Entspannungsverfahren 111, 163, 185, 212, 217
Entzündungs
 -parameter 83 f., 99, 109, 115, 137 f., 149
 -reaktion 65 f., 68, 75, 80, 92
Enzym(e) 66, 69, 85, 133, 202–205, 209, 210
 -therapie 184, 202 ff.
Erbfaktoren/Vererbung 26, 41, 76, 95, 112, 119, 148

Erblinden 88, 116, 137
Ergotherapie 101, 104, 111, 115, 118, 122, 125, 227 f.
Ernährung 15, 46, 47, 48, 92, 155, 163, 233, 240–251
  arachidonsäurearme 244–251
  lacto-pisco-vegetabile 245
  lacto-vegetarische 160
  Rezepte 252–299
Ernährungstherapie 184
Erythema
  marginatum 146
  nodosum 116 f., 153
Erythromycin 151
Erythropoetin 89
Esche 208
Eternacept 175
Eukalyptusöl 206

Facettensyndrom 34
Fasten 18, 156, 248 ff.
Fasziitis 37
  eosinophile 129 f.
Fehlhaltungen 237
Fibrin 204
Fibromyalgie 50, 213, 230
Fibrosierung 100, 107
Fichtennadelöl 206
Fichtenspitzen 206
Fieber 17, 59, 82, 91, 102, 119, 122, 131, 133, 135, 141, 142, 144, 151, 152, 154
  rheumatisches 146
Fluor(ide) 24, 167
Flupirtin 173
Folsäure 65, 175
Formaldehyd 126
Fotosensitivität 120
Frauenmantel 208
Funktionseinschränkung 21, 27, 49, 51, 96, 101, 113, 114, 228, 238

Galen 16
Ganzheitsmedizin 20, 181 ff., 185
Gebärmutterentzündung 150
Gefäß(e) 13, 16, 21, 94, 100, 138, 140
  -entzündung siehe Vaskulitis
  -system 11, 125
  -verschluss 117, 128, 137
  -wandveränderungen 126
  -zerstörungen 139, 140
Gelenk(e) 14, 16, 23, 25–29, 36, 37, 52, 83, 93, 95–99, 139, 148, 154, 157, 199, 219, 226
  -entzündungen siehe Arthritis
  -erguss 52, 97, 178
  -ersatz 178 f.
  -fehlstellungen 27, 39, 52, 83, 129, 179, 180
  -innenhaut 25, 30, 73, 93, 95, 96 f., 105, 112, 143, 150, 155, 179
  -innenhautentzündung 121, 128, 142, 151, 152, 158, 161
  -kapsel 21, 25, 31, 33, 52, 86, 113
  -knorpel 52, 177
  -schwellungen 51, 96, 101, 112, 114, 143, 146, 204, 232
  -verformung 52, 131
  -versteifung 105
  -zerstörung 13, 93, 151, 154, 166
Gerinnungssystem 66
Geschmacksverlust 137, 176
Gewebe, lymphatisches 55
Gewichts
  -reduktion 160, 247
  -verlust 53, 122, 131, 133, 141, 143, 144
Gicht 15, 16, 17, 40, 41, 45, 48, 94, 113, 155–160, 161, 205
Giftsumach 207

Gliederschmerzen 151
Glomerulonephritis 90, 102, 141
fokale segmental nekrotisierende 140
Glukokortikoide siehe Kortison
Goldrute 208
Goldsalze 104, 115, 175
Granulome 140
Granulozyten 57, 58, 60, 129

Haarausfall 121, 131, 176
Hahnemann, Samuel 195 f.
Haltung 31, 52, 235 ff.
Hämoglobin 99
Harmonie 20, 181, 198, 200, 213
Harnsäure 40, 155–160
Haut 16, 55, 64 f., 116, 132, 154, 170, 176
-atrophie 100, 127
-einblutungen 100
-ekzeme 102
-entzündung 118 f.
marmorierte 121
-rötung 20, 131, 134, 146, 151
Säureschutzmantel 64
-schwellungen 129
-veränderungen 82, 114, 116, 133, 134, 139, 142, 150, 151
Heberden 17
Hepatitis 140, 177
Herz 13, 83, 89, 100, 102, 108, 127, 131, 134, 139, 147, 151, 215 f., 248
-beutel (Perikard) 89
-beutelentzündung 89, 100, 102, 120, 121, 128, 144, 147
-entzündung 43
-insuffizienz 139, 147
-klappenfehler, erworbene 147
-muskel 127
-muskelentzündung 102, 120, 147
-muskelschwäche 134
-versagen 128
Hexenschuss 17, 35, 168
Hildegard von Bingen 177 f., 240
Hildegard-Rheumakur 240 f.
Hilfsmittel 228, 238
Hippokrates 15, 158, 212
Histamin 66
Hodenschwellung 139
Homöopathie 20, 123, 129, 132, 138, 140, 145, 148, 150, 152, 153, 155, 184, 195 ff., 200
Hormon(e) 24, 46, 52, 105, 197
-system 11, 54, 60, 193
Hornhautentzündung 123, 141
Hydroxychloroquin 155
Hydroxylapatit 41
Hyperurikämie 156 f.

Immungedächtnis 63 f., 72
Immungenetik 76 ff., 135
Immunkompetenz 61, 185 f.
Immunkomplexe 68 f., 85, 90, 119, 122, 203 f.
Immunmodulation 19, 129, 132, 138, 140, 145, 150, 152, 153, 155, 175, 183, 184, 192
Immunopause 185, 188, 193, 195
Immunsuppressiva 19, 115, 117, 122, 130, 132, 138, 140, 150, 174–177
Nebenwirkungen 176 f.
Immunsystem 11 f., 19, 37, 42, 48, 54–79, 80, 91, 95, 125, 174, 177, 180, 182 f., 185, 187 ff., 193, 196, 216

Darm-assoziiertes 55
spezifisches, erworbenes 66–69
unspezifisches, angeborenes 64 ff., 193
zelluläres 56–65, 193
Impfung 63 f.
Indometacin 159
Infekt(e) 17, 42, 59, 65, 69, 145
-arthritis 31
der oberen Luftwege 75, 135, 141
mikrobielle 96, 105, 120, 133
urogenitale 75, 148 ff.
Infliximab 175
Interferon 19, 59, 66, 129, 175
Interleukin 204
Iontophorese 232
Iritis 113, 149
Ischiasschmerz 17, 35, 50, 168

Jodkalium 17

Kalium 29
Kallikrein 66
Kälteanwendungen 219, 222, 229
Kalzitonin 129, 167, 173
Kalzium 23, 24, 29, 155, 167, 245, 250
-antagonisten 129
-phosphat 23
-pyrophosphat 160
Kamillenblüten 206
Karpaltunnelsyndrom 50, 100, 130
Kehlkopf(entzündung) 124, 134
Keratokonjunktivitis 100
Kernspintomografie 86
Kinine 66
Klee, Paul 18
Klimatherapie 219
Kneipp-Kur 218, 232
Knochen 13 f., 21, 22, 23, 24, 25, 31, 52, 86, 93, 97, 113, 154, 219
-entmineralisierung 85, 99
-entzündung 36, 46
-mark 22, 25, 55, 56, 185 f., 193
-markdepression 176
-markentzündung 36
-proliferation 113
-rindendefekte 99
-zerstörung 98, 159
Knorpel 25, 26, 27, 31, 33, 52, 86, 93, 97, 161, 204
-bildung 179
-defekte 130
-zerstörung 85, 98, 113
Kollagen(osen) 22, 24, 26, 74, 90, 94, 119, 125, 126 ff., 130, 177 f.
Komplementsystem 58, 64, 66, 68, 119
Kopfhaut, schmerzhafte 136
Kopfschmerzen 131, 136, 151, 227
Körpersäfte 15 f.
Kortison 18 f., 40, 100, 101, 103, 111, 115, 118, 122, 125, 129, 130, 137 f., 140, 142, 145, 149, 150, 155, 161, 165–169, 194
Nebenwirkungen 166 ff.
Krankengymnastik 153, 220, 227
Krankheitsanfälligkeit 56, 77, 79, 187, 188
Krankheitsgefühl, schweres 141, 154
Krebserkrankung 19, 56, 60, 72, 87, 89, 133, 175
Kreuzbein-Darmbein-Gelenke (Iliosakral-) 34, 105, 106 f., 111, 113, 150, 227
-Entzündung 111

Kreuzschmerzen 106, 150
Kryotherapie 229 f.
Kupfer 56, 65, 84, 210, 246
Kyphose 32, 237

Laborbefunde 83 ff., 115
Lärchenterpentin 206
Lebensweise 15, 46, 71, 181
Leber 82, 90, 100, 102, 127, 154, 170, 215, 248
 -enzyme 90
 -vergrößerung 144
 -zirrhose 127
Leflunomid 174
Leistungsfähigkeit, verminderte 119, 122
Leukozytose 100
Levamisol 118, 150
Lichttherapie 219
Lordose 32
Luftröhrenentzündung 124
Lunge(n) 22, 38, 83, 88, 89, 99, 100, 109, 122, 127, 134, 141, 154, 170
 -embolie 121
 -entzündung 120, 144
 -fibrose 100, 127, 131, 177
 -hochdruck 131, 132
Lupus erythematodes, systemischer (SLE) 22, 73, 78, 82, 88, 94, 118–123, 124, 176, 213
Lupusnephritis 121
Lyme-Arthritis 19, 43, 94, 114, 150 ff.
Lymphadenopathie 120
Lymphdrainage 232
Lymphknoten(schwellungen) 55, 69 f., 83, 102, 131, 143, 154, 186
Lymphokine 58
Lymphozyten 56, 57 ff. 61, 63, 67, 69, 115, 185 ff., 189, 193
Lymphsystem, Lymphe 69 ff., 232
Lysozym 64, 66

Magen 124, 216
Magen-Darm-Trakt 139, 142 ff., 170
 Beschwerden 120, 176
 Blutungen 143, 169
 Durchbruch 131
 Geschwüre 117
 Infekte 75, 148
Magnesium(mangel) 24, 29, 161
Magnetfeldtherapie 219
Makronährstoffe 245
Makrophagen 57, 58, 69, 144, 193
Mandel(entzündung) 55, 60, 70, 146
Mangan 24, 210
Marcumar 122
Massage 81, 219, 231 f.
Meditation 212
Medizin, chinesische 20
Mefenaminsäure 173
Methotrexat 115, 122, 125, 138, 145, 175
Miburell® 207
Mikronährstoffe 56, 65, 188, 211, 245, 248
Mikroorganismen 67, 69
Milz 55, 70, 102
 -vergrößerung 144
Mineralstoffe 29, 209, 211
Minerell® 245, 250
Mistel 207
Mittelohrentzündung 141
Monozyten 57, 58
Morbus Alzheimer 19
Morbus Bechterew (Spondylitis ankylosans) 49, 77, 82, 84, 94, 103, 104–111, 113, 143, 148, 165, 168, 222, 230

Morbus Behçet 94, 116 ff.
Morbus Crohn 90, 103, 142 f.
Morbus Whipple 143
Morgensteifigkeit 49, 96, 98, 101, 106, 121, 135, 204, 210
Morphium 17, 173
MTX 170
Müdigkeit 53, 82, 91, 122, 133
Mund
-brennen 137
-schleimhaut 150
-schleimhautentzündung 176
-trockenheit 123, 124
Muskel(n) 13, 21, 22, 25, 28, 29, 30, 33, 35 f., 38, 48, 50, 52, 62, 86, 100, 102, 128, 132, 139, 154, 157, 199, 219 f., 222, 233, 235
-entzündung 37, 120, 131
-lähmung 139
-rheumatismus 17
-schmerzen 121, 142
-schwäche 133 f., 139
-schwund (-atrophie) 37, 98, 238
-verhärtung 37, 218, 231
-verspannung 32, 52, 68, 212, 226, 229, 233

Nachtschweiß 53, 96
Nagelveränderungen 114 f., 134
Nahrungsmittel
antientzündlich wirkende 242
fermentierte 243
immunmodulierend wirkende 243
purinreiche 156
Nasennebenhöhlenentzündung 110, 124, 141
Nasenscheidewandläsionen 121
Natrium 29
-salizylat 18
Naturheilverfahren 11, 12, 18, 20, 21, 92, 104, 163
Nebenschilddrüsen 161
Nerven 35, 38, 39, 132, 235
-entzündung 142, 176
-kompression 35, 50, 53, 100, 109, 130
-reizung 35, 39, 53, 230
-störung 90, 131
-system 11, 28, 54, 60, 117, 120, 154, 193, 199
-system, vegetatives 28
-system, zentrales, Störungen 144, 170, 230
Neuraltherapie 173, 207
Neuropeptide 55, 197
Nieren 13, 21, 22, 38, 83, 88, 89 f., 100, 102, 109, 121, 127, 131, 139, 141, 156 f. 170
-entzündung 120
-steine 158 f.
-versagen 68, 90, 127, 141, 159

Ohrspeicheldrüsen 124
Öle, ätherische 205
Omega-3-Fettsäuren 210, 245
Operation 101, 104, 179 f.
Osteoporose 23, 31, 36, 40, 108, 166, 167, 173, 209, 226, 245
-Ernährung 250 f.
Ozon 209
-Behandlung 204

Panarteriitis (Polyarteriitis) nodosa 82, 138 ff.
Paprika 206 f.
Paracelsus 196
Paracetamol 173
Penizillin 129, 151

Pentazocin 173
Periarthropatica calcarea 88
Pfeffer, spanischer 206 f.
Pflanzenstoffe, sekundäre bioaktive 209, 210, 241 ff., 245
Phagozyten (Fresszellen) 57, 59, 60, 66, 67, 68, 69, 115
Phosphat(mangel) 23, 24, 161
Physikalische/Physiotherapie 36, 101, 104, 111, 115, 118, 122, 125, 138, 153, 163, 185, 217–233
Phytinsäure 243
Phytoöstrogene 210, 243
Phytotherapie 184, 204–208
Pilze 62
Plasmapherese 68, 122, 132, 138
Plasmazellen 57, 67
Pleuritis 89, 100, 102, 120, 144
Polyarthritis, chronische 12, 22, 37, 44, 51, 68, 73, 74, 78, 83, 85, 87, 88, 90, 92, 94, 95–101, 111, 113, 123, 124, 148, 150, 159, 165, 168, 177, 193
ARA/ACR-Kriterien 98
juvenile 101–104
Polymyalgia rheumatica 22, 88, 90, 135–138, 165
Polymyositis 22, 132, 176
Polyphenole 210, 242, 243
Prionen 191 f.
Probenecid 160
Progressive Muskelentspannung 212, 214, 217
Prostaglandine 169, 172, 244
Proteasehemmer 243
Psoriasis (Schuppenflechte) 44, 111–115
Psyche/psychisch 11, 31, 52, 54, 105, 121, 131, 181, 193, 211–214, 232, 237, 249
Psycho-Neuro-Endokrino-Immunologie 11, 54, 193
Psychotherapie 185, 211, 237
Purine 156 f.
Pyrogene 59

Querschnittlähmung 97

Racheninfekt 146
Radikalefänger 243 f.
Raynaud-Syndrom 120, 121, 124, 126, 130, 131
Regenbogenhautentzündung 90, 102, 103, 106, 108, 154
Rehabilitation 228
Reiter-Syndrom 78, 148 ff.
Renoir, Auguste 18
Retinoide 115
Rheumafaktor 74, 84 f., 99, 115
Rheumaknoten 88 f., 99
Rheuma-Komplex-Therapie 101, 104, 111, 115, 118, 123, 125, 129, 130, 132, 138, 140, 145, 148, 150, 152, 153, 155, 164, 166, 177, 183–194
Rheumatees 208
Riesenzellarteriitis 22, 135–139
Rippenfell 38, 88, 89, 122
Roitt, Ivan 189
Röntgenuntersuchung 85 f.
Rubens, Peter Paul 18
Rückenmark 33, 109, 230
Rundrücken 40, 107, 134, 222

Säftelehre 15 f.
Salizin 18
Salizylate 169
Salmonellen 148, 152
Salpeter 17
Sandbäder 17
Sandberg, Dr. Elis 189

Sanotropika 201 f.
Sanotrop-Therapie 184, 200 ff.
Saponine 243
Sarkoidose 153 ff.
Sauerstoffradikale, freie 209 ff., 216
Schachtelhalm 208
Scharlach 145
Schiefhals 227
Schilddrüse 161, 176
Schlafbedürfnis, erhöhtes 119
Schläfenarterie (Arteria temporalis) 136 f.
Schlaganfall 137
Schleimbeutel 21, 30, 37, 86, 97, 158
Schleimhaut 16, 55, 64 f., 116, 144
-geschwüre 120 f.
-trockenheit 123
-veränderungen 82, 142
Schluckbeschwerden 124, 127, 134
Schmerzmittel (Analgetika) 101, 111, 118, 165, 173
Schmerzqualitäten 49f
Schmetterlingserythem 120 f.
Schröpfen 17, 218
Schuhwerk 234 f.
Schulter-Arm-Syndrom 88
Schwächegefühl 53, 82, 88, 96
Schwefelbäder 218
Schwermetalle 18, 96, 209
Schwindel 136, 176
Schwitzen 218
Scrapie 19, 191 f.
Sehnen(entzündung) 21, 22, 28, 29 f., 31, 37, 38, 50, 86, 97, 103, 113, 128, 158, 223, 233, 235
Sehnenscheiden(entzündung) 21, 28, 30, 31, 37, 38, 51, 86, 97, 100, 128, 136
Sehstörungen 136
Selbsthilfe 28, 163, 200, 211, 233–239
-gruppen 213
Selen 56, 210, 246
Sensibilitätsstörungen 53, 90, 139
Sharp-Syndrom 130 ff.
Shigellen 148, 152
Silikonimplantate 126
Sjögren-Syndrom 22, 123 ff.
Sklerodermie 22, 73, 125–130
Sklerose, systemische 125–129
Skoliose 237
Somatostatin 115
Spanische Fliege 17
Speicheldrüsen 154
Speiseröhre 127, 131, 134
Spermiendefekt 176
Spondylarthritiden 94
Spondylose 14
Spondylosis deformans 39
Spongiosa 24, 25
Sport für Rheumatiker 223
Spurenelemente 24, 29, 209, 210, 211, 246
Stechpalme 208
Stiefmütterchen 207
Still-Syndrom 102
Stoffwechselstörungen 40, 155
Streptokokken 43, 146
Stress 112, 114, 148, 185, 193, 212, 214–217
Sulfasalazin 104, 115, 145, 175
Sulfide 242, 243
Sulfonamide 142
Syndrom, nephrotisches 120
Synovektomie 152, 178 f.
Synovialanalyse 85
Synoviorthese 101, 104, 115, 178
Szintigrafie 86

Taubheitsgefühle 154
Tee, grüner 205
Tennisarm 37, 50
Teufelskralle 207
Therapie
  alternative 12, 180–239
  knochenerhaltende 167
  komplementäre 12, 162, 180–139
  konventionelle 162, 164–180, 182
  manuelle 226 f.
  mikrobielle 177
  orthomolekulare 184, 209 ff.
Thrombophlebitis 117, 120, 121
Thrombozyten 25, 66, 84, 170, 176
Thymorell® 123, 125, 129, 130, 132, 138, 140, 145, 148, 150, 152, 153, 155, 196
Thymosand® 61, 145, 148, 150, 152, 153, 155, 184, 185, 187, 190–195, 196
Thymus 55, 58, 60 f., 185–194
  -peptide (Thymosine) 60, 61, 123, 125, 129, 130, 132, 138, 140, 145, 148, 150, 152, 153, 155, 187, 190, 193, 194
Tilidin 173
Tinnitus 137
T-Lymphyzyten 56, 58, 61, 63, 67, 185–189, 193
  T-Gedächtnis- 186
  T-Helfer- 58, 112, 115, 186
  zytotoxische, Killerzellen 58, 66, 186
Tocorell® 246
Toxine 67, 201
Tramadol 173
Trigeminusneuralgie 131
Tropheryma whippelii 144
Tumornekrosefaktor (TNF) 60, 175, 204

Übergewicht 27, 47, 234, 246–249
Überlastung 27, 30, 31, 33, 38 f., 50, 52, 109, 236, 246
Übungen 223–226
Ultraschall
  -behandlung 219
  -untersuchung (Sonografie) 86, 97
Umweltbelastungen 15, 76, 188, 210
Unterbauchschmerzen 110, 144
Untersuchung, äußerliche 82 f.
Uveitis 116, 154

Vaskulitis 22, 38, 94, 100, 120, 131, 138–142
  nekorisierende granulomatöse 140
Verschleißerkrankungen 39 f., 49, 51, 85
Vicoferell® 250
Viren 19, 41, 62, 63, 76, 84, 112, 120, 133, 145, 191
Virus-Grippe 64, 72
VirVal®-Verfahren 191 f.
Visualisierung 212, 214
Vital-Plus-Therapie 184, 211
Vitamin A 56, 65, 210
Vitamin C 24, 56, 65, 210, 246
Vitamin D 24, 56, 65, 115, 167, 210
Vitamin E 24, 56, 65, 210, 246
Vitamin K 210
Vitamin-B-Komplex 24, 56, 65, 210
Vitamine 209, 211, 241

Wachstumsstörungen 103, 166
Wärmeanwendungen 218, 219, 228 f.

Wasser 23, 26
-anwendung 219
Wegener'sche Granulomatose 94 ff.
Weichteilrheuma 38, 51, 74
Weidenrinde 14, 18, 169, 207
Weihrauch 207
Wirbelgelenke 33, 34, 37, 94, 105, 113, 227
Wirbelsäule(n) 14, 31–36, 39, 52, 83, 113, 115, 148, 226, 236
-entzündung 97
-versteifung 105, 107 ff.

Yersinien 43, 148, 152
Yoga 214, 217

Zeckenbiss 43, 114, 151
Ziliarkörperentzündung 154
Zink(mangel) 24, 56, 61, 65, 210, 246
Zinnkraut 204
Zitronensaft 17
Zitterpappel 208
Zungenveränderungen 137, 150
Zytokin 19, 59 f., 181, 197, 204
-therapie 175 f.